Arne Hoffmann

Lustvolle Unterwerfung

Lustvolle Unterwerfung

Ein Ratgeber

von

Arne Hoffmann

MARTERPFAHL VERLAG

Postfach 8 / Firstbergstr. 2, D-72147 Nehren
www.marterpfahlverlag.com
marterpfahl.verlag@t-online.de
Titelbild: Woschofius (www.woschofius.de und www.nachtwaertz.com)
Coverlayout: Sibil Joho, Zürich (www.sibiljoho.com)
Druck: Print Com, Erlangen (www.print-com.de)
ISBN 978-3-936708-11-0

Inhalt

Zum Aufwärmen...

Vielleicht kennen Sie ja diesen beliebten Slogan, den man zum Beispiel als Aufdruck auf manchen T-Shirts findet: SEX IST DUMMES, LANGWEILIGES HIPPIE-ZEUG! Wenn Sie beim Lesen dieses Satzes zustimmend genickt haben, dann sind Sie vermutlich jemand, der auch im Bett den ganz besonderen Kitzel genießen möchte. Und da Sie sich für dieses Buch hier interessieren, suchen Sie offenbar nach Möglichkeiten, um den Liebesakt mit Ihrem Partner (noch) prickelnder, spannender und tiefgehender zu gestalten. Auf den folgenden Seiten werden Sie viele entsprechende Vorschläge und Ideen finden. Nämlich all jene die mit erotischem Rollenspiel zu tun haben und dabei insbesondere mit Macht und Hingabe, mit Dominanz und Unterwerfung.

Das Leben beschert einem manchmal schon seltsame Zufälle. Es ist Januar 2003, und ich habe gerade mit der Arbeit an diesem Ratgeber begonnen, da erscheint in der Frauenzeitschrift »Cosmopolitan« ein Artikel zu exakt diesem Thema. Er benennt vieles von dem, worum es in diesem Buch geht, so gut, dass ich einige Passagen daraus zitieren möchte:

»Nimm mich! Fessle mich! Mach mit mir, was du willst! Viele Frauen spielen im Kopf Szenen lustvoller Hingabe durch. Sich zu diesen Wünschen zu bekennen fällt schwer. Denn die Sehnsucht nach dem dominanten Mann im Bett ist ein Tabu. (...) Einige unserer nachtschwarzen Fantasien stellen selbst die zensierten Szenen von ›9 1/2 Wochen‹ in den Schatten. Nicht erst seit Britney Spears ›Hit me baby one more time‹ flehte, ist klar: Frauen wollen es auch mal härter. Für bis zu 38 Prozent spielen in erotischen Phantasien ein Hauch Schmerz, spielerische Gewalt, verbale Demütigung oder der Wunsch, brachial überwältigt zu werden eine betörende Rolle, fand das Hamburger Sexologische Institut heraus. Nach einer Umfrage der Gesellschaft für Rationelle Psychologie in München träumen sogar bis zu 65 Prozent aller Frauen gelegentlich davon, in erotische Machtspielchen verwickelt zu sein.

Was wäre, wenn... Wenn er plötzlich härter zufasst, die Handgelenke fest umklammert hält. Wenn er uns die Augen verbindet, uns mit Handschellen, Tüchern, Gürteln fesselt, uns erregt, doch nicht erlöst. Wenn er unseren Scheinwiderstand bricht mit Worten und Befehlen, für die er sonst eine Ohrfeige kassieren würde. (...) Die Scham über so politisch unkorrekte Wünsche ist groß. (...) Welche aufgeklärte Powerlady wirft sich schon einem Macho an den Hals?! Doch, ja, es ist ganz normal, diese Anwand-

lungen zu haben. Solche Grenzüberschreitungen gehören zu einer aufregenden Sexualität und könnten ein neues Kapitel selbstbewusster Weiblichkeit bilden. (...) Man könnte meinen, in jedem Mann stecke der Drang, die Frau in Liebe zu dominieren. Leider: nein. Leider deshalb, weil eine gute Portion Einfühlsamkeit, Fantasie, Mut, Selbstbewusstsein und noch mehr Respekt dazugehört, das Geschenk ›Mach, was du willst‹ zu verwalten. Und das kann nicht jeder Mann – ob aus Furcht, ihr aus Versehen doch weh zu tun, aus Angst, nicht ihrem mentalen Drehbuch zu folgen und sich zu ungeschickt anzustellen...«

Als Frauenzeitschrift muss sich die »Cosmopolitan« natürlich auf den weiblichen Blickwinkel konzentrieren. Aber Sie könnten exakt denselben Artikel auch auf Männer umschreiben. Denn viele von uns Kerlen haben identische Wünsche und Phantasien. Und auch bei uns gibt es Ängste und Unsicherheiten, dazu zu stehen und sie auszuprobieren. Auch über diese Hürde soll dieser Ratgeber hinweghelfen. Vor allem aber sollen Frauen *und* Männer, Dominante *und* Devote eine ganze Reihe von Tipps erhalten, mit denen sie solche Vorstellungen so genussvoll und gefahrlos wie möglich in die Wirklichkeit umsetzen können.

Dabei stellt dieser Ratgeber in zweierlei Hinsicht eine völlig neue Herangehensweise dar. Zum einen ist mir hierzulande, aber auch international kein Buch bekannt, das sich gezielt und schwerpunktmäßig der *psychologischen* Ebene von erotischer Herrschaft und Unterwerfung widmet. Zwar existieren einige Werke zum Thema »Schöner fesseln« oder zum Sadomasochismus im allgemeinen (darunter mein umfassendes Lexikon über dieses Gebiet). Aber einen Ratgeber wie diesen, der sich speziell auf Dominanz und Unterwerfung konzentriert und zum Beispiel fast alles ausblendet, was mit dem gekonnten Zufügen von Schmerzen zu tun hat, habe ich noch nicht entdeckt.

Zum anderen schlägt dieses Buch neue Wege ein, was Sex-Ratgeber im Allgemeinen betrifft. Bisher waren Ratgeber dieser Art von lediglich ein oder zwei Personen verfasst worden und konnten so nur das relativ begrenzte Gebiet ihrer eigenen Erfahrungen darstellen. Und das bei einem Thema, das so vielfältig ist wie die menschliche Erotik! Ist das eigentlich nicht ein wenig anmaßend? Für dieses Buch hier habe ich mehrere Dutzend Leute befragt, die alle auf unterschiedliche Art und Weise in diesem Bereich als Experten gelten können: Sei es, dass sie selbst seit langen Jahren in einer entsprechenden Beziehung leben, sei es, dass sie professionell als Domina tätig sind, sei es, dass sie speziell Sadomasochisten für telefonische Beratung und Betreuung zur Verfügung stehen. Auf den folgenden Seiten werden Sie also ein gesammeltes Fachwissen über erotische Unterwerfung entdecken wie nirgendwo sonst.

Insbesondere Leute wie ich selbst, die auf Schmerzen dankend verzichten können, aber nicht auf das Abenteuer, können durch dieses Buch lernen, wie man ein solches Abenteuer lustvoll-prickelnd gestaltet und trotzdem noch im Rahmen des Verantwortbaren bleibt, damit es möglichst keine »Abstürze« gibt, keine seelischen Schädigungen und keine Beziehungskrisen. Auch ohne eine Streckbank in der Garage oder Peitschenstriemen auf der Schulter sollten Sie mit diesem Buch als Reiseführer neue erotische Bereiche betreten können, die Ihr sexuelles Leben noch aufregender werden lassen.
Dabei sind alle Hinweise und Tipps, die meine Informanten und ich Ihnen in diesem Buch vorstellen, nichts weiter als Vorschläge. Eben dass zu einer Frage manche Fachleute unterschiedlicher Ansicht sind, zeigt, dass es so etwas wie richtig oder falsch bei unserer Sexualität nur zum Teil geben kann. Sie müssen für sich und Ihren Partner letztlich selbst entscheiden, was Ihnen zusagt, welche Grenzen Sie ziehen und welche der hier vorliegenden Auskünfte Sie so zuschneidern möchten, dass Sie Ihnen am besten passen.
Ich wünsche Ihnen jedenfalls sowohl beim Träumen als auch bei der Durchführung alles erdenkliche Vergnügen!

Die interviewten Personen

Im Verlauf dieses Buches werden Sie die Erkenntnisse, Einschätzungen und Ratschläge von sehr unterschiedlichen Personen erhalten. Bei solchen Äußerungen ist es oft hilfreich, im Auge zu behalten, von wem sie kommen. Eine professionelle Domina etwa wird vermutlich andere Antworten geben als ein therapeutisch erfahrener Ansprechpartner in Krisensituationen. Ihr Expertenwissen ist in unterschiedlichen Bereichen unterschiedlich ausgeprägt. Deshalb erhalten Sie hier eine kleine Liste derjenigen Personen, die ich für dieses Buch interviewt habe:

Alexander ist dominanter Sadomasochist.

Andrea, 37, aus Süddeutschland, bewegt sich seit einigen Jahren in der SM-Szene und engagiert sich beim Christopher Street Day (CSD).

Angela, 40, lebt seit einigen Jahren mit mehreren Partnern genussvoll sowohl ihre masochistischen als auch ihre sadistischen Bedürfnisse aus. »Ich bin manchmal schon recht fies... und eine gewisse Schmerzgeilheit erfordert der Umgang mit mir auf jeden Fall!« Ihrer eigenen Darstellung nach ist sie »sehr verspielt, aber eigentlich ganz lieb«.

Lady Antigone, 29, hat Dominanz und Unterwerfung vor vier Jahren kennengelernt. Inzwischen arbeitet sie als Domina und hat in ihrer privaten Beziehung für sich persönlich den »perfekten Sklaven« gefunden.

Arlene hat ihr Faible für SM vor 16 Jahren entdeckt, ist Mitbegründerin der »Interessensgemeinschaft BDSM Schweiz« und hostet eine eigene Website unter www.arlene.beep.de.

Arne ist Mitglied der Gesprächsgruppe Small-Gießen, war im Chat in der Einsteigerberatung tätig und hat mit www.BDSM-HowTo.de eine vielgelobte Website mit Ratschlägen und Erkenntnissen zu diesem Thema erstellt.

Beate leitet BDSMayence. Die von ihr verwendeten Texte wurden erstmals von dem Mainzer Lokalsender RadioX unter dem Motto »Traut euch, haut euch« oder »Kann das wirklich Liebe sein?« ausgestrahlt.

Betty ist die Ansprechpartnerin für Frauen in der Region Münster bei der größten deutschen Regionalgruppe für Sadomasochisten, SMart Rhein Ruhr (www.smart-rhein-ruhr.de). Seit neuestem übernimmt sie auch die Anfragen der Männer.

Chris, 36, aus Köln ist Mitbegründer der SM-Notfallhilfe »Mayday« und unterhält seit etwa zehn Jahren Kontakt zur SM-Szene.

Claudia, 44, lebt in Bayern seit mehreren Jahren in einer Unterwerfungsbeziehung mit ihrem Partner. »Seit August 2002 bin ich nun seine ›Sklavin‹.« Claudia hostet eine Website zu diesem Thema unter www.stolz-und-sklavin.de.

Deidra lebt seit mehreren Jahren in unterschiedlichen SM-Beziehungen.

Enris, 35, ist einer der führenden deutschen Experten, wenn es um Fesselungen insbesondere mit dem Schwerpunkt Metallfesseln geht. Entsprechende Kenntnisse hat er sich in den letzten zwanzig Jahren auf verschiedenste Weise angeeignet. Inzwischen umfasst seine Sammlung über 100 Hand- und Fußschellen. Bei Recherchen zu bestimmten Modellen oder Einzelstücken gehen Mails auch schon mal rund um die Welt. Die gesammelten Informationen zu diesem Thema findet man auf seiner Website www.handschellen.org.

Eva, 27, lebt derzeit in einer festen SM-Beziehung. Sie leitet eine lokale SM-Gruppe, ist im Vorstand der deutschen Bundesvereinigung Sadomasochismus und engagiert sich ebenfalls bei der Beratungsstelle Mayday.

Felix ist auf dem Gebiet der Krisenberatung tätig und bietet im Internet unter www.sm-beratung.de kompetenten Rat. Dabei geht es ihm weniger um technische Einzelheiten dieser Praktiken, sondern »vielmehr um Klärungsprozesse, um Coming-out-Fragen, um Probleme durch mangelhafte Kommunikation, auf die sich der überwiegende Teil von Partnerschaftsproblemen zurückführen läßt – und bei denen Paare Schwierigkeiten haben, an die Unvoreingenommenheit von Psychotherapeuten zu glauben. Ratschläge gebe ich selten. Meine Gesprächsführung knüpft immer beim Klienten an und zeigt vielleicht mögliche Alternativen oder Gefahren auf, aber ohne etwas direktiv zu empfehlen: ›Tun Sie mal das oder das.‹«

Frank, 34, lebt seit rund vier Jahren mit seiner Lebensgefährtin Martina und drei Kindern in einer festen SM-Beziehung zwischen Bremen und Hamburg auf dem Land. Zusammen mit seiner Freundin ist er Betreiber von SM-Base.de, SM-Shop.com und Ero-Aktiv.de sowie vielen weiteren Projekten.

Günter, 34, lebt in München als Programmierer und ist dort Mitorganisator des etwa 200 Mitglieder umfassenden SM-Stammtisches »Smigo«. Im Internet tritt er in Anlehnung an den gleichnamigen Film unter dem Pseudonym »Atame« auf. Das Einstiegsportal findet man unter www.eurobdsm.de.

Harald ist devoter Sadomasochist mit einem besonderen Faible für psychologische Unterwerfung.

Julia lebt seit zwei Jahren in einer Partnerschaft, in der sie im Zusammenhang mit Unterwerfungsspielen die verschiedensten Praktiken ausprobiert hat, darunter Fesseln, erotische Schläge, Objekt-Werden, Demütigung, Wachsspiele und eine Ausbildung zur Sklavin.

Marion vergnügt sich seit acht Jahren mit SM, sowohl in der sadistischen wie der masochistischen Rolle. Sie engagiert sich ebenfalls in der Primärintervention von Mayday.

Martina, 32, ist Franks Lebenspartnerin und Mitgestalterin von www.smbase.de.

Max lebt mit seiner Frau seit einem guten Dutzend Jahren in einer SM-Beziehung, hat es währenddessen gelernt zu piercen und im Laufe der Zeit an die hundert Piercings angefertigt.

Natalia, 28, bezeichnet sich als »Femdom«, eine dominante Frau, die es liebt, erotische Macht über Männer auszuüben – einvernehmlich und rein privat. Sie ist die Moderatorin eines Chatrooms, in dem sich dominante Frauen und unterwürfige Männer austauschen, und entwickelte dort ebenso regelmäßige Themenabende wie einen virtuellen Frauenstammtisch.

Nina und Eric sind ein verheiratetes Paar in den Dreißigern, die seit 13 Jahren SM praktizieren. Mehr über sie erfährt man auf ihrer Homepage www.sklavin-n.de.

Patrick Pech, geboren im August 1963 in Hamburg, ist Grafiker, Künstler und Handwerker. 1996 führte ihn sein Weg in die SM-Szene, wo er auf einer seiner ersten Feten seine jetzige Lebensgefährtin kennenlernte. Manche bezeichnen ihn respektvoll als »Bondage-Meister«. RTL Luxemburg strahlte einen Kurzbericht samt Interview über ihn und seine Partnerin aus.

Sabine lebt seit drei Jahren mit ihrem Partner Armin zusammen. Genauso lange leitete sie mit ihm bei Yahoo eine Diskussionsgruppe mit dem Titel »Bondage und Rollenspiel«, die auf einer eigenen Homepage bald wieder zum Leben erwachen soll. Momentan gestalten Sabine und Armin gemeinsam die Website www.Baumwollseil.de.

Sara, 44, hat zwei erwachsene Kinder und ist als Diplom-Sozialarbeiterin tätig. Beruflich wie ehrenamtlich engagiert sie sich im Bereich »Gewalt gegen Frauen«. Sie gestaltet ihre Dominanz ebenso wie ihren Sadismus seit über 20 Jahren in verschiedenen en: »Das Spiel mit der Macht war, seit ich denken kann, Teil meines Sexuallebens.«

Saskia Weißer (ihr Künstlername) lebt seit mehreren Jahren in einer festen Beziehung, die auf Herrschaft und Unterwerfung gegründet ist. Sie ist Co-Autorin des erotischen Erzählbandes »Scipia, Sklavin der Römer« (Marterpfahl Verlag 2002).

Silke steht auf eher softe Unterwerfungsspiele: »Ich kann mit 24/7 und allein dem Gedanken daran nichts anfangen. Vieles findet bei mir im Kopf statt, denke ich – und in Partnerschaften, in denen ich das Glück habe, dass mein Gegenüber auch Spaß daran hat. Dann mag ich es, mich in Spielsituationen zu unterwerfen, mag dann auch Fesselungen, sicher auch Schmerzen, Klammern – was eben so dazugehört.«

Stefan beschäftigt sich seit seiner Jugend mit Petplay. Er freut sich darüber, dass es seit der Existenz des Internets möglich ist, mit Gleichgesinnten in Kontakt zu treten.

Susanne E. liebt erotische sowie Fantasy-Rollenspiele und hat durch die phantastische Welt von Gor eine Möglichkeit gefunden, beides miteinander zu vereinen. Fünf Jahre lang konnte sie in einer Partnerschaft entsprechende Spiele erfahren.

Susanne K. genießt seit etwa 13 Jahren SM mit ihrem Ehemann, wobei sie zu etwa achtzig Prozent die devote Rolle innehat, manchmal aber auch dominant sein kann.

Sven Dirks, 42, wohnt mit einer Frau und zweien seiner Kinder in Bonn. Seine Partnerschaft stellt eine offene 24/7-Beziehung dar, in der er die devote Rolle inne hat. Seiner dominanten Seite gibt er außerhalb der Beziehung mit Freundinnen Raum. »Ich lebe SM, seit ich 15 Jahre alt bin, seit dem 30. Lebensjahr sehr offen und öffentlich. Ich gründe und leite seit vielen Jahren SM-Gruppen (Flensburg, Bonn, SMart, BVSM, Mayday) oder arbeite bei solchen mit.« Seit einigen Jahren betreut Sven ein Sorgentelefon für Sadomasochisten.

Vera hat seit 1998 Unterwerfungsspiele in wechselnden Beziehungen und Bekanntschaften kennengelernt. Die Dauer einer solchen Rollenverteilung (in dominant und devot) rangierte dabei zwischen einem Abend und anderthalb Jahren.

Lady Wanda arbeitet seit knapp drei Jahren als »teilkommerzielle« Domina – das bedeutet, dass sie sich nicht als Berufsdomina bezeichnet und auch nicht vorhat, eine solche zu werden. Einen Teil ihres Lebens nimmt beispielsweise ihr Studium (Germanistik und Philosophie) ein. Als Domina hat sie Erfahrungen mit verschiedensten Devoten und/oder Masochisten sammeln dürfen. Ihre Website findet man unter www.lady-wanda.de.

Werner, 44, sieht sich als SM-Späteinsteiger (mit 28 Jahren). Unter dem Pseudonym »Aranita« betreibt er eine zentrale Nachrichten-Website der SM-Szene sowie ein Print-Magazin: www.sm-news.de.

Die ersten Schritte im Kerker der Lust – was jeder Anfänger wissen sollte

Für dieses Kapitel habe ich meine Gesprächspartner erst einmal ganz allgemein gefragt, was sie denn jemandem sagen würden, der an sich erstmals devote Neigungen entdeckt und den das verunsichert.

Julia: Gehen wir mal davon aus, dass derjenige wirklich interessiert ist, obwohl es ihn/sie verunsichert, und er mit mir reden möchte. Wahrscheinlich würde ich zuerst eine Tasse Kaffee kochen und erklären, dass diese Neigung absolut nicht selten ist, nichts mit Missbrauch in der Kindheit zu tun hat und auch keine Krankheit ist. Wer devot ist, muss nicht zwangsläufig zu wenig Liebe in der Kindheit gekriegt haben oder zu viel oder zu wenig Schläge. Das kann zwar vorkommen, das wäre aber meiner Ansicht nach nur Zufall. Danach würde ich wohl versuchen, dieser Person klarzumachen, dass man auch eine gleichberechtigte Partnerschaft innerhalb einer SM-Beziehung haben kann... und auch haben *muss*. Ich könnte mich nie einem Partner hingeben, dem ich nicht gleichgestellt bin. Dann würde ich noch auf allgemeine Sicherheitssachen hinweisen: nur mit jemandem spielen, wenn man ihm/ihr absolut vertraut, nichts tun, was man nicht will, niemals zu etwas überreden lassen oder etwas nur tun, weil der Partner das gerne möchte, vor einer Session abklären, was man will, Tabus feststecken und gaaanz langsam anfangen. Und als letzten Rat: ausprobieren – weil es in der Phantasie immer anders ist als in der Realität.

Deidra: Mit dem heutigen Wissen würde ich ihn erst mal ins Netz schicken. Auf Seiten wie »Datenschlag« (www.datenschlag.org), die heute leider verstummte Seite von »Zarthart« (www.zarthart.de, meine erste gefundene Seite dazu im Netz) oder die Lustschmerz-Seite (www. lustschmerz.de), in deren Community ich mich mittlerweile tummle. Es sind unverfängliche Möglichkeiten, sich erst mal kundig zu machen, ohne dass man sich offenbart – etwas, was viele ja (aus vielfachen und verständlichen Gründen) scheuen. Gerade bei Lustschmerz finde ich es gut, dass man sich in der Community einen Nick geben kann, der keinerlei Rückschlüsse auf einen als Person zulässt, dass dieser Nick aber an die Person gekoppelt ist. Eine, wenn auch kostenpflichtige, (Netz-)Welt ohne Fakes. Dort kann man sich dann auch bedenkenlos als Newbie outen und um Rat fragen. Der Ton ist freundlich, Hilfe kommt schnell, man wird nicht ausgelacht. Ich würd dringend davon abraten, irgendwelche Pseudoratgeber und Frauenstellen (falls es eine Frau ist) zu besuchen. Im günstigsten Falle wird man belächelt, im schlechtesten als krank und pervers beschimpft. Sofern ein Partner da ist und es möglich ist, mit ihm darüber zu reden (mal einfach mit einfachen Seidentuchfesseln anfangen/anfragen und schaun, wie er reagiert), sollte man dies so früh wie möglich tun.

Günter: Eigentlich kann ich nur raten, dass er sich gut informieren sollte, was er tut bzw. was er mit sich tun lässt. Ich rate ihm, gute Internetseiten (zum Beispiel www.domantik.de) und Bücher (zum Beispiel »Die Wahl der Qual«) zu lesen und am besten auch viele Kontakte durch Chat oder Stammtisch zu Gleichgesinnten zu knüpfen. Ebenfalls rate ich jedem, sich bei seinem ersten Spiel (oder auch nur Date) mit Unbekannten oder kaum Bekannten covern zu lassen, was ich hin und wieder auch schon selbst übernommen habe. Und manchmal gebe ich noch den Tipp, dass man seine Erwartungen nicht allzu hoch schrauben sollte, da die Wirklichkeit doch meistens nicht mit den Phantasien mithalten kann, die man sich vielleicht in vielen Jahren aufgebaut hat. Und dass ein Absturz nicht das Ende der SM-Welt ist, sondern etwas ganz »Normales«, was praktisch jedem von uns – insbesondere am Anfang und/oder mit einem neuen Partner – schon einmal widerfahren ist. Männern, die gerade erst ihr Coming-Out hatten und nun verzweifelt nach einer Partnerin suchen, rate ich obendrein zu Geduld und dazu, nicht auf Teufel komm raus zu baggern, da sie sich damit allenfalls überall unbeliebt machen.

Andrea: Menschen, die im Begriff sind, ihre sadomasochistischen Neigungen zu entdecken, rate ich, darüber zu sprechen, oder zumindest in irgendeiner Form ihre Stimmungen zu artikulieren. Das hilft ihnen dabei, sich selbst klar darüber zu werden, was in ihnen vorgeht.
In dieser Gesellschaft passt es nicht, dass Frauen – und mittlerweile gilt dies auch für Männer – dominant sind. Der Vollständigkeit halber: Sadismus und Masochismus sind auch nicht gesellschaftsfähig. Seinen eigenen Sadomasochismus zu bemerken ist nicht selten mit einem Erschrecken verbunden. Manchmal kommen Sorgen über mögliche gesundheitliche Schäden hinzu. Kurz: Man konfrontiert sich selbst mich allen Vorurteilen, die die Gesellschaft gegen Sadomasochisten hat. Hier hilft es, andere Sadomasochisten kennenzulernen, beispielsweise an einem SM-Stammtisch, und zu hören, dass es anderen genauso geht.

Vera: Derjenige sollte sich über das Gebiet informieren, um diese Infos dann zu strukturieren: Was will diese Person erleben? Was kickt sie zwar im Kopf, ist aber fürs erste Mal zu viel und kann man auf spätere Erlebnisse vertagen? Diese Gedanken kann sie dem Top mitteilen (eventuell auch in Form eines Fragebogens), sich mit ihm vor dem ersten Spiel einmal auf neutralem Boden treffen, wenn man sich noch nicht kennt. Ganz wichtig: Zeit nehmen! Das soll heißen: Nicht zu viel Neues in einer Session sowie nicht zu viele Sessions in kurzer Zeit. Das ist auch wichtig, um die ganzen neuen Eindrücke zu verarbeiten. Bei den Nicht-mehr-Einsteigern ist das dann was anderes.

Nina und Eric: Als erstes würden wir dieser Person den Rat geben, nicht alles so ernst zu nehmen. Vor allen Dingen das nicht, was man auf verschieden Homepages lesen kann. Es handelt sich schließlich um eine Sache, die beiden Spaß machen soll, und nicht um einen Wettbewerb nach dem Motto: Wer hat die beste Sklavin oder den tollsten Dom? Man sollte also nicht mit dem ganzen »Was-macht-eine-gute-Sklavin-oder-einen-harten-Dom-aus«-Regelkatalog mit dem Spiel beginnen.
Sich vorher mit dem Thema zu beschäftigen ist durchaus sinnvoll, aber bitte mit gesundem Menschenverstand. Wenn man auf Dinge stösst, die Magendrücken verursachen – *Finger weg!*
Man sollte sich von keinem (auch nicht vom Partner) unter Druck setzen oder gar überreden lassen. Sondern selber schauen, was einem gefällt und was nicht. Und dann gilt wieder der altbewährte Rat: Reden, reden, reden.
Aus unserer Sicht ist Zeit ein ganz wichtiger Faktor: Besser nichts überstürzen, sondern mit viel Geduld und eben Zeit an die ganze Sache herangehen. Man muss nicht in einem halben Jahr sämtliche Techniken ausprobiert haben. Wozu? Wer drängt einen? Vor allem ergibt sich so immer wieder die Möglichkeit, etwas Neues in das Spiel einzubringen. Auch dürfen je nach Richtung niemals Sicherheit und Hygiene außer acht gelassen werden. Man kann eine Session ruhig schon einmal im Kopf durchspielen und hierbei auf mögliche Risiken achten. Dies gilt insbesondere bei Fessel-, Knebel- und Nadelspielen. Oder bei Dingen mit Wachs oder Strom. Der Phantasie sind nun mal keine Grenzen gesetzt.

Eva: Es ist sehr hilfreich, sich grob darüber auszutauschen, was für Phantasien man hat. Aber auch darüber, was man sich (erst mal) nicht vorstellen kann und wovor man gegebenenfalls Angst hat. Wenn ersteres schon schwer genug ist, so ist letzteres nicht leichter. Da die wenigsten Menschen, die noch keine persönliche Erfahrung damit gemacht haben, sagen können, was sie warum wie mögen, kann man nicht alles abdecken. Es gibt tolle Spielpraktiken-Abfragebögen im Internet und in Büchern, bei denen man angeben kann, was einem wieviel Spaß macht. So was finde ich für

das erste Mal zum einen eher abschreckend, zum anderen ist es meistens verwirrend, da man über das meiste davon noch nie nachgedacht hat und gar nicht einschätzen kann, ob das überhaupt etwas für einen wäre. Außerdem rauben sie einem den Zauber, den das eigene Herantasten an das Thema SM für einen hat, denn sie sind sehr formelhaft und unpersönlich.
Daher bin ich der Meinung, dass diese Fragebögen erst mit etwas Erfahrung hilfreich sind. Die ersten Gespräche darüber, was man gerne ausprobieren würde, sind darum am besten solche, die wirklich aus dem Bauch heraus beschreiben, was man sich vorstellt. Für das erste Mal würde ich dann etwas wählen, was für beide relativ spannend aber auch nicht wirklich schwer ist.
Zum Beispiel mag es zwar für eine Seite sehr reizvoll sein, wenn sich der devote Partner vor dem dominanten Partner hinkniet, aber so einfach das körperlich ist, so schwer mag das in der Realität für manchen sein. Diese scheinbar einfache Geste der Unterwerfung fällt vielen schwer auszuführen und anderen schwer ernsthaft zu akzeptieren. Andererseits kann sie einen wirklich schnell ins Reich der erotischen Lust, der erotischen Leichtigkeit und Freiheit abschießen.
Für viele mag es da leichter sein, wenn sie mit Augen-zu-Spielen anfangen: Der dominante Partner befiehlt dem Devoten, die Augen zu schließen und sich auf das einzulassen, was kommt. Anschließend kann der Devote aufgefordert werden, ein paar Schritte auf den Dominanten zuzugehen, ohne genau zu wissen, ob etwas im Weg ist, sich in die Arme von Dom fallen zu lassen, oder stillzuhalten, wenn ein Glas mit einer unbekannten Flüssigkeit an den Mund gesetzt wird. Für die mehr körperlich spielenden Paare könnte hier auch etwas Kerzenwachs (immer zuerst auf der Innenseite des eigenen Unterarms ausprobieren, bevor man es auf dem Partner benutzt) oder ein Eiswürfel reizvoll sein.
Das Entscheidende bei diesem Spiel ist, dass der Devote jederzeit die Möglichkeit hat, einen Rückzieher zu machen und die Augen zu öffnen. Er ist dem Dominanten also nicht wirklich ausgeliefert. Andererseits hat er das Gefühl, die Magie des Ganzen zu zerstören, sobald er seine Augen auch nur einen Spalt öffnet, und wird sich davor hüten. Der Dominante hingegen braucht keine Angst zu haben, dabei erwischt zu werden, wenn er sich dumm anstellt.
Überlegungspausen werden vom Devoten als spannungssteigernde Pausen wahrgenommen. Der Dominante steht also viel weniger unter Druck.
Insgesamt ist das etwas eher Leichtes, kann für beide Seiten aber sehr spannend sein. Denn es baut genau das auf, was für eine Unterwerfungsbeziehung entscheidend ist: Vertrauen zueinander. Man kann relativ wenig

falsch machen, muss sich keine Gedanken um das ganze Drumherum machen und kommt relativ leicht hinein.
Und schließlich sollte man eines nicht vergessen: viel trinken. Denn wenn etwas besonders aufregend ist, verbraucht der Körper auch viel Flüssigkeit.

Claudia: Nun, es ist ja so, wer sich mit SM beschäftigen möchte, der hat auch Ideen, Fantasien und Gedanken dazu im Kopf. Es kann wirklich sehr hilfreich sein, sich hinzusetzen und diese schriftlich darzulegen. Sich in all dem Wirrwarr der Vorstellungen darüber klar zu werden, was mag ich denn überhaupt? Was kann ich mir tatsächlich in der Realität vorstellen?
Wer dies geschafft hat, wird unter Umständen feststellen, dass so manches kaum machbar ist oder er in seiner Gedankenwelt schon recht weit nach vorne geschritten ist.
Generell würde ich jedem empfehlen, sich eine Art Tagebuch anzulegen und dort seine Gedanken, Empfindungen, Wünsche, Fantasien, Ängste und Nöte niederzuschreiben. Zum einen, weil es schriftlich wesentlich schwieriger, aber expliziter ist, sich mit der Thematik zu befassen, zum anderen, weil es sehr interessant ist, später nachzulesen, wie man sich inzwischen weiter entwickelt hat.
Des weiteren würde ich sehr empfehlen, sich so genannte Spielnamen zuzulegen, vor allem für den Devoten. Ich weiß das aus eigener Erfahrung. Wurde und werde ich auch heute noch mit diesem Namen angesprochen, dann weiß ich, dass alles, was in diesem Rahmen geschieht, nicht meine gesamte Person betrifft, sondern nur meine Neigung. Und trotzdem fällt es anfangs hin und wieder schwer zu differenzieren, je nachdem, wie gut Dom sich darstellt.
Dass man miteinander redet, ist ja wohl klar. Was mir dabei am Herzen liegt: Dass man sich wirklich klar ist, dass es nichts, aber auch gar nichts geben sollte, was man nicht miteinander besprechen könnte. Wer da feststellt, dass dem nicht so ist, der sollte sich noch einmal Gedanken darüber machen, wie weit sein Vertrauen dem Gegenüber gefestigt ist, oder sich fragen, wie sehr er es wirklich verinnerlicht hat.

Angela: Generell sollte man meines Erachtens nach eines haben und nehmen: Zeit! Zeit zu reden, Phantasien auszutauschen, Tabus festzulegen, Stimmungen auszuloten. Und ich meine nicht nur die großen Tabus, als da wären Kinder, Tiere, Kotspiele etc., ich meine eher die kleinen Tabus. Worte, die man nicht ertragen kann; Gesten, die einen möglicherweise schrecken. Auch sollte man vorab einen festen Rahmen stecken, in dem sich beide bewegen sollten. Lieber sehr vorsichtig beginnen. Steigerungen sind jederzeit möglich, doch ein zu heftiges Spiel kann das erworbene

Vertrauen stören, gar zunichte machen. Man sollte versuchen, Scham abzulegen und offen zu reden, davor und vor allem danach. Was war gut, was weniger. Und man sollte bei allem in sich selbst hinein fühlen, ob das Erlebte den Vorstellungen entsprach. Es nutzt wenig, wenn ein Sadist auf eine Devote trifft, oder eine Dominante auf einen Masochisten.

Michael: Sei du selbst, vergiss die Klischees, leg die Bücher weg, lass dir von *niemandem* sagen, was gut für dich ist. Sei offen zu deinem Partner über deine Gefühle, sie sind das Wesentliche. Nicht irgendeine Rolle, die du spielst.

Betty: Man sollte sich zu nichts überreden lassen, was man nicht wirklich will. Klar, kann es vorkommen, dass der Partner etwas vorschlägt, wo man erst denkt: »Hilfe! Auf keinen Fall!«, dass man dann den Gedanken sacken und in der Phantasie etwas brodeln lässt, um dann in 'nem halben Jahr zu sagen »Öhm, weißt du noch, was du damals wolltest und ich nicht; ich glaube, inzwischen hätte ich wohl Lust dazu…«.
Aber wenn jemand ankommt und mit irgendwelchen Mitteln Druck ausübt, zum Beispiel à la »Wenn du mich wirklich liebst…« oder »Wenn du wirklich devot wärest, würdest du…«, dann würde ich dringend dazu raten, ihm einfach nur den Stinkefinger zu zeigen. Jeder sollte nur so weit über den eigenen Schatten springen, wie er springen mag.

Deidra: Man sollte dem Partner auch unbedingt klar machen, dass man ein Newbie ist. Ich erlebe es immer wieder bei Wunschdoms, dass sie sich wahnsinnig tolle Dinge vorstellen, aber man merkt, dass sie keinen Plan von der Durchführung haben, keinen Schimmer vom Vorgehen (die Ablehnung erfolgt hier nicht, weil sie »neu« sind, sondern weil sie posen, weil ich mich als Subbi, wenn ich gefesselt und wehrlos bin, mich dort unter Umständen in echter Gefahr befinde wegen ihrer Unwissenheit, gepaart mit zuviel falschem Selbstbild). Genauso sehe ich es auch bei vielen Subbis. Der Film im Kopf ist da. Oft auch schon in der Hardcore-Variante, sich selbst in Fesseln und geknebelt am Boden, von blutigen Peitschenstriemen geschmückt, gedemütigt und gepeinigt. Ein Film. Die Wirklichkeit, wenn sie so über Subbi hereinbräche, wäre ein Desaster. Es wäre nicht im mindesten erotisch.
Man soll klein anfangen. Wenn man sich noch etwas unsicher ist, einfach die Hände nur festhalten lassen, sich etwas befehlen lassen. Wir (mein Partner und ich) nehmen anfangs weiche Tücher (Schere in Reichweite, falls Subbi Angst bekommt!) zum Fesseln und als Augenbinde. Später kam Kerzenwachs dazu (keine gefärbten, keine aus Bienenwachs, das gibt nur

Brandwunden). Subbi sollte nur spielen, wenn sie/er sich sicher ist, diesen Tag spielen zu wollen. Selbst eine Session, wo es nur um Anbinden, Wachs und Streicheln mit Federn geht, kann, gerade wenn es neu ist, man ungeübt ist, körperlich (insbesondere in Sachen Kreislauf) sehr anstrengend sein. Man sollte nie die eigene Erwartungshaltung, die Anspannung unterschätzen. Auf jeden Fall gehört das »Stop« als Endewort dazu. Subbi sollte sich sicher sein, dass Dom eher zu früh als zu spät aufhört. Als Subbi sollte man, wenn man nicht sicher weiß, dass der Dom erfahren ist, bitten, regelmäßig nachzuprüfen, wie es einem geht, auch wenn man selbst kein »Stop« sagt. Klamme, verkrampfte Hände, blasse Lippen etc. sind ein Zeichen aufzuhören. Man bekommt nicht immer mit, wie schlecht es einem geht, wenn man erregt ist und im Spiel gefangen.
Beide sollten hinterher über ihre Empfindungen sprechen. Wenn etwas gefiel oder nicht gefiel, auch sagen, WARUM es so war. Wenn etwas nicht gefiel, kann das auch an der mangelnden Gewöhnung liegen. Selbst die süßeste Eiskrem kann bäh sein, wenn man zuviel von ihr isst. Vielleicht war auch nur eine Reihenfolge falsch, zuwenig Ruhepausen zwischen den Aktionen. Reden ist das A und O, wie bei jeder Beziehung. Einfach auch, um zum Beispiel Dom (wenn jener vielleicht selbst noch in den Anfängen steckt) klarzumachen, dass »Jammern zum Geschäft gehört«, dass Schmerz und unerträglicher Schmerz, der zum Stopp führt, verschiedene Dinge sind. Und: Kein Dom ist ein Hellseher. Jeder Sub ist (wie jeder Mensch) anders. Nur wenn man redet, wird man verstanden.

Sabine: Was man sich vor Augen halten sollte: Im Kopfkino tut der Mitspieler genau das, was man möchte. In der Realität nicht. Das sollte sowohl dem aktiven wie auch dem passiven Part klar sein – und vielleicht noch für die absoluten Anfänger auf dem Metier: Man darf lachen.

Felix: Dem dominanten Partner könnte man sagen: »Sei dir bewusst, dass die Unterwerfung des/der Devoten ein riesiges Geschenk ist, ein Kapital, dass sorgfältig gepflegt werden will. Denkt immer daran, es geht um lustvolle Erfüllung – für beide. Wenn du in dich schaust und entdeckst, dass es Frauen/Männer in deinem Leben gab, auf die du immer noch wütend bist, dann sei ehrlich zu dir und vermische diese Themen nicht: Dein(e) Sub hat damit nichts zu tun. Wenn du das nicht trennen kannst, geh lieber zu einem Therapeuten.«
Dem passiven Partner: »Überfordere deine Herrschaft nicht. Auch wenn es so verlockend ist, die Verantwortung abzugeben, ›Objekt‹ oder ›Kind‹ zu sein, der andere ist auch nur ein Mensch und kann nicht dauernd stark sein oder dir permanent die Verantwortung abnehmen.

Selbst wenn er es behauptet. Sprich klar über deine Erlebnisse und Bedürfnisse, lass neue Erfahrungen zu und mach den aktiven Partner nicht nur zur Projektionsfläche uralter Sehnsüchte. Das macht blind und du nimmst nicht mehr wahr, mit wem du es wirklich zu tun hast. Und sei ehrlich – brauchst du wirklich eine Art »Papa« oder »Mama«, oder gibt es in deiner Geschichte etwas aufzuarbeiten? Wenn ja, kannst du das trennen? Und achte darauf, dass du, bei aller Unterwerfung, als Mensch in deinem Kern respektiert bleibst.«
Beiden würde ich raten: »Lernt, die Sprache eurer Bedürfnisse zu sprechen, lernt, klar auszudrücken, wie ihr euch fühlt, was ihr erlebt habt und wovor ihr Angst habt. Schafft eine SM-freie Zone des partnerschaftlichen Gesprächs auf gleicher Augenhöhe. Heiligt diese Zeit, macht sie zu einem immer wiederkehrenden Ritual und hört euch zu, ohne zu bewerten oder euch zu unterbrechen, und unterdrückt den Wunsch, das letzte Wort zu haben. Das dient der Beziehungshygiene und nichts, was dort gesagt wurde, darf unbeachtet unter den Teppich fallen oder später ›geahndet‹ werden.«

Werner: Ehrlich sein, reden. Ich habe zum Beispiel mal eine Session erlebt, wo ein Chat-Dom ohne reale Erfahrungen einen Chat-Sklaven (mit kaum realen Erfahrungen) richtiggehend verprügelt hat. Das Ganze endete mit Abstürzen beider Beteiligter. Der Fehler war ganz einfach folgender: Der Sub wollte nicht zugeben, dass ihm die Art des Tops nicht so zusagt, und der Top dachte, der wimmert ja gar nicht, da schlag ich fester zu. Das hat sich dann hochgesteigert bis zum für beide nicht sehr schönen Ende.
Also: Reden. Sagen, was man will – auch wenn man noch so geil ist; die paar Minuten Reden bringen mehr als alles andere.
Ansonsten: Sich fallen lassen, genießen, als Top auch auf versteckte Signale des Sub achten und sich nicht durch Zuschauer (so man öffentlich spielt) durcheinander bringen lassen.
Wenn man härtere Geräte benutzt, sollte man sich nicht zu schade sein, damit zu üben. Ich habe mit einer befreundeten Domina anfangs die Benutzung von Singletails geübt. So richtig kann ich's immer noch nicht. Die 3,50 Meter langen Teile tun noch nicht immer das, was ich will. Aber ich übe auch weiter mit ihr, sie ist einfach sehr fit in diesen Dingen.

Lady Wanda: An erster Stelle steht für mich Authentizität. Bleibe dir selbst treu! Betrachte dich selbst als einen Schauspieler, der eine für ihn interessante Rolle annimmt. Für ein paar Stunden wirst du versuchen, diese Rolle nicht nur zu spielen, sondern exakt diese Figur zu sein! Bedenke aber, dass du als Schauspieler nur Rollen annehmen solltest, die dich reizen und gegen deren Umsetzung du keine Bedenken hast. Mit dieser Prämisse sind deine Tabubereiche zunächst festgelegt. Es kommen nur Szenen in Betracht, die nicht mit deinen ethischen Maßstäben kollidieren. Alles andere solltest du, auch und erst recht als »professionelle(r)« Dom(me), ablehnen, denn es schadet dir nur. Der erste Schritt besteht also darin, dich selbst, deine Grenzen und deine Möglichkeiten zu erkennen. So hast du die Möglichkeit, du selbst zu bleiben, obwohl du zeitweise eine Rolle zu spielen einwilligst. Ein Schauspieler bleibt er selbst, auch wenn er in eine andere Identität schlüpft. Für den Moment aber belebt er diese Identität, füllt sie aus mit seiner Energie. Dasselbe sollst du tun. Nicht mehr und nicht weniger. Diese Rolle, da sie dich interessiert, hat etwas mit dir zu tun. Bereitet sie dir Bauchschmerzen oder andere Kümmernisse, dann lehne sie ab. Auf diese Weise kommt die oft zitierte »Authentizität« zustande. Eine Rolle gefällt dir und du bist in der Lage, sie mit Leben zu füllen. Du lässt eine fiktive Identität Realität werden. Für diejenigen, die sich am Begriff Rollenspiel stören, möchte ich folgendes anmerken. Das Leben besteht aus einer Aneinanderreihung von Rollenspielen, die im Idealfall zusammen deine Identität ausmachen. Der Begriff degradiert dich also in deiner Dominanz nicht zum bloßen Hochstapler. Ein Rollenspiel entbehrt nicht der notwendigen Ernsthaftigkeit, ermöglicht dir aber, eine Vielzahl von Lebensmöglichkeiten zu nutzen und zu erproben. Dies gilt in besonderem Maße auch für deine Sexualität.

Die Erfahrung lehrt, dass dieser Schritt nicht so einfach ist, wie er sich anhört. Sich selbst zu erkennen, bereitet immense Schwierigkeiten, da sich Grenzen und Ansichten beständig ändern und man sich neu definieren muss. Wichtig ist die Harmonie zwischen Rolle und dem inneren Befinden. Ist diese Harmonie nicht da, sollte kein Rollenspiel stattfinden.

Nach äußeren Gesichtspunkten kann solch ein Rollenspiel trotzdem gelingen, aber du wirst zurückbleiben mit einem schlechten Nachgeschmack.

Das darf nicht sein. Du bist der/die Dominante, und es geht darum, dass du nur tust, was dir gut tut. Versuche das zu verinnerlichen, wenn es auch profan klingt. Lasse dich nicht benutzen, weder vom drängenden Passiven, noch von einem falsch verstandenen Ehrgeiz deine dauerhafte dominante Präsenz betreffend.

Das Zauberwort »Authentizität« ist also keine in die Wiege gelegte Eigenschaft, die man hat oder eben nicht. Wenn du Lust auf dominante Rollenspiele hast, dann darfst du deine Dominanz auch ausleben – unabhängig davon, ob du das stundenweise tust oder dies die Hauptrolle in deinem Leben einnehmen soll. Lasse dich also nicht beirren von sogenannten Überdom(me)s, die vorgeben, den einzig wahren Weg gefunden zu haben. Finde deinen eigenen Weg, denn es gibt eine große Auswahl an Möglichkeiten! Für den gewählten Augenblick wirst du »echt« sein, weil du die Rolle gerne spielst, das ist es, was zählt.

Sven: Die Protagonisten eines solchen Spiels sollten sich beide über die Intentionen des jeweiligen Gegenübers klar sein. Hier ist, wie so oft, Reden angesagt. Mit »Ich tu alles für dich!« als alleiniger Erläuterung der eigenen Wünsche ist ein Scheitern in der Regel vorprogrammiert.
Ein weiterer Tip ist, sich nicht auf die reinen Praktiken zu beschränken. Dass die Wunschdomme liebend gern den Hintern versohlt und Sub sich mit Wonne bestrafen läßt, heißt noch lange nicht, dass beide spielkompatibel sind, geschweige denn für eine geeignet. Viele meiner Geschlechtsgenossen bleiben in der Szene solo, weil die die sockenwaschkompatible Erfüllungsgehilfin ihrer schmalspurigen Fantasien suchen statt einer menschlich geeigneten Partnerin, mit der man im Zweifel das Feld SM in aller Ruhe abgrasen kann.
Was ich auch schon in anderem Zusammenhang erwähnt habe: Zu hohe Erwartungen an die menschlichen und spielerischen Qualitäten des jeweils anderen können eine Beziehung sehr schnell in erheblichen Frust abgleiten lassen. Den Superdom, der das arme unglückliche Mausi nimmt und ihr für den Rest des Lebens alle Probleme aus der Welt schafft, gibt es ebenso wenig wie die dauergeile Dreilochstute mit Gewichts- und Permablondgarantie komplett mit Hausarbeitsfetisch.
Aber: Vor lauter Theoretisiererei sollte man (frau) sich den Spaß nicht verderben lassen! Der gesunde Menschenverstand, ab und zu eingeschaltet, weist ganz oft den richtigen Weg. Und dass mal etwas schief geht, lässt sich sowieso nie ausschließen. Die Entdeckungsreise ins Ich, die mit einem ersten Unterwerfungsspiel verbunden ist, ist fast immer spannend und lohnend!
Mir fällt auch noch ein Rat an potentielle Subs in Unterwerfungsbeziehungen ein: Es gibt Augenblicke, da ist man versucht, Kränkungen oder einfach die üblichen nervigen Kleinigkeiten in der Beziehung herunterzuschlucken, weil man ja Sub ist. Das geht auf Dauer garantiert schief. Sub hat hier in meinen Augen auf jeden Fall sowohl das Recht als auch die Pflicht, Laut zu geben, wie in jeder anderen Beziehung auch. Davon unberührt ist das Recht des Tops zu entscheiden, wie er damit umgeht. Ich persönlich finde es in der Sub-Rolle wahnsinnig schwierig, angemessen zu reagieren. Da sitzt der »Sie ist Top, sie darf das«-Reflex viel zu tief.
Umgekehrt muss Top hier natürlich auch ein waches Auge haben, damit Sub nicht irgendwas in sich hineinfrisst.

Natalia: Klärt vorher ab, ob die Regeln des »normalen« Umgangs gelten sollen, oder ihr euch im Unterwerfungskontext trefft. Trifft letzteres zu, so sollte die Domme von Anfang an klar und sicher auftreten

Baut keine zu hohen Erwartungen auf. Beim ersten Mal ist es vollkommen okay, »nur« Kaffee zu trinken oder einfach die kleinen Selbstverständlichkeiten des Unterwerfungsumgangs zu genießen.

Wie man im Unterwerfungskontext miteinander umgeht, kann sehr unterschiedlich sein. Üblicherweise wird die Domme eine Vorstellung haben, in welcher Art und Weise die Unterhaltung geführt werden soll. Die Art, wie sie sich gibt, ist also entscheidend.

Das erste Spiel ist jedenfalls etwas, wofür man sich Zeit lassen sollte. Man braucht eigentlich nicht viel Material. Mit einer Augenbinde, Massagebürste, Kerzen und einem Kochlöffel lässt sich schon viel anfangen. Wichtiger ist es, Zeit zu haben, einen ruhigen Ort, den Wunsch, sich einzulassen auf diese neue »Wirklichkeit«, die neue »Facette« der eigenen Persönlichkeit, die man erproben möchte. Nun sollte man eine angemessene Atmosphäre schaffen. Kerzen, gregorianische Gesänge oder andere gute Musik sowie eine erotische Bekleidung leisten da gute Dienste.

Im Reich der erotischen Herrschaft – wie man eine gelungene Szene gestaltet

Woran sollte man denken, wenn man einen Abend vorbereitet, in dessen Zentrum ein Unterwerfungsspiel steht?

Natalia: Ein gutes Spiel hat einen Anfang, eine Mitte und ein Ende. Nachdem man sich also entschieden hat, die Wirklichkeit zu wechseln und in die Unterwerfungsidentität zu schlüpfen, ist es gut, sich und dem Gegenüber diesen Wechsel und somit den Anfang des Spiels zu verdeutlichen, zum Beispiel indem die Domme dem Sub ein Halsband umlegt. Damit gelten nun nicht mehr die Regeln der normalen Welt, sondern »ihre« Regeln – wie auch immer die lauten mögen.

Ein guter Beginn ist es, dem Sub zu befehlen, sich vor eine Wand zu knien, um sich einzustimmen, und von selbst zur Domme zu kommen, wenn er innerlich in der Sub-Rolle angelangt ist. Oder er kniet vor der Domme und küsst ihr zur Begrüßung die Füße. Man kann ihn auch stehen lassen und ihm die Augen verbinden.

Wie es nun weitergeht, hängt von den Vorlieben der Domme ab. Vielleicht wird sie dem Sub die Handgelenke fesseln und ihn so einfache Aufgaben erledigen lassen: Kerzen anzünden, Wein holen und ähnliches. Die Aufgabe muss natürlich perfekt ausgeführt sein, sonst gibt es zumindest einen Tadel. Oder man verbindet ihm die Augen und »quält« ihn mit Kratzen und Kneifen, streichelt wohl auch mal oder tropft Kerzenwachs (kein Bienenwachs!) auf seinen Körper. Denkbar ist es natürlich auch, mit leichten Schlägen zu beginnen, die wiederum mit Streicheln abwechseln.

Es gibt noch so viele Möglichkeiten. Das Beste ist, einfach anzufangen und in sich hineinzuhorchen, was man gern tun würde – als Domme.

Die Aufgabe des Subs ist es, sich fallen zu lassen und mitzugehen. Es mag sein, dass die Domme das Spiel bestimmt, doch er muss mitspielen. Viele Subs neigen dazu, sich in Passivität fallen zu lassen. Das macht es der Domme dann sehr schwer. Auch der Sub kann das Spiel durch Vorschläge, Bitten, die Art und Weise, wie er gehorcht (oder auch nicht), Mimik, Gestik und Gebaren mitbestimmen.

Das Spiel sollte man mit einer entsprechenden Geste beenden. Das Abnehmen des Halsbandes bietet sich an oder der Handkuss zum Abschied. Werden anschließend die Kleider gewechselt, so ist man bald wieder in

seinem Alltags-Ich angekommen. Nach harten oder sehr langen Spielen kann dieser Wechsel jedoch mehr Zeit in Anspruch nehmen.
Später sollte es unbedingt noch ein Gespräch geben. Was war gut? Was hat sich toll angefühlt? Was war weniger schön? Welche Phantasien und Ideen sind hochgekommen? Was hätte ich gerne noch ausprobiert? Das Wichtigste für eine ist es, immer wieder zu reden, denn weder gute Subs noch gute Dommes fallen vom Himmel. Nur wenn man bei sich selbst nachspürt, was einem gut tut, kann man »seinen« Weg finden. Und nur durch Reden und Zuhören kann man dies dem Partner vermitteln und ihm selbst gerecht werden.

Deidra: Es sollte alles, was irgend gebraucht werden könnte, bereit liegen. Nichts sollte zwischendurch geholt werden müssen. Wenn noch ein Anruf erwartet wird, ruft man vorher dort an, sagt, dass man nicht erreichbar ist. Es sollte kein Zeitdruck herrschen: »Du, wir spielen, aber in zwei Stunden kommen unsere Freunde«... Allein die Vorstellung, sie könnten eine halbe Stunde zu früh kommen, lässt einen ganz sicher nicht in Fahrt kommen.
Ich mag es nicht, wenn alles starr vorbereitet ist, also nur noch eine Inszenierung wie ein Theaterstück ist, das »nachgespielt« wird. Das Spiel sollte flexibel sein, fließend, und auf die Stimmungen beider sollte im Spiel noch eingegangen werden können.
Subbi und Dom sollten sich vorher darüber absprechen, in welchem Rahmen das Spiel läuft (es sei denn, es ist Teil des Spieles, dies eben nicht zu wissen). Ein »Ich gehöre heute den ganzen Tag wem anders« erfordert einfach eine andere innere/geistige Vorbereitung als ein kleineres Spiel, eine Session. Wenn man etwas völlig Neues ausprobieren möchte, sollte es vorher von Dom-Seite zumindest schon mal angekündigt und erwähnt/erläutert werden. Es mag für manche sehr erregend sein, mitten im Spiel vor völlig fremde Anforderungen (zum Beispiel Elektrosex oder ein dritter Mitspieler) gestellt zu werden, aber es kann genauso mörderisch schief gehen, und Sub kann sich überfordert fühlen. Das Vertrauen kann leiden. Wenn man sich sehr lange und sehr gut kennt und das Vertrauen eine tiefe Basis hat, kann Fremdes besser als Überraschung integriert werden.

Claudia: Wenn der Dominante im Spiel Handschellen verwendet, sollte er auf alle Fälle dafür sorgen, dass auch wirklich die richtigen Schlüssel griffbereit liegen. Vor kurzem las ich auf einer Website von einem Erlebnis, bei dem das wohl nicht so war und vier Männer eine breit grinsende Subbie mit hochwertigem Werkzeug befreien mussten. Und das passierte einem wirklich erfahrenen Dom. Wenn der Dominante nicht über genügend Knotenkunde verfügt – was ja eigentlich eine Schande ist –, dann sollte er zumindest dafür sorgen, dass eine Verbandschere mit abgerundeten Spitzen bereitliegt, um bei Panik schnelle Hilfe leisten zu können.

Susanne K.: Während der Autofahrt die Augen verbinden, Fesseln anlegen, Kleidervorschrift, korrekte Anrede in der Sie-Form, Halsband/-reif anlegen, im Restaurant das Essen auswählen – das sind alles Ideen für eine schöne Einleitung. Das Wichtigste meiner Meinung nach ist, dass man sich gegenüber dem Alltag so gut wie möglich abschottet und sich aufeinander konzentriert – und sich seine Phantasien und Träume ins Gedächtnis ruft...

Sabine: Hat Schwiegermama einen Schlüssel? Dann sollte der eigene von innen stecken.
Falls Kinder da sind: Ein Wochenende zu Oma und Opa damit – das tut beiden Seiten gut. Vorher abchecken, ob sie auch dort schlafen, nicht dass die Großeltern samt Kids im Schlepptau in die Session platzen... Wenn man sich's leisten kann und mag, ist auch ein Hotelzimmer eine gute Alternative. Dann sind schon mal alle Alltagsdinge ganz weit weg.

Eva: Nach dem Spiel bedarf es zumindest für den Sub einer mehr oder weniger kurzen »Aufwachphase«. Wenn es heftiger wird, brauche ich mindestens eine halbe Stunde, bis ich wieder fit genug bin, um Auto zu fahren. Andere Termine oder meinetwegen die Rückkehr der Kinder von der Oma sollte man sich deshalb großzügig weit weg legen. Wenn es einen derartigen Zeitrahmen gibt, sollte sich der Top unbedingt eine Uhr in den Sichtbereich stellen, da das Zeitgefühl der beiden Spielenden meistens verloren geht.
Zumindest der Top müsste sich außerdem überlegen, wie dieses Rollenspiel in etwa ablaufen könnte. Es handelt sich dabei weniger um ein konkretes Drehbuch, das eins zu eins abgearbeitet werden muss, als um eine Liste von Dingen, die jetzt nett wären, sich aber auch ganz anders entwikkeln können. Vor allem für den Einstieg sollte man etwas vorbereiten, um nicht gleich zu Anfang in der Luft zu hängen.
Überprüft, ob genügend Wasser da ist. Spielen macht durstig. Und sorgt dafür, dass eure Räume warm genug sind. Dabei sollte man bedenken, dass sich zumindest eine Person während des Spiels ausziehen könnte. Kälte ist unerotisch und kann zu Krankheiten führen.

Lady Wanda: Nachdem du für dich selbst deine Rolle durchdrungen und angenommen hast, geht es darum, sie umzusetzen im Rollenspiel unter den aufmerksamen Augen und Ohren deines passiven Opfers, das nicht annähernd so passiv ist, wie du vielleicht denkst. Dominant sein heißt, dass du nachdenkst, bevor du zu handeln beginnst. Es heißt, dass deine Handlungen sinnvoll sein müssen, maßvoll und würdevoll. Es heißt nicht, dass du keine Fehler machen darfst, aber du darfst dich durch Fehler oder unvorhergesehene Vorkommnisse und Schwierigkeiten nicht aus der Bahn werfen lassen. Es darf durchaus auch gelacht werden, denn wo Genuss stattfindet, muss nicht alles in pathetischem Ernst vor sich gehen. Es geht vor allem um eines: Bewahre DEIN Gesicht.

Zurück zur Basis: Du hast dich für die Rolle des Dominanten oder des Sadisten entschieden. Meistens für eine Mischform aus beidem. Das setzt voraus, dass du zumindest ein wenig dieser beiden Charakterzüge in dir trägst, bislang mehr oder weniger ausgelebt oder verdrängt. Versuche dich an diese Gefühle und Gelüste zu erinnern, vergegenwärtige sie dir vor deinem inneren Auge und lasse dich ganz davon ausfüllen.

Nutze den Vorgang des Ankleidens dafür, hole mit der ausgewählten Kleidung auch die Charakterzüge hervor, die du dann ausleben möchtest. Erinnere dich an Momente, in denen diese bereits einmal aufgeflammt sind.

Nutze die Zeit, in der dein Opfer sich duscht und ebenfalls ankleidet, dafür, dich in Position zu setzen und dich auf sein Erscheinen einzustimmen.

Deine Positur und deine Gestik kannst du zuvor vor dem Spiegel ausprobieren. Achte aber darauf, dass alles deinem Typ entspricht. Selbstsicherheit kann elegant wirken, aber auch lässig. Du wirst schnell sehen, was dir gut steht und was eher aufgesetzt wirkt.

Es kann sein, dass du nervös bist. Akzeptiere, dass das in Anbetracht der Lage normal ist.

Eine gute Möglichkeit, diese Nervosität zu überbrücken, ist es, den in die Tür tretenden Sub sofort mit kleinen Aufgaben zu beschäftigen, die einen Einstieg ins Geschehen bieten und die dir die Möglichkeit geben, ihn und seine Reaktionen zu beobachten. Konzentriere dich auf dein Gegenüber, das lenkt von dir selbst etwas ab.

Er kann Kerzen aufstellen und anzünden, Spielzeuge holen und für dich bereitlegen, das alles unter deinen aufmerksamen Blicken. Du wirst in dieser Zeit an seiner Aufregung wachsen und dich beruhigen.

Du musst nichts außergewöhnlich Geistreiches formulieren. Versuche lediglich, kurze ganz Sätze zu bilden, die ihm/ihr Handlungen auferlegen. Deine Stimme sollte fest und bestimmt klingen, aufgeregte Heiserkeit kann aber auch ein Indiz aufkommender Erregung sein, das den/die Sub zusätzlich stimuliert.

Deine Sprache muss in Übereinstimmung sein mit dem, was du darstellst. Auch dies klingt so einfach, wird aber oftmals nicht beachtet. Die falschen Worte können mehr schmerzen als jeder Schlag. Vermeide unsicheres

Nachfragen nach seinem/ihrem Befinden, beobachte statt dessen ihre Reaktionen. Unsicheres Fragen verunsichert dein Gegenüber und gibt ihm/ihr das Gefühl, an einen Stümper geraten zu sein.
Dein Sub wird deine einfachen Anweisungen ausführen und ein Gefühl von Erleichterung wird dich überkommen. Es kann jetzt losgehen.
Wenn du dir einen Ablauf überlegt hast, dann kannst du jetzt damit beginnen. Bei Unvorhergesehenem denke an Handlungsalternativen und nimm alles locker. Nichts ist so undominant wie Verkniffenheit.
Hast du keinen Handlungsplan ausgearbeitet, dann folge deiner Intuition. Tue, was dir in den Sinn kommt. Aber lasse jede Idee zwanzig Sekunden in dir wirken, bevor du mit der Umsetzung beginnst, denn so fallen dir technische unüberbrückbare Schwierigkeiten auf, bevor sie peinlich werden.

Wie sorgt man für die richtige Atmosphäre im Spielzimmer?

Eva: Wenn man nicht von selbst ins Spiel kommt bzw. den Alltag nicht so leicht ausblenden kann, können folgende Veränderungen helfen:

- ausführliche Körperpflege
- passende Kleidung anziehen (Einstimmung auf die Spielsituation)
- Aufräumen, Arbeit wegräumen
- mit einer Duftlampe angenehme Gerüche verbreiten, die sonst nicht in der Wohnung herrschen
- schöne, passende Musik auflegen, die aber auch sehr vom Spiel abhängt. Für die Prinzessin passt vielleicht ein Menuett, bei dem Pony eher der Radetzky-Marsch. Hat man kein konkretes Szenario vor Augen, würde ich eher etwas Ruhiges für den Anfang wählen, da viele Spieler gerade zu Beginn unnötig aufgeregt sind und diese Musik dem entgegenwirken kann.
- ein angenehmes, nicht zu dunkles, aber auch nicht zu grelles Licht erzeugen. Indirekte Beleuchtung ist zu empfehlen. Kerzen sind für die Stimmung sehr hilfreich, erzeugen aber ein flackerndes Licht, das nicht immer optimal ist. Da sie aber auch ein praktisches Element beinhalten können (sie liefern Wachs), habe ich eigentlich immer welche an. Man sollte allerdings die Brandgefahr nicht völlig vergessen.
- Getränke und Kleinigkeiten zu essen bereitstellen.

Dazu kommt natürlich alles, was einem individuell als passend erscheint. Der männliche Sub, der seine dominante Partnerin empfängt, hat vielleicht

gerne ein paar Rosen oder sonstige Blumen griffbereit, um sie ihr zu überreichen.
Andere wieder haben Begrüßungs- oder Einstiegsrituale, die sie in die entsprechende Stimmung bringen und ihnen klar machen, dass jetzt das Spiel begonnen hat. So was hat mir gerade am Anfang gut geholfen. Auch wenn ich vorher nicht wirklich in der Stimmung war, habe ich mich anschließend meiner Rolle entsprechend verhalten und schwupps war ich dann doch drin. Dieses Verhalten hilft auch dem Partner, hineinzufinden und überzeugender zu sein. Nach kürzester Zeit hat man sich so dann gegenseitig ins Spiel gebracht. Vielleicht sind wir ja doch alle pawlowsche Hunde...

Claudia: Man braucht viiiiiele Kerzen. Das mindert die Falten im Gesicht (grinst).

Deidra: Als allererstes gehört hierzu die richtige Zeit. Jeder hat Zeiten, in denen er/sie für Sex besonders zugänglich ist. Für manche sind es die klassischen Nachtstunden, für andere der frühe Morgen. Ich selber mag den Nachmittag/Spätnachmittag bis in den frühen Abend am liebsten. Man ist körperlich und geistig noch nicht so fertig wie in den Nachtstunden, aber meist angenehm entspannt, da alle »zu erledigenden Dinge« auch erledigt sind und das Licht recht weich ist (oder es bereits dämmert, nur noch Resttageslicht da ist). Licht muss auf jeden Fall herrschen. Aber nicht zu grell, das ist störend und lenkt ab. Indirekte Beleuchtung aus dem Nebenzimmer, der Kerzenkronleuchter... aber hell genug, dass man sehen kann. Das ist wichtig, da in bloßem Kerzenlicht Rötungen (durch zu heißes Wachs zum Beispiel), Verletzungen (die nicht gewollt sind) oder Blaufärbungen (bei Kreislaufproblemen) der Haut schwer erkennbar sind. Außerdem isst das Auge mit und im Restaurant will man ja auch sehen, was der Koch so auf den Teller gezaubert hat.
Die Musik muss zwar hauptsächlich Dom gefallen, aber wenn Subbi nur schaudert ob der Töne, nicht der Qualen, wird keine rechte Stimmung aufkommen. Wir mögen beide Gothic bzw. mein Freund auch »Härteres«, solange es dunkel ist, bis in Richtung Dark Metal. Zum Spielen Empfehlungen der dunklen Art: Lacrimosa (wobei ich schon Leute kennenlernte, die dabei eher Gänsehaut vor Horror als vor Lust bekommen), Dead Can Dance, wenn's sanfter sein soll, Apocalyptica macht sich gut. Musik, die dunkel ist wie blutrotschwarzer Wein und schwer wie solcher nach ein paar Jahren Eichenfasslagerung (lächelt).

Martina: Musik haben wir eher selten als Hintergrunduntermalung. Liegt bei uns persönlich daran, dass wir durch den Geräuschpegel des Tages dann abends lieber im Stillen entspannen. Wenn es doch Musikuntermalung gibt, dann die allseits beliebten SM-Musiken: ERA, Impressions of Winter, Rosenstolz. Auf Parties schwelge ich am liebsten in gregorianischen Gesängen.

Lady Wanda: Wenn man von spontanen Aktionen absieht, sollte man an Stimulanzien für sämtliche Sinne denken: Sehen, Hören, Fühlen, Schmecken, Riechen. Ambiente und Outfit sollten optisch ansprechend sein. Das kann vielerlei bedeuten, hängt also von den persönlichen Vorlieben ab. Da bei einem Großteil von Sadomasochisten zunächst die eigenen vier Wände in Betracht kommen, kann man die ein wenig umdekorieren. Kerzen, Instrumentarium bereitlegen, Tageslicht aussperren. Das Outfit sollte sich ebenfalls vom Alltag abheben. Ist noch keine Fetischgarderobe vorhanden, empfehle ich Abendgarderobe. Sowohl für Dom als auch für Domme.
Musik: Laut oder leise, aufdringlich oder eher im Hintergrund, beides ist möglich. Leise beginnen und dann, falls man verbal noch unsicher ist, ruhig mal lauter drehen und die Atmosphäre davon bestimmen lassen. Ob man Klassik mag oder eher Rammstein, das weiß ja jeder für sich bereits. Wenn man sich sicher genug fühlt, dann kann man die Musik auch weglassen. Dann tritt die Stimme in den Vordergrund oder auch die Stille. Mit der Stimme kann man ähnlich agieren wie mit der Peitsche: Mal schmerzhaft eindringlich, mal leise zärtlich oder laut tobend. Das Fühlen ergibt sich dann hoffentlich.
Oraler Genuss. Wenn ich auch von Alkohol abrate, so schadet ein Glas Sekt wohl kaum, hebt aber den besonderen Anlass hervor. Wahlweise auch andere Delikatessen. Natürlich nur für Dom/Domme. Bei Wohlverhalten kann man Sklave/Sklavin auch ein wenig füttern.
Die Nase stimulieren. Kerzen verbreiten in der Regel schon ihren eigenen Geruch. Parfum eignet sich gut dazu, jemanden zu konditionieren. Ein bestimmter Duft zu besonderen Gelegenheiten – das prägt. Räucherstäbchen oder ähnliches sind auch okay, wenn man es mag.
Keine Angst vor Wiederholungen, was die Atmosphäre betrifft. Rituale sind wichtig und erleichtern den Einstieg. Sich Abwechslung zu suchen ist später immer noch möglich.

Deidra: Ein Brandy oder anderer harter Alkohol wäre vor einem solchen Spiel sicher fehl am Platz, da er Nebenwirkungen hat, die sowohl Subbi als auch Dom spieluntauglich machen können (zu heftige Wirkung halt). Aber mit der Hilfe von einem Glas Wein, Sekt oder einem Cocktail kann man das Spiel mit etwas Angenehmem beginnen lassen. Es beruhigt die Nerven und kann Anspannungen lösen (soll ja vorkommen, dass nicht nur Subbi aufgeregt ist). Genauso kann während des Spiels ein kleiner Schluck Wein als Stärkungsmittel funktionieren, wenn Subbi vor lauter Aufregung oder Anstrengung die Knie zittern. Ich selbst bevorzuge generell trockenen Rotwein oder trockenen Met, da diese, im Gegensatz zu ihren lieblichen Gegenstücken, nicht so schnell in Blut und Kopf steigen.

Welche Kleidung bietet sich für ein effektvolles Auftreten an?

Sabine: Interessant ist es, einfach mal etwas anzuziehen, das man sonst nie trägt. Flohmärkte und Second-Hand-Shops, die man früh genug durchstöbern sollte (wenn man mal Lust dazu hat, nicht wenn das Spiel unmittelbar bevor steht), inspirieren zu ungeahnten Verkleidungsmöglichkeiten. Auf jeden Fall sollte man sich auch in dieser Kleidung wohl fühlen. Die Frau, die sonst nie High Heels trägt, wird einen sehr aufregenden Gang bekommen und sich in schwarzem Mini und weißer Bluse ganz anders fühlen als sonst; die gestylte Workalholicerin kann vielleicht mal einen Schulmädchendress à la graue Maus ausprobieren. Erlaubt ist, was gefällt – und zur vorher abgesprochenen Situation passt.

Martina: Ich fühle mich im schlichten kleinen Schwarzen am wohlsten, dazu passende Schuhe. In »Mörderschuhen« komme ich null in Stimmung. High Heels zu tragen wäre ein Grund für mich, jemand anderen zu verprügeln.
Wir fallen wohl eher durch absolute (ländliche) Normalität auf: das kleine Schwarze, passendes Schuhwerk, unbedingt schöne Nylonstrümpfe, bloß keine Strumpfhose.
Wahlweise haben wir noch einen Lederharness für mich da und zwei oder drei wirklich schlampige Kleiderfummel.
Mein Partner trägt auch nur ein schlichtes schwarzes Oberhemd und eine elegant aussehende Lederhose oder andere Lederhosen. Weil ich es so toll finde, zwängt er sich auch zu Hause in seine Lederjacke und setzt auch mal seine Sonnenbrille auf, was ich sehr passend finde. So kann ich ihm nicht in die Augen sehen.

Eva: Die Kleidung sollte zur eigenen Stimmung passen. Denn nur das wirkt bei den meisten Menschen authentisch. Egal, was man anzieht, man sollte sich selbst darin gut fühlen, sich selbst wiederfinden.
Natürlich sollte es auch zu dem angedachten Spiel passen. Aber das heißt noch lange nicht, dass man alle Klischees erfüllen muss. Wenn frau es

nicht gewohnt ist, auf Pfennigabsätzen herumzulaufen, sollte sie als Top trotz der tausend Bilder, die Stöckelschuhe mit Dominanz verbinde, vielleicht doch ein anderes Schuhwerk beim ersten Spiel wählen. Denn ein Herumgestelze und -gewackel mag vielleicht lustig aussehen, ist aber nicht wirklich majestätisch und auch nicht ganz ungefährlich.
Wenn ich mir überlege, was ich anziehe, horche ich in mich hinein, was ich mit den in meinem Schrank vorhandenen Kleidungsstücken verbinde, welche Phantasien und Stimmungen jeweils aufkommen. Dann überlege ich mir, welchen Effekt ich bei meinem Partner erzeugen möchte. Soll mein Auftritt sexy, jung, schick, erfahren, kraftstrotzend, hilfsbedürftig oder erhaben wirken? Oder soll er meinem Partner zuliebe doch das sein, von dem ich weiß, dass er es besonders gern mag? Worin fühle ich mich im Moment besonders sicher? Oder falls ich in der devoten Rolle spiele: Worin fühle ich mich besonders unsicher?

Lady Wanda: Ich wage zu sagen, dass jeder Mensch mehr oder weniger starker Fetischist ist. Das heißt, es gibt Kleidungsstücke, die ihn faszinieren oder eher abturnen. Nachdem ich ausführlich dazu Stellung genommen habe, was du an innerer Einstellung herausarbeiten solltest, geht es nun um deine äußere Erscheinung. Du musst herausfinden, was dich begehrenswert macht, was deine Schönheit und Einzigartigkeit betont und hervorhebt.
Stelle dich dazu nackt vor den Spiegel und sieh dich genau an. Nun schließe deine Augen und stelle dir verschiedene Kleidungsstücke an dir vor. Dies dauert beim Mann in der Regel weniger lange als bei der Frau. Welches Outfit macht dich sexuell attraktiv? In welchem fühlst du dich besonders stark und sicher? Anregungen und Wünsche des Passiven solltest du dann berücksichtigen, wenn sie mit deinen eigenen Vorlieben übereinstimmen.
Willige als Domme nicht ein, eine Ledertanga zu tragen, wenn du dir darin lächerlich vorkommst, so sehr der Passive auch bettelt. Halte dir immer vor Augen, dass du es bist, die die Maßstäbe setzt. Trage als Dom niemals eine Uniform, weil deine Sklavin sich das so wünscht, während du selbst das blödsinnig findest. Du bist kein Kleiderständer, sondern eine Persönlichkeit!
Du kannst dein Opfer nur fetischistisch locken, wenn euer Fetisch übereinstimmt. Dann aber nutze diese Möglichkeit voll aus, denn optisch sein/ihr Fetischtraum zu sein vereinfacht die Erziehung auf äußerst angenehme Weise. Stimmen eure Fetische in keiner Weise überein, dann liegt es am Passiven, Kompromisse einzugehen oder aber weiter zu suchen.
Das heißt nicht, dass du keine Anregungen annehmen solltest. Aber achte strikt darauf, dass du nur Dinge annimmst, bei denen du mit dir selbst im

reinen bleibst. Beispielsweise kann sich eine Domme in Heels wirklich schön finden, obwohl sie erst durch einen Sklaven auf die Idee gekommen ist, mal welche anzuprobieren.
Was nun deinen Einfluss auf das äußere Erscheinungsbild des/der Sub angeht, so agiere, wie du es für angemessen hältst. Hast du eine sehr genaue Vorstellung davon, wie sie/er dir gegenüberzutreten hat, dann sprich das deutlich aus und bestehe darauf. Sind dir die Äußerlichkeiten relativ gleichgültig, ziehe dir nicht irgendwelche Kleidungsregeln aus der Nase, deren Einhaltung du doch nicht wirklich streng überwachst.
Die meisten Subs erwarten in dieser Hinsicht Regularien, aber wenn du keine setzen möchtest, dann erkläre das unmissverständlich. Es ist dein gutes Recht, dich nicht mit Dingen zu befassen, dich für dich relativ gleichgültig sind. Sind diese Dinge dir wichtig, dann zeige auch dies unmissverständlich und sei sparsam mit Ausnahmegenehmigungen.
Auch hier gilt: Gehe keine Kompromisse ein aus Angst, keine(n) bessere Sub zu finden! Dies wäre kontraproduktiv, denn er/sie säße somit am längeren Hebel.

Sven: Es gibt nicht »die Kleidung« für eine Session. In der Kleidung drückt sich schon der Respekt für den Spielpartner aus, sei es nun ein Gothenoutfit, Leder schwarz, Straps und Mieder oder ein gepflegter Anzug. Der Effekt liegt sozusagen im Auge des Betrachters. Ich bin sicher, dass es auch Leute gibt, die als Dom im karierten Schlabberhemd, zertretenen Birkenstock-Imitaten und ausgebeulten grünen Breitcordhosen prima Stimmung erzeugen können (als Lehrer vielleicht).
Als Sub mag ich es, wenn meine Partnerin »herrisch« angezogen ist, nicht Spikes und Nieten, sondern eher klein, schwarz, elegant. Wenn ich toppe, mag ich sie in allem Möglichen sehen, je nach Stimmung, Strapse, nackig, Korsett, Kleid...

Werner: Ich selbst ziehe meistens nur eine Lederhose an und ein T-Shirt mit der Aufschrift »Zickenbändiger«. Es geht mir auch nicht um den Effekt des Auftretens, sondern darum, dass wir unseren Spaß haben.

Auch Lady Antigone hat Erfahrungen gesammelt, wie sie sich selbst möglichst dominant präsentieren kann:

Lady Antigone: Zunächst einmal halte ich nicht viel von dem ganzen Tamtam, das einige Damen und Herren an den Tag legen. Ich muss nicht meinen Weg mit Sklaven pflastern, damit nicht auffällt, dass ich schon längst den Boden unter den Füßen verloren habe (lacht). Das Einzige, wor-

an ich anfangs arbeiten musste, war, ohne Zögern meinen Wunsch oder Befehl zu äußern. Ein klares »Ich möchte, dass du dieses und jenes tust/unterläßt«, ohne Zögern und Selbstzweifel ausgesprochen, wirkt Wunder. Dahinter steht allerdings auch, schnell das Für und Wider ebenso wie die Konsequenzen des Wunsches abwägen zu können. Im Übrigen pflege ich nicht zu befehlen, ich wünsche mir Dinge. Du weißt ja: »Ihr Wunsch sei mir Befehl«...
Was mir noch zugute kommt, ist ganz klar, dass ich keine schmächtige Erscheinung bin. Ich falle schon auf, wenn ich anwesend bin. Sicher gibt es auch kleinere mindestens ebenso dominante Menschen. Allerdings bin ich der Meinung, es durch meine Körpergröße ein wenig leichter zu haben.
Kleidung ist für mich keine Sache, über die ich mir Gedanken mache. Sie wähle ich nicht nach dominanten Gesichtspunkten. Allerdings ist es so, dass ich nahezu ausschließlich schwarz trage, gerne elegant, also Kostüme (von Leder, Latex bis Samt oder Leinen), Röcke, auch gerne Korsett drunter, insgesamt eher feminin. Nun ja, und um meine weiteren Fetische zu bedienen: eigentlich immer hohe Schuhe und Strümpfe.
Die Sprechweise und Wortwahl ändert sich – zumindest bei mir – von Situation zu Situation. Liegt ein Unterwerfungskontext vor, wähle ich meine Worte sorgfältiger, spreche langsamer und ruhiger. Eben so wie in einem Geschäftsmeeting. Denn hier wie dort ist es mir ein Anliegen, Probleme, die auf akustischen Missverständnissen beruhen, zu minimieren.
Was die Körpersprache angeht, bemühe ich mich immer, sie so klar zu halten, wie auch meine Wünsche und Ziele sind. Denn ganz klar ist: Wenn ich nicht weiß, wohin es geht und was ich will, kann ich nicht führen.

Chris: Man könnte alleine über die geschickte Selbstinszenierung ein Buch schreiben. Eine Frage ist zum Beispiel, ob man zu den Menschen gehört, die in einem Spiel eine andere Körpersprache verwenden, oder ob kein Bruch stattfindet und man einfach so bleibt, wie man ist. Ein mitleidig abfälliges Lächeln kann im Spiel zur Erregung führen, außerhalb des Spiels zur Ehekrise. Es gibt aber auch gar nicht so wenige Leute, die auch außerhalb des Spiels jemanden suchen, der streng und bestimmt wirkt, wo also keine Veränderung im Spiel stattfindet.
Es muss klar sein, dass dominante Selbstinszenierung weder notwendig noch besonders typisch für ein Spiel ist. Die Frage »Wenn du mit dominanter Selbstinszenierung spielst, was tust du dann?« kann ich aber zumindest für mich beantworten.
In einer Diskussionsgruppe erzählte eine Frau, dass das Zauberwort »Ich will!« heißt. Da ist etwas Wahres dran. Wenn man das, was man verlangt, wirklich will, ist die Frage der Glaubwürdigkeit und meistens auch die

Frage des Ambientes geklärt. Das darf man natürlich nicht mit Rücksichtslosigkeit verwechseln. Es gibt Ausprägungen, die man immer wieder liest, zum Beispiel: »Wenn sie sich so daneben benimmt, dass sie offensichtlich bestraft werden will, dann bestrafe ich sie extra nicht.« Das empfinde ich als ein bisschen niedlich, aber es zeigt eine bestimmte Richtung an. Zwischen Partnern kommt oft die zusätzliche Schwierigkeit dazu, dass man sich zu gut kennt und einem die Rolle einfach nicht abnimmt oder dass zuviel Alltag das Spiel unmöglich macht. Eben noch der liebe zähneputzende Kuschelbär am Waschbecken und jetzt der peitschenschwingende Supersado in Leder. Kein einfacher Spagat. Die meisten Menschen, die ich ernst genommen habe, waren sehr weit weg vom »Geschichte-der-O«-Klischee, sondern eine sehr gelungene und zumeist höchst individuelle Mischung aus Selbstbewusstsein, Selbstwertgefühl und Authentizität. Da gibt's einen Menschen, der einfach sehr nett lächelt, während er wirklich gerne und hart zuschlägt. Und er sagt »Ich finde Rohrstöcke einfach geil!« mit dem gleichen Grinsen, mit dem er sich über den neuen Kinofilm freut. Ihm nehme ich sein Spiel einfach zu hundert Prozent ab. Mir ist es selbst passiert, dass in einer Kneipe eine Frau sehr bestimmt gesagt hat »und du holst mir jetzt einen Kaffee«, und der Kontext völlig eindeutig war. Das habe ich auch sofort geschluckt und bin den Kaffee holen gegangen (und fand es toll). Eine andere Begebenheit: Ich fand dieses Klischee vom Stiefellecken immer doof. Eine Frau, von der ich wusste, dass sie solchen Kram mag, wurde Spielpartnerin von mir, und ich sagte ihr, dass ich das wahrscheinlich schwierig und merkwürdig finde. Sie antwortete: »Sicher wirst du meine Stiefel lecken, da mach dir mal keine Gedanken.« Und sie hatte sehr recht, und es war sehr sensationell. Ich glaube, dass dominante Selbstinszenierung im SM-Kontext exakt die gleichen Mittel verwendet wie außerhalb des SM-Kontexts. Ich hatte noch nie Schwierigkeiten, mir im Beruf oder in der Politik Gehör zu verschaffen, und setze da Selbstinszenierungsmittel auch sehr bewusst ein – das, was man fälschlicherweise Rhetorik nennt. Fern von Manipulation, aber doch sehr bewusst die Stilmittel wählend, die meine Position am besten unterstreichen. Ich glaube also, dass die Frage, warum ein Lehrer akzeptiert wird und der andere wie ein Hanswurst wirkt und warum ein Abteilungsleiter seine Leute im Griff hat und der andere nicht, sehr ähnlich beantwortet werden muss wie die Frage, warum der eine dominant 'rüberkommt und der andere nicht. Von meinem Naturell her wirke ich wohl eher freundlich, nett, lieb, niedlich, und manche bekommen erstaunte Gesichter, wenn ich aufdrehe. Bei mir stimmt das allgemeine Außenbild also offensichtlich nicht mit dem »dominanten« Außenbild überein. Aber die Aussage »und dann konnte ich nicht anders, weil du es wolltest« höre ich öfters. Womit wir wieder am Anfang sind: Selbst glauben, dass man es will. Und es zeigen.

Sven kennt einige weitere Methoden, um seinen Partner psychologisch zu beherrschen:

Sven: Ein paar Grundmechanismen funktionieren in der Kindererziehung und auch bei Unterwerfungspartnerschaften.

- Zuhören. Ich kann Sub genau dann am besten beherrschen, wenn ich weiß, wie sie »tickt«. Ob ich ihr die geheimen Wünsche im Einzelfall erfülle oder nicht, ist dann natürlich mein Ding.
- Konsequent sein. Angedrohte Handlungen wahr machen und nichts androhen, was man nicht auch bereit und in der Lage ist durchzuziehen.
- Keine Überforderung. Sub ruhig mit schwierigen Aufgaben fordern, aber nicht wirklich überfordern. (Im zeitlich begrenzten Spiel ist das meist unproblematisch, bei 24/7- Beziehungen eher schwierig mit der Überforderung.)
- Positiv sein. Wenn ich fröhlich dominiere und sichtbar meinen Spaß daran habe, fällt es Sub leichter, sich unterzuordnen.
- Selbstbewusstsein zeigen. Greinende, nörgelnde Weichei-Tops sind sicher wenig erotisch und ganz bestimmt kein Segen für Sub. Selbstbewusstsein heißt dabei nicht, immer den großen Starken zu mimen, auch wenn einem nicht danach ist, sondern klar zu sich und seinen Gefühlen zu stehen.
- Loben. Nicht nur strafen und tadeln, auch wenn das Teil der erotischen Spannung ist. Subs sind auch nur Menschen und brauchen neben dem Rohrstock auch ihre Streicheleinheiten.

SM-spezifisch fällt mir noch ein:

- Nicht den Erfüllungsclown machen, sondern den eigenen Bedürfnissen ebenso großen Raum geben wie denen von Sub. Die Kombination macht's und erweitert im Idealfall den Horizont beider.
- Klare Erwartungen formulieren. Das gilt natürlich für beide. Ich meine damit jetzt nicht: »Ich erwarte, dass du jeden Abend um Punkt 23 Uhr meine Pantoffeln holst, den Rohrstock mitbringst und mich demütig um 27,5 Schläge bittest…« Vielmehr sollten die Erwartungen an die ab und zu in Einklang gebracht werden.

- Ab und zu anspielen (gilt auch für beide) und sich nicht sofort entmutigen lassen, wenn Sub müde, gestresst und fertig von der Arbeit ist. Der Alltag schleicht sich sehr schnell ein. Wenn beide viel zu tun haben, bleibt SM manchmal allzu schnell auf der Strecke. Hier empfiehlt es sich gegebenenfalls, stehende Befehle zu implementieren, die Sub und Top immer wieder auch an die Rolle erinnern. (Fragenmüssen vor dem Toilettengang oder dem Hinsetzen sind da sehr beliebt.)
- Sub auch im Alltag gelegentlich aktiv zeigen, dass man(n) Top ist, selbst wenn man es grad nicht schafft, jeden zweiten Abend die Super-Session durchzuziehen.
- Bei einigen funktioniert es auch ganz gut, wenn Top einfach zwischendurch mal von seinen Phantasien erzählt.

Wie gesagt – die goldene Regel gibt es nicht. Mir scheint aber, dass die Rezepte, die bei Vanilla-Beziehungen manchmal funktionieren, auch in einer notwendig sind. Insbesondere alle Aspekte der Kommunikation haben bei Unterwerfungsspielern aufgrund der Tatsache, dass Sub sich sehr verletzlich macht, einen noch höheren Stellenwert als bei den Vanillas.

Nun mag sich mancher überlegen: Wenn der Dominante alles plant, welche Aufgaben und Einflussmöglichkeiten hat dann überhaupt der Devote?

Arne: Diese Frage kann man in wenigen Sätzen nicht erschöpfend beantworten – angefangen bei dem Punkt: Soll man überhaupt von »Aufgaben« reden, ist das nicht viel zu formal und liegt es letztendlich nicht sowieso an beiden gemeinsam, für ihren Spaß und Wohlergehen zu sorgen?
Auch wenn der Top die konkrete Situation ausgestalten kann, liegt es doch immer letztendlich beim Sub einzuschränken, was geht und wo Grenzen liegen. Genau dies ist auch die primäre Aufgabe des Passiven: seine Grenzen zu kennen und sicherzustellen, dass sein Dom sie ebenfalls kennt. Zudem kann er dem Top helfen, indem er ihn grob in seine Phantasien einweiht, ihm sagt, was ihm Spaß macht, und es kann dem Aktiven helfen, in seine Rolle zu finden, wenn sich der Sub auf die Situation einlässt, seinem Dom signalisiert, dass er bereit ist zu dienen und ihn das ganze vielleicht sogar erregt.
Der Dom muss die Grenzen seines Subs kennen und respektieren. Ebenfalls muss er seine eigenen Grenzen setzen, seine Fähigkeiten realistisch einschätzen und Dinge, die er sich nicht zutraut, ablehnen oder auf später verschieben. Auch kann eine solche Grenze sein, eben *nicht* für das gesamte Leben seines Sub verantwortlich zu sein.

Der Top braucht die Offenheit des Passiven. Wenn er die Bedürfnisse, Wünsche und Grenzen des Partners nicht kennt und sich lediglich auf seine Intuition verlassen muss, hat er es sehr schwer, das Spiel für sich und seinen Partner befriedigend zu gestalten. Und natürlich ist der Aktive für die Sicherheit der verwendeten Spielzeuge verantwortlich und muss sich überlegen, ob und welche Auswirkungen das gemeinsame Spiel auf den Sub und dessen soziales Umfeld haben.
Beide Partner haben das Recht auf klare Kommunikation vor, während und nach dem Spiel – insbesondere, wenn ein Spiel mal nicht so gut gelaufen ist. Zu Unterwerfungsspielen gehört das Vertrauen in den Partner, dass dessen Freundschaft nicht an ein gutes Ausfüllen der Dom- oder Subrolle geknüpft ist und beide gemeinsam nach einer Lösung für anfallende Probleme suchen, damit zukünftige Spiele noch schöner werden. Auch Tops machen Fehler. Und durch die Bitte »Nimm mich mal in den Arm!« ist man nicht weniger Dom, sondern mehr Mensch.
Generell gilt: Konstruktive Kritik hilft mehr als gegenseitige Vorwürfe.

Deidra: Ein großer Reiz liegt ja darin, dass es innerhalb vorher vereinbarter Grenzen Überraschungen gibt. Dom und Sub sollten vorher besprochen haben, was ungefähr machbar ist. Hier hat Subbi die Möglichkeit, Wünsche zu äußern, was drankommt und was nicht (bzw. feste Tabus zu markieren). Aber es würde viel Spaß nehmen, wenn man vorher wüsste »das und das kommt in der und der Reihenfolge dran«. Innerhalb des Spiels kann der devote Teil Einfluss nehmen, indem er »Stop« sagt (um das Spiel abzubrechen) oder auch während des Spiels Wünsche äußert (betteln um Gnade, Wunsch nach einer besonderen Belohnung, wenn man eine Grenze überschreitet). Inwieweit Dom darauf eingeht, ist eine andere Sache, besonders da so was auch schnell umschlagen kann in eine Abdrängung des Doms in die Rolle als Wunscherfüller. Dies kann auf lange Sicht nicht für beide Seiten wirklich befriedigend sein.

Sven: Die weit verbreitete Vorstellung, dass Sub nichts zu wollen hat und Dom immer alles aus sich heraus schöpft, ist natürlich Unsinn. Klar lasse ich mich als Sub fallen und versuche, das Spiel aufzunehmen. Ich nehme aber Einfluss, wenn ich auf Rückenprobleme oder einschlafende Gliedmaßen hinweise, ich nehme Einfluss über meine Reaktion auf Schmerz oder Demütigung, ich nehme Einfluss durch Ängste und Grenzen, und womöglich nehme ich auch Einfluss durch Rückmeldung.
Es gibt Spielsituationen, die auf mein Wohlbefinden ausgerichtet sind, wo ich durchaus sagen kann, was ich denn gerne als nächstes hätte (auch wenn mir das meistens sehr schwer fällt).

In anderen Situationen kommt es eher auf die »Mitarbeit« von Sub an. Dort ist die Einflussnahme allein schon dadurch gegeben, dass Sub die gestellten Aufgaben mehr oder weniger gut erfüllt.
Last not least nehme ich oft genug (und zum gelegentlichen Leidwesen von Top) über Provokation und Frechheit Einfluss auf das Spiel.

Lady Natalia stellt einmal zusammen, auf welche Dinge eine Domme, also eine dominante Frau, beim Spiel achten sollte:

Natalia: Spiele nur mit Personen, die du menschlich schätzt und denen du vertraust.
Sobald es losgeht, gilt: Du bist die Domme – du bestimmst, was geschieht. Er will es genau so, also nutze deine Macht – habe keine übermäßigen Ängste.
Mach dir keine Sorgen, wenn du Hemmungen hast. Sie sind zwar meist unnötig, aber völlig normal und geben sich im Laufe der Zeit.
Denke immer daran, dass der Sub meist verunsicherter ist als du selbst – auch wenn Männer das nicht immer so zeigen.
Hole dir die Informationen, die du brauchst. Frage dein »Opfer« ruhig, was du wissen willst, aber denke daran, dass es Männern extrem schwer fällt, in solchen Situationen zu verbalisieren, was sie empfinden. Oft ist es besser, den Partner hinterher zu interviewen.
Nimm das Ganze mit einer gewissen Lockerheit. Du musst nicht perfekt sein und hast auch das Recht, Fehler zu machen.
Eigene Unsicherheit kann man optimal tarnen, indem man den Partner verunsichert. Wenn er irgendwas fragt und du keine Antwort weißt: Gib die Frage mit »Was meinst *du* denn?« zurück. Oder frage ihn nach seinen Gefühlen – das erfordert von einem Mann soviel Konzentration, dass er völlig auf sich fokussiert ist. Man kann ihm auch die Augen verbinden oder ihm verbieten, einem in die Augen zu schauen.
Mache deinem Sub seine Position von Anfang an deutlich: durch die Art der Kleidung, Verbote, Gebote, Halsband, Anrede und ähnliches.
Versuche selbst, von Anfang an klar und deutlich zu sprechen. Geh davon aus, dass dein Wort Gesetz ist, und sprich entsprechend. Denke daran, dass deine Worte Anweisungen sind, und achte darauf, dass sie nicht wie Bitten wirken.
Dein Sub ist darauf angewiesen, dass du dich wirklich wie eine »übergeordnete Person« verhältst, sonst wird er dich nicht ernst nehmen können. Gebärde dich also entsprechend. Im Rahmen dieses Spiels *bist* du übergeordnet. Verkörpere dies.

Spiele sicher, mit gesundem Menschenverstand und einvernehmlich. Das bedeutet: Informiere dich über neue Praktiken vorher gründlich und recherchiere auch die Gefahren. Gehe verantwortlich mit der körperlichen und psychischen Gesundheit deines Subs um. Vereinbare ein Safeword, mit dem der Mitspieler das Spiel unterbrechen oder beenden kann, wenn etwas für ihn eindeutig zu weit geht.
Respektiere in jedem Fall das Safeword!

Und was sollte Natalia zufolge ein Sub beim Spiel beachten?

Natalia: Spiele nur mit Personen, die du respektierst und denen du vertraust.
Versuche, dich aktiv auf das Spiel und deine Rolle einzulassen. Du *bist* im Rahmen des Spiels der Domme untergeordnet. Mach dir das selbst klar.
Achte darauf, dass ein Stoppwort vereinbart wurde und benutze es, wenn nötig.
Achte auf deine Gefühle und zeige sie, damit die Domme dies bemerken und reagieren kann. Wenn etwas zu weit geht, dann mache dies zunächst innerhalb der Rolle (zum Beispiel durch eine höfliche Bitte) deutlich. Reicht das nicht, dann verwende das Stoppwort.
Denke daran, dass die Domme eigene Wünsche hat und du dafür da bist, ihr Freude und Lust zu bereiten. Es geht nicht in erster Linie um deine Wunscherfüllung.
Mach dir klar, dass du Mit-Spieler bist. Die Domme bestimmt das Geschehen, aber du nimmst aktiv teil und hast dich bewusst darauf eingelassen und bist mitverantwortlich.
Informiere dich über Praktiken und Sicherheitsregeln. Nur so kannst du verantwortlich entscheiden, was du mitmachen kannst und wo es zu weit geht und das Stoppwort nötig wird.
Nimm deine Domme ernst – besonders, wenn sie noch Anfängerin ist, und zeige ihr, dass du sie schätzt.

»Ich soll WAS mit dir tun!?« – Tipps für die erfolgreiche Kommunikation zwischen Meistern und Sklaven

Eine glückliche Kommunikation ist bei Unterwerfungsspielen mit all ihren verschiedenen psychischen Risiken noch einmal wichtiger als bei den meisten anderen Formen von Erotik und Sexualität. Insbesondere bei einander bislang unbekannten Partnern steht vor Beginn eines Rollenspiels ein Austausch der eigenen Wünsche, Phantasien, Abneigungen und Grenzen.

Beate: Man unterhält sich vorher darüber, was gemacht werden kann und was nicht. Man muss auch wissen, ob jemand gesundheitliche Probleme hat. Und damit meine ich nicht nur Aids! Auch Bluthochdruck und Zucker können problematisch werden, wenn man vor Beginn des Spieles nichts davon weiß.

Claudia: Auf alle Fälle sollten sämtliche Tabus geklärt werden, und zwar von beiden Seiten, denn auch der Dominante hat welche! Auf keinen Fall sollte der devote Part sich abspeisen lassen, das wäre nicht notwendig. Körperliche Probleme sind selbstverständlich ebenfalls abzuklären. Zum Beispiel Knieschäden. Dann kann Subbie halt gar nicht oder nicht so lange knien. Wie weit der Devote masochistisch veranlagt ist, halte ich ebenfalls für einen wichtigen Punkt.

Nina und Eric: Bei so einem Gespräch ist es wichtig zu klären, um welche neuen Dinge es sich handelt. Dass derjenige, der den Vorschlag einbringt, erklärt, worum es sich handelt, warum es ihn interessiert und wie es vonstatten gehen soll. So hat sein Partner die Möglichkeit, sich damit auseinanderzusetzen und für sich zu entscheiden, ob dieser Vorschlag für ihn von Interesse ist oder nicht. Um zu einem erfolgreichen Gespräch zu kommen, ist es wichtig, dass beide ehrlich sind. Sie müssen offen über ihre Vorstellungen und Gefühle reden können und auch in der Lage sein, sich in den Partner hineinzuversetzen. Zudem muss eine gegenteilige Meinung akzeptiert werden und darf keine Beziehungskrise heraufbeschwören. Ein Nein ist und bleibt ein Nein.

Sven: Hauptsächlich sollten Ziele und Wünsche geklärt werden, wobei hier sowohl die ideellen als auch die »materiellen« Ziele und Wünsche wichtig sind. Zum Beispiel kann Sub von »Erziehung« träumen; dann müsste festgelegt werden, was Erziehung für die beiden überhaupt bedeutet, und welche Erziehungsziele mit dem Spiel verbunden sind. Top könnte sich wünschen, Sub jeden Tag zu verhauen. Beide könnten sich nun darauf einigen, dass das absolut okay ist, weil Top halt Top ist. Es könnte aber auch sein, dass Sub das nur in einem Strafzusammenhang zu ertragen bereit ist.
Limits gleich welcher Art, von der Nadelphobie über die unguten Kindheitserfahrungen bis hin zu körperlichen Einschränkungen müssen natürlich vorab besprochen werden.
Bei Langfristspielen ist es sehr wichtig, die Abgrenzungen zum Alltag zu vereinbaren. Der unbedingte Befehl, jedesmal vor dem Toilettengang um Erlaubnis bitten zu müssen, wird im Angesicht des beruflichen Alltags oder einer Wochenendbeziehung ziemlich absurd. Er kann einen empfindlichen Sub aber gleich in die erste Krise stürzen. Auch das Outingproblem ist hier unter Umständen diskussionswürdig, vor allem dann, wenn ein Partner bereits völlig offen lebt und der andere die SM-Seite seines Lebens noch völlig vor seiner Umwelt versteckt.
Wichtig ist auch, zumindest bei langfristig angelegten Spielen, das Vorgehen für den Fall eines Streits zu vereinbaren: Hat Top das letzte Wort, auch wenn Alltagsdinge betroffen sind? Wenn ja – erstreckt sich das auch auf berufliche Dinge oder die Kindererziehung?

Eva: Es sollten meiner Meinung nach zumindest folgende Punkte geklärt sein:

- Welcher Teilnehmer nimmt welche Rolle ein? Damit meine ich nicht nur, wer auf welcher Seite steht, sondern in welcher Form. Eher auf der schmerzorientierten oder auf der Dominanz-Unterwerfungs-Schiene? An welche konkreten Rollen wird gedacht?

- Können diese Rollen geändert werden? Wenn ja: Wie? Es gibt Menschen, die haben kein Problem damit, sich innerhalb eines Spiels gegenseitig mit den gleichen Dingen zu verwöhnen. Anderen läuft das komplett gegen den Strich. Wieder andere lieben Machtkämpfe, die sowohl in die eine wie auch in die andere Richtung ausgehen können.

- Werden Safewords benutzt? Welche?

- Gerade wenn das nicht der Fall ist: Grenzen und Signale dafür. Vor allem, wenn es sich um unübliche Grenzen wie »kein Kitzeln«, »nicht unter der Gürtellinie berühren«, »keine Küsse« oder ähnliches handelt.

Gibt es ein Safeword, kann dieser Punkt unter Umständen weggelassen werden, solange man kein Problem hat, das Safeword entsprechend anzubringen. Ein anderes Beispiel für Grenzen kann sein, dass der Devote der Meinung ist, dass Sex zu jeder Session dazugehört, das aber eine Grenze des Dominanten darstellt (zum Beispiel weil er mit einer anderen Person verheiratet ist). Gerade so eine Konstellation kommt leider häufiger vor und ist für beide Seiten ziemlich unbefriedigend.

Hierhin gehören auch besondere körperliche und psychische Einschränkungen. Dazu zählen je nach den angedachten Praktiken Dinge wie kürzliche Operationen (einschließlich Piercings), Epilepsie, Kreislaufprobleme, Glasknochen, Bandscheibenvorfälle, Allergien, Phobien und Schwangerschaften. Es geht hier nicht darum, einen möglichst vollständigen Krankenbericht abzuliefern, sondern grob abzugrenzen, was im angedachten Kontext möglich und was derzeit nicht möglich ist.
Sinnvoll ist es auch, folgende Themen abzudecken:

- Zeitlicher Rahmen des Spiels bzw. wie wird das Spiel beendet. Es ist ziemlich blöd, wenn der Top nach einer Aktion aufsteht, um mal schnell ein Glas Wasser zu trinken, und danach weiter zu machen, der Sub das aber als Ende des Spiels betrachtet und sich derweil schon mal anzieht…

- Hauptziele und Schwerpunkte der Session: Wenn es eine Person speziell auf Bondage abgesehen hat und die andere eher interessiert an Demütigungsspielchen ist, lässt sich das vielleicht kombinieren. Wird es aber nicht ausgesprochen, läuft das Spiel sehr wahrscheinlich nicht in die gewünschte gemeinsame Richtung.

Diese Punkte sollten zwar vor einer Session geklärt sein, aber längst nicht alles davon muss immer direkt ausgesprochen werden. Gerade wenn sich die Beteiligten schon länger kennen und sich zum Beispiel auf einer Fete befinden, kann es sein, dass ein paar Blicke ausreichen, und alles ist geklärt.

Manche können mit einem solchen formellen Abklären vor »Spielbeginn« generell wenig anfangen:

Silke: Für mich findet Sex nicht »einfach mal eben so« statt. Ich bin doch eine Frau… Das heißt, es gehören natürlich Gefühle dazu, es ist nicht willkürlich und austauschbar, sondern es ist dieser eine spezielle Mensch, von dem man in dem Moment glaubt, dass er der absolut Richtige ist (und später dann merkt, dass man sich wieder mal geirrt hat). Insofern findet bei mir vorher auch nicht mal eben eine kurze Absprache statt – man redet statt dessen miteinander, lernt einander kennen und spricht sicher auch über sexuelle Wünsche, Phantasien und Bedürfnisse. Und da ist es dann nicht nötig, dass man quasi eine Regieanweisung herausgibt. Es ist für mich dann klar, dass man einander so gut kennen gelernt hat, dass es nicht zu unliebsamen Überraschungen kommt. Bei dem von dir vorgestellten Konzept einer Absprache habe ich den Eindruck, dass zwei einander wildfremde Menschen sich treffen und mal eben kurz ein paar Eckdaten abchecken, um dann loszulegen – so ist es bei mir aber nicht und das entspricht auch nicht meiner Vorstellung.

Felix: Ob eine vorherige Absprache lebensfremd ist oder angemessen, entscheidet sich aus dem gesamten Beziehungssetting. Sicher, wir Deutsche neigen dazu, manches zu sehr sicherheitsbetont und zu Lasten des Spaßes am Ganzen überzuproblematisieren. Und so lange es eine Superkommunikation zwischen beiden und eine Superwahrnehmung beim Top gibt, muss man nicht noch Auswertungsrituale erfinden, die dann irgendwie lästig und stimmungstötend wirken können. Aber eben nur dann.
Bei der geringsten Unsicherheit bei auch nur einem der Partner ist das Gespräch unerlässlich.
Aber – wie miteinander reden? Das SM-Setting ist geradezu prädestiniert dafür, die Opfer-Täter-Rolle zu kultivieren. Die Folgen für die Kommunikation sind unter Umständen verheerend. Aus diesen Rollen wachsen sehr schnell Schuldzuweisungen, die gesprächstötend sind. »Nie drückst du klar aus, was du willst!« – oder: »Ich kann ja erklären, was ich will, du kapierst einfach nicht, wo meine Grenzen sind.«
Mit solchen Sätzen gelingt Kommunikation in den seltensten Fällen, denn sie enthalten pauschale Bewertungen, die so schnell niemand auf sich sitzen läßt. Wer so einen Satz hört, fühlt sich nämlich für dumm erklärt. Und schon geht das Ping-Pong-Spiel los, die Retourkutsche folgt und wenn nicht gleich, dann bei nächster Gelegenheit.
Was aber eigentlich geübt werden müsste, wäre, ohne Schuldzuweisungen die eigenen Bedürfnisse authentisch auszudrücken. Das muss man regelrecht trainieren, denn meistens reden wir einfach drauflos, so wie im obigen Beispiel. Eine Übung bei heiklen SM-Settings wäre, mit eigenen Worten zu wiederholen, was der andere gesagt hat: »Habe ich dich richtig verstanden, du möchtest, dass ich in der Situation so und so reagiere?« Dann hat der andere die Chance, das entweder zu bestätigen oder noch mal anders zu erläutern.
Eine andere Falle ist, dass Menschen oft nicht in der Lage sind, Gefühle von Gedanken zu unterscheiden: »Ich habe das Gefühl, dass du mir nicht

vertraust« ist eben kein Gefühl, sondern ein Gedanke, der aus einem Gefühl der Verunsicherung herrührt. Besser: »Ich fühle mich verunsichert, wenn du mich so kontrollierst, als würdest du mir nicht vertrauen.« Das ist ein Satz, der nicht Gefahr läuft, als »richtig« oder »falsch« bewertet zu werden, weil er einfach einfühlbar ist. An dieser Stelle möchte ich das Buch »Gewaltfreie Kommunikation« von Marshall B. Rosenberg empfehlen, der sehr plausibel zeigt, wie eine authentische Kommunikation so gelingen kann, dass jeder verstanden wird.

Eva: Von Bedeutung ist auf jeden Fall gegenseitiger Respekt. Daraus leitet sich dann meist die nötige Ehrlichkeit und das nötige Interesse ab, sich gegenseitig zuzuhören. Es ist wichtig, dass keiner versucht, sich selbst besser darzustellen und dabei in Kauf nimmt, Grenzen zu verdecken. Genauso wichtig ist es aber auch, dass man nicht versucht, auf das Gegenüber seine Vorstellung vom Traumprinzen oder der Traumfrau zu projizieren, sondern zuzuhören, was das vor einem für ein Mensch ist. Im Grunde wird hier die Basis für das später nötige Vertrauen zueinander gelegt.
Insgesamt wird es hilfreich sein, für dieses Gespräch eine ruhige, stressfreie Atmosphäre zu schaffen. Das kann durch einen Spaziergang im herbstlichen Wald geschehen oder durch ein Dinner bei Kerzenschein, je nach Geschmack. Anderen hilft es vielleicht, diese Punkte vorher zu Hause insgeheim auf ein Blatt Papier zu schreiben und diese Zettel dann mit dem Partner auszutauschen. Wobei dies das endgültige Gespräch mit der Möglichkeit des Nachfragens nicht ersetzen, höchstens erleichtern und verkürzen kann.
Was immer es den Beteiligten erleichtert, sich füreinander zu öffnen, ist sehr hilfreich. Auf keinen Fall aber sollte eine Person das Gefühl haben, dass zeitlich oder inhaltlich der Versuch unternommen wird, Druck auf sie auszuüben. In dieser Phase müssen alle Beteiligten noch die Möglichkeit spüren, Einfluss auf das Geschehen nehmen und sich notfalls der ganzen Angelegenheit entziehen zu können.

Und wie geht man damit um, wenn die beiden Partner unterschiedliche Wünsche hinsichtlich der geplanten Session haben?

Claudia: Miteinander reden, versuchen, ob man sich irgendwo in der Mitte treffen kann. Wenn es nicht eine Szene ist, die für mich total abgefahren wäre, dann würde ich versuchen, darauf einzugehen mit dem Hinweis, notfalls abbrechen zu können. Umgekehrt würde ich selbiges erwarten. Denn man weiß ja nie, ob man nicht vielleicht doch Gefallen daran finden könnte.

Julia: Wir finden den kleinsten gemeinsamen Nenner. Man kann natürlich auch Kompromisse schließen: Heute machen wir die Auspeitsch- und morgen die Unterwerfungssession. Dann hat man auch was zum Drauffreuen. Ist in anderen Partnerschaften ja nicht anders, Kompromisse müssen immer geschlossen werden.

Deidra: Ich sage an, bis wohin ich mich ganz sicher trauen werde, was ich nicht kenne, wo ich also vorher nicht sagen kann, wie ich reagieren werde, und was ich fürchte/ablehne (bzw. wo es feste Tabus gibt, die – noch – nicht überschritten werden sollten). Damit weiß Dom erst mal, wo ich selbst meine Grenzen sehe (die nicht immer die echten Grenzen sein müssen). Ich bin bereit, so weit als möglich mitzugehen, bedarf aber, wenn es so eine Situation ist, der besonderen Aufmerksamkeit meines Doms. Eine Variante ist, die gestellte Aufgabe und eine andere, die ich vielleicht sehr, sehr ungern tue, aber »kann«, zur Auswahl zu stellen. Das ist nicht besonders fair, aber welcher Dom ist schon wirklich fair? Ansonsten ist es so wie in jeder normalen Beziehung auch. Geben und nehmen. Eine in Aussicht gestellte Belohnung im Einzelfall kann vielleicht mehr helfen als eine angedrohte Strafe. Wobei eine solche Vorgehensweise insgesamt eher die Ausnahme darstellen sollte. Wenn es gehäuft zu sehr unterschiedlichen Meinungen über die Lösbarkeit einer Szene kommt, sollten Sub und Dom nachdenken, ob sie in ihren Vorlieben wirklich zueinander passen. Metzgermeister mit täglich Steak und Vegetarier und fanatischer Tierschützer geht auch nicht immer gut.

Sven: Manchmal klappt es, wenn sich beide darin einig sind, dass sie sich auf die Spielwünsche des jeweils anderen ein Stück weit einlassen. Das kann zu sehr schönen Situationen führen, wenn Sub entdeckt, dass das, was vorher so gruselig erschien, in Wirklichkeit ein herrliches Spiel ist. Wenn die Spielvorstellungen gerade im Bereich Dominanz und Unterwerfung allzu weit auseinander klaffen, kann es durchaus sinnvoll sein, das Spiel sein zu lassen.

Eva: Manchmal kann man alle diese Wünsche in einem Spiel kombinieren. Hat Top es vor allem aufs Fesseln abgesehen, Sub möchte aber lieber gedemütigt werden, sieht das erst mal konträr aus. Wenn Top nun aber Sub fesselt und anschließend von ihm verlangt, bestimmte Aktionen durchzuführen, die durch die Fesseln extrem erschwert werden, dürften beide recht schnell zu ihrem Ziel kommen.

Handelt es sich nur um unterschiedliche gewünschte Praktiken, ist die Kombination wahrscheinlich noch leichter, ggf. indem sie hintereinander ausgeführt werden. Vielleicht ist es Sub irgendwann auch nicht mehr wichtig, ob das passiert, was vorher in seinem Kopf herumgegeistert ist. Viel wichtiger wird dann für ihn, dass er die Ideen und Wünsche seines Partners verwirklicht. Möglicherweise ist gerade das für Sub das Schönste, was passieren konnte.
Manchmal kann es auch helfen, sich für bestimmte Dinge einen Dritten zu suchen und das verbleibende Feld gemeinsam mit dem Partner abzugrasen.

Nun stellt sich die Frage, ob schon das erste Gespräch mit dem Partner in der gewählten Rollenverteilung dominant/devot stattfinden kann.

Julia: Das fände ich sehr unglücklich. Wenn ich immer erst um Redeerlaubnis bitten müsste, um meine Meinung zu sagen, hätte das Gespräch für mich keinen großen Sinn. Wenn ich Sub bin, habe ich eh sehr viel weniger eigene Wünsche als im »normalen« Leben. Wie sollte ich sie dann richtig formulieren, damit während der Session nichts schief geht? Ist ja nicht so, als wäre damit nur eine kleine Unannehmlichkeit verbunden. Ein Absturz ist nichts Schönes...

Deidra: Es kommt auf den Ort an. Wenn ich in einen Chat gehe oder auf eine entsprechende Party und eindeutige Signale sende, dass ich hauptsächlich den Kick suche, nicht den Menschen, dann kann das Gespräch auch im ersten Treffen dominant/devot sein. Ich persönlich bin kein Freund davon, da mir ein solches Vorgehen unmöglich macht einzuschätzen, wie der Mensch ist, dem ich mich anvertraue. Ich muss mir der menschlichen Integrität sicher sein. Darüber hinaus ist es unheimlich hilfreich, wenn man sich außerhalb der Szenen etwas zu sagen hat (egal, ob man über Comics, Katzenzucht oder Philosophie plauscht), da eine reine Sexbeziehung schnell langweilig wird.

Martina: Aus meiner Sicht habe ich die Absprachen nicht in der gewählten Rollenverteilung bedacht und beantwortet. Was ich zu der Zeit der ersten Absprachen noch nicht wusste, aber inzwischen weiß: Bin ich mit meinem Partner in »Action«, bin ich nicht mehr rational, mache ich (fast) alles, was der andere erwartet. Bin ich die Devote, würde ich nicht ehrlich antworten können, was ich mir zutraue, was ich meine auszuhalten. Von meiner Seite aus macht es dann weniger Sinn, Absprachen zu treffen.

Sven: Das erste Gespräch sollte natürlich nicht »in der Rolle« stattfinden. Die Beteiligten wollen (oder sollten?) im Erstgespräch ja abstecken, was sie voneinander erwarten, wo die Limits sind und wer wem welche Rechte einräumt.
Auf den ersten Blick erscheint die Frage geradezu dämlich, aber beim zweiten Nachdenken kommt mir schon der Gedanke, dass bei manchen Internetbekanntschaften, wo man sich sozusagen virtuell schon ein bisschen ausgetobt hat, durchaus so eine Situation entstehen kann. Trotzdem würde ich sagen dass Verhandlungen über eine grundsätzlich auf gleicher Augenhöhe stattfinden sollten.

Eva: Wenn einmal eine Rolle eingenommen ist, findet es der Sub meist schwerer, eigene Positionen zu vertreten und gerade gegen den Top durchzusetzen. Dem Top wiederum bereitet es oft Probleme, in der Rolle eigene Schwächen und Grenzen zuzugeben. Für beides braucht man ein gesundes Selbstbewusstsein.
Aber es gibt auch den umgekehrten Fall. Manche Menschen haben Probleme, außerhalb ihrer gewählten Rolle zu ihren Bedürfnissen und Gefühlen zu stehen. Die eigene Rolle und die veränderte Position des Gegenübers geben ihnen die Sicherheit, die sie brauchen, um sich zu öffnen. Das hört sich vielleicht erst mal abgedreht an, aber in der Welt da draußen bekommen vor allem Männer es anerzogen, immer schön und stark und gesund zu sein und möglichst wenig Gefühle zu zeigen. Daher wissen viele erst mal gar nicht, wie sie anders mit ihren Emotionen umgehen können und sollen. Erst die komplett andere Situation eines Spiels, bei dem eben gerade dieses Öffnen nötig ist, macht das für sie möglich.
Wieder andere Menschen haben Probleme damit, ihren Spielpartner anders denn als Spielpartner zu sehen und zu behandeln. Sie sind es einfach gewohnt, sich dieser Person gegenüber ihrer Rolle entsprechend zu verhalten. Eine Änderung dieses Verhaltens würde für sie einen enormen Druck bedeuten, unter dem eine vernünftige Kommunikation nur leiden würde. Sie sind aber so sicher im Umgang mit ihrer Rolle, dass sie auch in dieser Rolle ihre Bedürfnisse und Grenzen verständlich kommunizieren und auf die des Partners eingehen können.

Nun bemerken vielleicht insbesondere Anfänger erst innerhalb einer laufenden Session, dass sie sich doch überschätzt haben. Welche Möglichkeiten gibt es nun nachzuverhandeln?

Claudia: Hier kann der Devote mittels seiner Reaktion bzw. Nichtreaktion relativ deutlich zeigen, dass irgend etwas nicht so läuft, wie es gut wäre.

Vielleicht betrachtet er gelangweilt die Fingernägel, sollte der Dominante vorher sehr getönt haben, wie »hart« er ist, sich nun aber als Weichei herausstellen. Ein kluger Dom wird merken, dass er überfordert bzw. unterfordert, was dann wahrscheinlich seine Überforderung ist. Sollte der Devote feststellen, dass der Dominante nicht reagiert, dann gilt schlicht und einfach: abbrechen und mit dem Dominanten reden.
Aus der Sicht des Dominanten: Ein geschickter, feinfühliger Dominanter wird sehr klar erkennen, dass er momentan den Punkt nicht so findet. Nun liegt es an ihm und seiner Souveränität, entweder das Spiel in eine andere Richtung zu lenken, um zu beobachten, ob es dann besser läuft, oder die Session sanft ausklingen zu lassen. Auf jeden Fall ist auch da im Anschluss Reden miteinander angesagt.

Silke: Innerhalb des Rollenspiels zu verhandeln klingt natürlich auch ein wenig absurd – ich (als Frau) rede und diskutiere zwar schrecklich gern, aber es gibt denn doch Situationen, in denen langes Diskutieren und Feilschen eher lusttötend ist.
Ehrlich gesagt, gehe ich einfach davon aus, dass mein Partner spürt, wie weit er gehen kann – was mir gefällt und womit er zu weit geht. Bislang war das auch immer so, da habe ich einfach keine schlechten Erfahrungen. Ich denke, dass man mir ansieht oder -hört oder es sonstwie spürt, wenn es mir gefällt – und dass man genauso merkt, wenn es unangenehm und nicht mehr erregend ist. In dem Fall muss dann nicht diskutiert werden – meine Erwartungshaltung ist eigentlich eher die, dass das bemerkt wird und darauf dann auch reagiert wird.

Lady Wanda: Der Fall tritt als Domme kaum ein. Will man etwas nun doch nicht machen, so lässt man es einfach weg. Beim Sklaven sieht das anders aus. Aber im Normalfall, wenn das Vorgespräch ordentlich war, dann weiß ja Domme, wo Stärken, Schwächen und Unsicherheiten liegen, wobei letztere bekanntlich tagesformabhängig sind. Es ist ihre Pflicht, die Reaktionen des Sklaven zu beobachten und zu bewerten. Deshalb rate ich jedem Sklaven, nicht völlig stumm und stoisch zu bleiben. Dann wird nämlich für Domme wirklich alles zum Rätselraten. Auch aus diesem Grunde höre ich sehr gerne Schmerzlaute und mag es, wenn der Sklave erkennbar reagiert. Über Stimme, Körper oder Augen.

Als eine Möglichkeit, dem Partner innerhalb einer Session zu signalisieren, dass man sich unwohl fühlt, gibt es überdies das sogenannte Safeword.

Beate: Das Safeword wird vor der Session vereinbart, wobei »Mayday« am gebräuchlichsten ist. Aber genauso funktioniert natürlich »Wackelpudding« oder der Mädchenname der Großmutter. Hauptsache, man kann sich das Safeword leicht merken. Gebraucht der Sub das Wort im Verlauf des Spiels, bedeutet das: »Halt, stop! Sofortige Unterbrechung!« Wenn eine Kreislaufschwäche droht oder einfach wenn er eine Pause braucht, wird ein Sub das Safeword benutzen. Aber auch ich als Aktive habe dadurch eine gewisse Kontrollmöglichkeit. Es gibt nämlich Sessions, bei denen der Sub vollkommen im Spiel aufgeht. Und da ich als Domme bei solchen Spielen die Verantwortung für die physische und psychische Gesundheit des Subs habe, muss ich mich unter Umständen vergewissern, ob er das Safeword noch weiß.
Einerseits ist es nämlich durchaus wünschenswert, wenn sich ein Sub fallen läßt – aber möglicherweise überschätzt er dabei seine Grenzen; und wenn er so weit weggetreten ist, dass er das Safeword nicht mehr weiß, muss ich ihn ganz behutsam in die Gegenwart zurückholen.
Man kann für solche Spiele natürlich auch Gesten vereinbaren wie zum Beispiel ein kurzes Augenschließen. Manche Tops geben ihren Subs auch einen Gegenstand in die Hand, den sie im Notfall fallen lassen sollen. Ich persönlich halte diese Idee für nicht so berauschend, weil im Eifer des Gefechts oft genug aus Versehen etwas fallengelassen wird. Und außerdem kann ein Sub kaum richtig im Spiel aufgehen, wenn er sich auf irgend etwas in seiner Hand konzentrieren muss.
Zusätzlich gibt es den sogenannten Ampelcode. Es kann jede Session barbarisch stören, wenn ein Sub jammert und sich beschwert, dass man ihn entweder zu hart oder nicht hart genug anfasst. Solche Dinge sollte man besser nach einer Session besprechen. Spielt man aber das erste Mal miteinander und kann daher noch nicht genau abschätzen, wie weit man im Spiel gehen kann, bekommt der Sub eventuell die Erlaubnis, sich schon während des Spiels zu äußern. Aber nur mit »Grün«, »Gelb« und »Rot«. »Grün« bedeutet natürlich: »Alles in Ordnung!« »Gelb« heißt: »Vorsicht! Du erreichst gerade meine Grenzen!« Und bei »Rot« sollte man sofort abbrechen und miteinander reden, denn dann stimmt was nicht. Nicht jeder kennt diese Codes, also klärt das vorher ab.

Nina und Eric: Wir haben zwei Codewörter vereinbart. Zum einen handelt es sich um »Stop«. Dieses Wort signalisiert, dass die gerade stattfindende

Behandlung beendet werden soll – wenn eine Klammer zu schmerzhaft wird, die Schläge zu feste werden oder sonst etwas passiert, mit dem die Sklavin in diesem Moment nicht zurechtkommt. Hierbei ist es nur erforderlich, die gerade stattfindende Behandlung einzustellen und nicht die komplette Session abzubrechen.
Dann gibt es »Mayday«. Mit diesem Wort kann die Sklavin die komplette Session sofort abbrechen, wenn sie sich nicht mehr in der Lage sieht weiterzuspielen. Die Session muss ohne Wenn und Aber sofort beendet werden. Dies ist die Sicherheit für die Sklavin, dass keine ihrer Grenzen zu weit überschritten wird. Dass sie jederzeit die Möglichkeit hat, nur so weit zu gehen, wie sie kann. Dass nichts gegen ihren ausdrücklichen Willen geschieht. Dieses Wort ist das Wichtigste überhaupt und gibt der Sklavin Vertrauen und Sicherheit, sich führen zu lassen. Vor allem ist es bei öffentlichen Spielen bzw. Spielen mit Fremden ein unumstößliches Muss, da dieses Wort international gebräuchlich ist und auch andere zum Einschreiten bewegt, wenn ein Spiel in eine ganz falsche Richtung läuft oder sich gegen den Willen der Sklavin entwickelt.

Die Verwendung eines Safewords wird von manchen allerdings auch problematisch gesehen.

Arlene: Ich habe in meinem Leben bisher selten ein Safeword gehabt bzw. gebraucht. Das mag wohl auch daran liegen, dass ich nicht so der One-Night-Stand-Typ bin, sondern eher der Beziehungsmensch. Ich empfehle es aber dringend Leuten, die öfter mal gern den Partner wechseln. In meiner jetzigen Beziehung habe ich keines. Ich würde es auch nicht brauchen, denn an meine Grenzen hat er sich vorgetastet, er kennt mich wohl besser in meinen Reaktionen als ich. Und bei mir ist es etwas von: Wie könnte ich loslassen, mich fallen lassen und mich ihm total hingeben, wenn ich das Gefühl haben müsste, in irgendeiner Situation eventuell das Safewort gebrauchen zu müssen. Allein der Gedanke daran würde mich bremsen.

Claudia: Mein Partner und ich erlebten einmal eine Situation, bei der ich nur noch weinte, schrie, mich völlig hilflos fühlte, darauf wartete, dass er abbricht. Er tat es nicht, da ich dann doch auf seine Worte nach einer Zeit reagierte. Wir sprachen natürlich anschließend darüber. Er meinte: Du hättest ja dein Codewort gehabt. Ich erschrak, denn in meiner Panik hatte ich das völlig vergessen. Absolut kein Drandenken!
Es kann also Situationen geben, in denen der Devote so weit abtaucht, dass die Panik alles überdeckt. Da ist dann der Dominante in seiner ganzen Verantwortung gefragt. Kein Leichtes für ihn!

Mein Partner sagte mir, er war angespannt bis zum Letzten, da er ja nicht wusste, was los war. Er war in der Entscheidung: Weitermachen oder abbrechen? Hätte ich auf seine weiteren Worte nicht mehr reagiert, wäre ein Abbruch notwendig geworden. Nur... wie lange wartet der Dominante?
Im Nachhinein war ich froh, dass kein Abbruch zustande kam. Es stellte sich dann im Gespräch heraus, dass ich in ein Kindheitsthema verfiel und ich keine Orientierung mehr hatte, dass ich hier als Erwachsene bin.
Man kann noch so viel vorher miteinander reden, abklären, und trotzdem können verdeckte Dinge mitten im Spiel zu Tage treten. Meines Erachtens ist das ein ganz wichtiger Punkt, der immer irgendwo im Hinterkopf sein sollte.

Eva: Es spricht gerade für Neulinge einiges dafür, Safeworte zu benutzen, andererseits aber auch gute Argumente dagegen. Man sollte daher keine Religion daraus machen, sondern die passende Form für sich selbst finden.
Das Offensichtlichste ist, dass bei einem Spiel mit Safeword Sub klar zu erkennen geben kann, dass etwas schief läuft, und sich darauf verlassen können sollte, dass Top das Spiel abbricht oder zumindest den Störfaktor beseitigt. Das ist bei einem Spiel ohne Safeword nicht so einfach möglich. Denn dort kann ein Nein sowohl »Ja, mehr, mehr!« als auch ein echtes Nein bedeuten. Ein klares Zeichen gibt es nicht. Dazu gehört aber auch, dass Top sich darauf verlassen können sollte, dass Sub sich meldet, wenn etwas nicht stimmt.
Generell gesprochen: Beide Seiten sollten sich erst dann auf ein Spiel *ohne* Safeword einlassen, wenn sie das Gefühl haben, dem Partner vertrauen zu können. Der Dom muss vom Sub jederzeit erwarten können, dass er sich rechtzeitig meldet, und der Sub vom Dom, dass dieser das bemerkt und sich entsprechend verhält. Die beiden sollten einander so weit kennen, dass sie das Gefühl haben zu wissen, wie es dem anderen geht und wie er auf verschiedene Situationen reagiert. Um ein gespieltes von einem echten Nein unterscheiden zu können, muss ein Partner erahnen können, wie es im anderen aussieht und was er in Stresssituationen meint. Und schließlich sollte man zumindest eine grobe Vorstellung davon haben, was die voraussichtliche Richtung des Spiels auslösen könnte. Viele Spiele, gerade wenn sie auch auf der psychischen Ebene stattfinden, dringen sehr tief in die Gefühle vor allem des Sub ein. Wenn ich ohne Safeword spiele, brauche ich länger, um meine Empfindungen zu erklären.

Wodurch unterscheiden sich Spiele mit und ohne Safeword nun gefühlsmäßig?

Eva: Solange alles gut geht, könnte man meinen, dass keine Unterschiede zwischen beiden Spielen bestehen. Aber das ist nicht ganz richtig. Denn bei einem Spiel mit Safeword trägt Sub die Verantwortung, sich rechtzeitig zu melden. Sub muss also die ganze Zeit nicht nur in der physischen, sondern auch in der psychischen Lage sein, ein Safeword auszusprechen, und zwar gerade, wenn es schwer wird. Sub darf sich also nicht so weit ins Spiel fallen lassen, dass das nicht mehr möglich ist. Top andererseits hat oft gehörigen Respekt davor, ein Safeword zu hören, und neigt dazu, potentielle »Gefahrenbereiche« großräumig zu umschiffen.
Ein Spiel ohne Safeword kann also emotional tiefer gehen als eines mit Safeword. Denn die Auslieferung von Sub ist dann für viele Spieler sehr viel intensiver zu spüren. Schließlich verzichtet Sub dabei auf jegliche direkte Möglichkeit, in das Spielgeschehen einzugreifen oder es gar offiziell zu beenden. Top hat so die letzte Entscheidung darüber, was Sub zugemutet werden soll und was nicht. Er kann das Spiel fortführen, obwohl Sub droht abzustürzen oder gar abgestürzt ist. Und gerade wenn es um das Durchstehen einer Situation geht, die Sub extrem gruselt, kann es im Nachhinein einen riesengroßen Gewinn darstellen, es endlich doch einmal geschafft zu haben. Danach kann die Angst schon sehr viel kleiner sein und ein großes Glücksgefühl entstehen. Bricht man derartige Versuche aber immer wieder ab und macht dann einen großen Bogen darum, werden diese Gespenster eventuell noch größer für Sub, und Sub hat bei jedem Versuch das Gefühl, (schon wieder) versagt zu haben. Für Spieler, die auch ihre Grenzen und die Wünsche hinter diesen Grenzen in ihre Spiele einbeziehen möchten, könnte es also eine sinnvolle Überlegung sein, zumindest für diese speziellen Spiele auf ein Safeword zu verzichten. Ein Weiterspielen in oder nach einem Absturz dürfte in den allermeisten Fällen jedoch nicht ratsam sein. Dadurch riskiert man das immense Vertrauen, das Sub in Top steckt. Hier die richtige Entscheidung zu treffen ist wirklich nicht ganz einfach und hängt stark vom jeweiligen Sub ab.
Beim Spiel ohne Safeword entfällt ein Schutzmechanismus für Subs (und Tops) Psyche und Gesundheit. Denn wenn Top unsicher ist, ob das Nein wirklich »Nein!« heißt oder ein geiles »Ja, weiter, mehr davon, ich will mehr!« ist oder ob ein Stillwerden von Sub ein Zeichen für genießerisches »Wegfliegen« oder aber einen stummen Protest und »Ausklinken« von Sub darstellt, kann es zu gefährlichen Missverständnissen kommen. Wird eine solche Situation fälschlich als »Bei Sub ist alles okay« interpretiert, wird Sub anschließend sehr wahrscheinlich ziemlich böse und verletzt sein. Gut

möglich, dass Sub anschließend große Probleme hat, sich noch einmal auf eine ähnliche Situation einzulassen. Aber auch die anscheinend »sichere« Interpretation, dass im Zweifel etwas nicht okay ist, kann fatal sein. Denn ist Sub gerade am Wegschweben und wird dann von Top drastisch da 'raus geholt (was im Falle eines Absturzes oft die richtige Reaktion ist), kann gerade das zu einer Verletztheit bei Sub führen. Denn im Zustand des Schwebens ist Sub extrem empfindlich. Aber auch davon abgesehen, wird sich auf Dauer ein sehr fader Beigeschmack bei beiden einfinden. Ähnlich wie Sex ohne Höhepunkte nicht wirklich befriedigend ist, ist auch ein Spielverhältnis, bei dem nie eine Steigerung stattfindet, bei dem nie die physische, mentale oder emotionale Schmerzgrenze angesprochen wird, auf Dauer fade.

Welche verschiedenen Formen von Safewords gibt es?

Eva: Eine solche Liste kann vom Abbruch-Safeword bis zu verschiedenen Signalen für jeweils unterschiedliche Bedeutungen rangieren (etwa: »aktuelle Handlung nicht okay, aber Spiel noch okay« oder »es könnte bald zu viel sein« oder »mit mir ist alles okay, aber es gibt drängende äußere Umstände«). Gegebenenfalls bedarf es gesonderter Signale für Spiele mit Knebel oder Redeverbot sowie öffentliche Spiele. Einige Signale haben erst in einem gegebenen Kontext ihren eigentlichen Sinn: Es ist ziemlich schwer, geknebelt klar zu signalisieren, dass ein Holzscheit aus dem Kamin gefallen ist und langsam die Gardine ansengt. Bei einem festlichen Bankett könnte es unpassend sein zu erwähnen, dass einem der Anal-Plug extreme Schmerzen bereitet. Eine Schildkröte [wenn man eine solche spielt – Anm. des Verlegers] wird sich herzlich wenig dafür interessieren, dass sich der Schlüssel des Kindes in der Wohnungstür dreht.
Man sollte sich aber durch vorgefertigte Sets nicht davon abhalten lassen, sich ein auf die eigenen Persönlichkeiten zugeschnittenes Set zu erarbeiten. Dabei sollten aber die Begriffe so gewählt werden, dass sie möglichst eindeutig und so überschaubar sind, dass man immer alle Signale im Kopf hat. Wenn ich unsicher bin, wie es Sub geht, zwinge ich ihn regelmäßig dazu, Auskunft zu geben. Als Signal drückt Top zweimal einen Körperteil von Sub und Sub antwortet innerhalb einer Minute auf die gleiche Weise.

In welchen Situationen kann ein Safeword vergessen gehen?

Eva: Es kann sein, dass Sub sehr tief im Subspace abgetaucht ist. Sub bekommt dann vielleicht noch mit, dass etwas nicht okay ist oder etwas passiert, was sich sehr schlecht anfühlt. Aber die Idee, in das Geschehen einzugreifen oder Top und sein Handeln auch nur zu hinterfragen, liegt so fern, dass sie Sub gar nicht erst kommt. Das führt dazu, dass er die Möglichkeit vergisst, das Safeword zu sagen, während Top eben auf diese Möglichkeit baut. Auch wenn zu diesem Zeitpunkt, wo eigentlich ein Umlenken des Spiels angebracht wäre, noch alles so aussieht, als wäre es gut, werden sich die Folgen spätestens am nächsten Morgen bemerkbar machen und häufig um so drastischer sein. Ein Grund übrigens, warum gute Tops sich am »Tag danach« bei Sub melden und kontrollieren, ob immer noch alles gut ist.

Mir ist aber auch schon mal das andere Extrem hierzu passiert. Top hat im Spiel von mir etwas verlangt, das meiner Meinung nach definitiv extrem weit außerhalb meiner Grenzen lag. Als er versuchte, dies durchzusetzen, habe ich entsprechend heftig reagiert. Da das Verlangte weit hinter meinen Grenzen lag, fühlte ich mich dermaßen weit weg von einer Spielsituation, dass ich gar nicht mehr überlegt habe, ein Safeword zu benutzen. Für mich war einfach ganz klar, dass es kein Spiel mehr sein kann. Im normalen Leben gibt es keine Safewords.

Leider kann es aber immer wieder vorkommen, dass sich Sub heftig verletzt fühlt. Gerade weil die Verletzung von der Person ausgeht, die eigentlich Schutz bedeutet, fühlt sich Sub noch mehr verletzt. Daraus kann dann eine reflexartige Verteidigungsposition entstehen, die bis hin zur Panik reicht. Dabei geht ein Safeword leicht verloren. Top weiß dabei nicht, was los ist, und neigt dadurch zu Fehlinterpretationen und Fehlentscheidungen.

Es gibt aber noch eine dritte Stressreaktion, die Sub davon abhalten kann, ein Safeword zu äußern. Sie tritt vor allem bei körperlich harten Spielen auf, bei denen es Sub irgendwann zu viel wird. Gerade wenn es sich um eine Strafsituation handelt, mag Sub nicht mit einem Safeword die Strafentscheidung von Top in Frage stellen. Und wenn Sub sich durch die Strafe auch noch ungerecht behandelt fühlt, kann es sein, dass Sub sich innerlich vom Spiel »abkapselt«, sich mental aus der Situation herauszieht, eine Schale um sich herum aufbaut, an der zum Beispiel die Schläge abprallen, sie nicht mehr wirklich zum Bewusstsein von Sub vordringen. Sub ist dann so weit von Top und dem Spiel und der Welt entfernt, dass er kein Safeword mehr braucht, um sich vom Spiel zu befreien. Das ist eine besonders blöde Situation, da Top meist gar keine Reaktion mehr von Sub bekommt. Eigentlich müsste das für Top ein deutliches Signal zum Aufhören sein, wenn es nicht leicht mit einem absoluten Wegschweben von Sub verwechselt werden könnte. Dabei ist Sub ähnlich im Rausch, von dieser Welt entfernt und reagiert kaum auf äußere Reize.

Aber selbst wenn Sub das Safeword sagt, kann es sein, dass Top es trotz bester Absichten nicht hört, weil es (zum Beispiel aus Unsicherheit) zu leise ist. Oder Top hört es zwar, ist sich selbst aber in keinster Weise der für Sub problematischen Situation bewusst und braucht etwas Zeit, um diesen Laut als Safeword zu registrieren und dementsprechend zu handeln. Nur wenn Top sich selbst immer wieder versichert, ob alles okay ist, besteht eine größere Chance, all diese Möglichkeiten zu vermeiden. In einem Spiel mit Safeword können aber derartige Nachfragen von Sub als Unsicherheit von Top oder als störende Unterbrechung des Spiels aufgenommen werden. Schließlich hat Sub die Verantwortung übernommen, sich zu melden, wenn etwas problematisch wird. Es gibt ein vereinbartes Verfahren. Das Umgehen kann somit als mangelndes Vertrauen empfunden oder eben als Nicht-Trauen, Nicht-stark-genug-Sein interpretiert werden. Ein gesundes Mittelmaß ist deshalb anzuraten. Absolutes Vertrauen auf Sub ist falsch, ein ewiges Kontrollieren aber ebenso, wenn ein Safeword vereinbart worden ist.

Welche Probleme stellen sich möglicherweise nach dem Gebrauch eines Safewords?

Eva: Auch wenn das Safeword rechtzeitig gesagt und befolgt wurde, kann es anschließend zu Problemen kommen. Schließlich ist zumindest ein Part in einer ziemlich schlechten Verfassung (sonst wäre es ja nicht zum Safeword gekommen). Neben diesem ursächlichen Problem kommen aber auf beiden Seiten meist noch Schuldgefühle hinzu. Top macht sich gegebenenfalls Vorwürfe, überhaupt so weit gegangen zu sein, und Sub fällt es schwer, in die Spielentscheidungen von Top einzugreifen. Normalerweise ist Sub gewohnt, das Urteil von Top, wann etwas »genug« ist, als eigenes Maß zu nehmen. Wenn dieses Maß nicht erfüllt werden kann, hat Sub das Gefühl, versagt zu haben. Je nach Verfassung der Beteiligten kann es sogar sein, dass man sich gegenseitig diese Vorwürfe macht.
Da meistens Top in etwas besserer Verfassung sein dürfte, ist es an dieser Person, erst mal nicht Gleiches mit Gleichem zu beantworten und diese Beschuldigungen zu ignorieren. Um die Verfassung von Top kann (und muss!) sich später gekümmert werden. Top hat die Rolle des »Starken« übernommen und muss sie jetzt erst mal erfüllen; denn Sub hat die Rolle des »Schwachen« übernommen und sich bewusst auch für Verletzungen geöffnet. Dem muss auch anschließend noch Rechnung getragen werden. Im Zweifel hilft es, sich Sub als ein kleines Kind vorzustellen, das nicht für die eigenen Handlungen verantwortlich gemacht werden kann und erst mal beruhigt werden muss.
Jetzt ist erst mal Sub-Pflege angesagt. Der Grund für das Safeword und die Äußerung des Safewords selbst sowie das Wunden-Lecken von Top sollten

auf später (am Besten den nächsten Tag) verschoben werden, wenn alle wieder bei Sinnen sind. Eins sollten aber auch dann beide nicht vergessen: Das Sagen eines Safewords *ist nicht böse*! Wenn Sub es für angebracht hält, dann sollte das weder von Sub noch von Top anschließend in Frage gestellt werden. Egal ob der Anlass nun groß oder klein erscheinen mag. Es ist das Recht und für meine Subs sogar explizit die Pflicht, wenn sie sich schlecht fühlen, ein Safeword zu benutzen.

Um sich selber wieder zu sortieren und seinem Partner ausführlicher mitzuteilen, wie es einem gegangen ist, bietet sich manchmal eine Aussprache nach der Session an.

Nina und Eric: Es ist immer sinnvoll, nach einer Session mit neuen Abläufen darüber zu sprechen. In einem Austausch kann man sehr gut feststellen, wie der jeweilige Partner bestimmte Situationen empfunden hat. Was hat wem gefallen, was nicht? Welche Sachen kann man noch verfeinern, steigern, lustvoller gestalten? Was hat sich als eher »störend« herausgestellt, als nicht so wirkungsvoll? Auf diese Weise kann jeder den anderen an seinen Empfindungen teilhaben lassen, und man hat für das nächste Mal eine gemeinsame Basis.

Martina: Mein Partner muss eine Rückmeldung bekommen, wenn etwas schief ging, sonst passiert es immer wieder und er weiß nicht, dass es mir dabei ungewollt schlecht geht.
Wie immer bei Partnergesprächen gilt auch hier: dem anderen keine Vorwürfe platt hinwerfen. Dann ist gleich die Stimmung verdorben. Aber wenn es hier und da gezwackt hat, der Strom zu stark oder die Erniedrigung zu dolle war, ein Eingreifen eines Fremden unerträglich für Sub war und doch nicht so toll wie erwartet, muss Subbi es sagen, sonst passiert es wieder und es entsteht beim Sub ein Groll. Die Session wird mit Angst oder Unmut erwartet. Dann ist der Genussfaktor weg.

Claudia: Wenn etwas – auch nur kurzfristig – nicht so lief, wie es angenehm ist, dann ist ein Gespräch einfach wichtig, um dem Gegenüber zu sagen, was diese Schwierigkeiten verursacht hat. Und wenn das Spiel perfekt lief, muss doch nicht immer nur Negatives besprochen werden, oder? Ist es nicht auch schön, sagen zu können: »Du, das war einfach genial, ich schwebte im siebten Himmel!«? Und wenn der Dominante zu seinem devoten Partner sagen kann: »Ich habe deine Geilheit mit jeder Faser meines Seins genossen, ich liebe dich dafür!« – was gibt es Schöneres für eine Frau?

Deidra: Eine Nachbesprechung ist notwendig, wenn die Partner sich noch nicht so gut kennen, einer/beide neu sind im Metier oder etwas völlig Neues, für beide Fremdes ausprobiert wird. Eine gute Session sollte man nicht zerreden. Wenn es toll war, sollte man das so sagen und es dabei belassen. »Nachbesprechungen« sind etwas, um Fehlerquellen/Störquellen auszuschalten. Ein eingespieltes Paar oder auch nur zwei Leute, die sich vielleicht wenig kennen, aber im Bereich SM geübt sind, brauchen derlei sicher nicht oder nur wenig. Zum Reden sollte man ein wenig Abstand haben. Frisch aus den Ketten plauscht es sich meist schlecht. Erst mal ausruhen, auftanken, was essen/trinken, kuscheln, was auch immer, was die Nerven wieder ins Lot bringt, und dann erst mal für sich nachdenken, WAS nicht gefiel und WARUM nicht. War es nur zuviel, was gefordert wurde für den Augenblick, oder etwas, womit man auch auf längere Sicht nicht klarkommen wird? Lag es an der Tagesform oder an Äußerungen/ Handlungen des Spielpartners? Und das dann ruhig und sachlich und möglichst ohne Schuldzuweisungen erklären. Immerhin kann ein »Schimpfwort« für einen erregend sein im Spiel, bei einem andern ein Kindheitstrauma wieder hochrufen, um ein Beispiel zu nennen.

Betty: Ich finde es gut, die Nachbesprechung nicht sofort im Anschluss an die Session zu machen, sondern die Sache vielleicht erst noch etwas sacken zu lassen. Oft ist einem ja im ersten Rausch noch gar nicht klar, wo genau denn nun der Hase falsch oder richtig lief.
Wichtig finde ich auch, dass in einer Nachbesprechung nicht nur genörgelt wird, sondern eben auch und gerade gesagt wird, was man nun toll fand. Sonst brauchst du nachher Stunden, um einen verunsicherten Top aufzubauen…

Sven: Eine Nachbesprechung halte ich für absolut notwendig, insbesondere bei Einsteigern. Es gibt gleich mehrere gute Gründe, wobei ich vorweg noch bemerken möchte, dass es keinesfalls darum geht, die Session im Nachhinein tot zu quatschen. Jeden Schlag und jede Gefühlsregung in stundenlangen Gesprächen zu analysieren und zu rechtfertigen ist etwas Scheußliches, das sollte sich wirklich niemand geben!
Zuerst wäre da die gegenseitige Versicherung, dass psychisch alles in Ordnung ist. Ein heftiges Spiel kann erheblich nachwirken, bis hin zum verspäteten »Absturz«, wobei erfreulicherweise meistens eher ein glückliches »Nachglühen« angesagt ist. Es kann aber vorkommen, dass Sub sich oder Top (oder Top sich selbst) Grenzüberschreitungen oder Tabubrüche im

Nachhinein doch nicht zugestehen kann und ein schlechter Nachgeschmack übrig bleibt.
Es kann auch vorkommen, dass die gegenseitigen Spielerwartungen nicht oder nur sehr unzureichend erfüllt wurden. Hier hilft nur ein offenes Gespräch. Wer sich nicht traut oder wer statt mit konstruktivem Diskurs mit Vorwürfen arbeitet, ist die Spielpartnerin über kurz oder lang los und hat nichts gewonnen außer Frust.
Wichtig finde ich auch, die emotionale Nähe, die ein erfolgreiches Spiel zumindest gegen Ende in aller Regel erzeugt, nicht einfach im leeren Raum verpuffen zu lassen, sondern das Band noch einmal zu knüpfen. Für einen Top ist es im übrigen außerordentlich erfreulich, wenn Sub am nächsten Tag noch immer glücklich vor sich hinsäuselt und dabei das Jucken der Striemen oder die schmerzhaften Spuren der Fesselung beklagt.
Gerade nach dem ersten heftigen Spiel kommt es schon mal vor, dass sich Sub oder Top am nächsten Tag in heftigen Selbstvorwürfen ergehen. Hier ist das Nachgespräch außerordentlich wichtig, um nicht das zarte Pflänzchen SM gleich wieder platt zu trampeln.
Ich habe mal als Anfänger-Dom eine Session mit einer gänzlichen unerfahrenen Frau ziemlich in den Sand gesetzt. Nach Jahren haben wir uns zufällig wieder gesprochen und sie hat mir gesagt, dass mich ohne den Anruf am nächsten Tag der Bannstrahl ihrer Verachtung vermutlich lebenslang getroffen hätte.

Eva: Ein Muss würde ich aus einem solchen Gespräch auf keinen Fall machen. Kommunikation mag wichtig sein, um sich über die Gefühle des anderen klar zu werden. Aber man kann Erinnerungen auch zerreden, so dass nachher kaum noch etwas von ihnen übrig bleibt. Abgesehen davon gibt es noch viele weitere Möglichkeiten, Gefühle auszudrücken, ohne ein einziges Wort miteinander zu wechseln. Für die Psyche eines Menschen wird ein Lächeln, Kuscheln oder Streicheln oder ein strahlendes Gesicht sehr viel mehr bedeuten als tausend Worte. Und es wird sehr viel besser in Erinnerung bleiben.
Eine Rückmeldung nach dem Spiel kann sogar nach hinten losgehen. Wenn zum Beispiel der Dom den Sub explizit auch zu negativer Kritik des Spiels auffordert, damit es beim nächsten Mal besser läuft. Da Sub es gewohnt ist, den Aufforderungen des Top nachzukommen, versucht er jetzt verzweifelt, etwas zu finden, was nicht so gut funktioniert hat, auch wenn das Spiel eigentlich einwandfrei gelaufen ist. Wenn das dann (zum Beispiel aus der entstandenen Unsicherheit heraus) auch noch unglücklich formuliert ist, kann es passieren, dass das Spiel zumindest im Kopf des Top als nicht so

tolles Spiel abgebucht wird und die ganzen positiven Aspekte hinten 'rüber fallen.
Sollte sich das zu einem regelmäßigen Muster entwickeln, kann es sein, dass der Top irgendwann das Gefühl bekommt, immer alles falsch zu machen. Diese Unsicherheit überträgt sich dann auf das Spiel. Wenn Sub das dann auch noch besonders intensiv versucht zu kritisieren (schließlich liegt jetzt endlich ein echter Grund vor) oder Verbesserungsvorschläge macht, kann ein Teufelskreis entstehen. Hier wäre es besser gewesen, wenn Sub nicht verzweifelt nach Kritikansätzen gesucht und Top sich diese nicht auch noch zu sehr zu Herzen genommen hätte.
Meine Empfehlung ist daher, nur dann eine Nachbesprechung zu machen, wenn eine Person das Bedürfnis danach verspürt. Und dann auch nur die Punkte anzusprechen, die gerade relevant sind. Man sollte das Gespräch auch möglichst mit einer positiven Erinnerung beenden. Am besten eignet sich dafür ein ruhiger Moment am nächsten Tag. Dann konnte das Spiel angemessen verarbeitet werden, und beide Partner hatten die nötige Zeit, um ihre Erinnerungen in Worte zu fassen.
Es ist wichtig, immer wieder als Rückmeldung zu geben, wie sehr einem der Partner als Mensch von Bedeutung ist, auch unabhängig davon, ob ein Spiel nun gut oder schlecht gelaufen ist. Hier sollte nicht das Gefühl aufkommen, dass die eigene Zuneigung nur vom Spiel abhängt.
Probiert verschiedene Kommunikationsformen aus. Vielleicht hilft es ja, wichtige Dinge, die schwer zu sagen sind, in Ruhe in einen Brief an den anderen zu schreiben. Manchmal findet man vielleicht eine nette Karte, mit der man das eigene Gefühl zum Ausdruck bringen kann. Oder man schenkt dem anderen etwas, das das nächste Spiel anregt oder es in eine angenehmere Richtung führt. (Zum Beispiel ein anderes Gleitmittel, wenn man Plugs an sich mag, aber mit dem verwendeten Mittel nicht zurecht kommt.)
Man kann auch mal über die Form der Rückmeldung sprechen. Mir hat so eine Art Kummerkasten geholfen, in dem ich meine Gedanken, aber auch meine Ideen und Phantasien abliefern konnte, wann immer ich das wollte. Mein Top hat den zu einem Zeitpunkt leeren können, der ihm am besten gefallen hat. Da so meine Rückmeldung im Kontext von positiven Ideen und Phantasien stand, konnten wir sie beide in diesem Zusammenhang auch nur als positive Verbesserungsvorschläge und nicht als negative Kritik ansehen.

»Weiter so, die Leute gucken schon!« – kleine Demütigungen in der Öffentlichkeit und privat

Nachdem das Spiel nun ausreichend vorbereitet ist, stellt sich die Frage, welche Möglichkeiten es überhaupt eröffnet. Grundsätzliche Pfeiler von Unterwerfungsspielen, die in diesem Kapitel behandelt werden sollen, sind etwa Erniedrigungen, Sklavendienste und Bestrafungen.

Beginnen wir mit dem Thema der erotischen Demütigungen und Erniedrigungen:

Lady Wanda: Ich unterscheide zwischen freundlicher und boshafter Erniedrigung. Wie unterschiedlich Spielarten dabei jeweils zuzuordnen sind, hängt vom »Spielpartner« und seiner Psyche ab. Für jemand Devoten ist es grundsätzlich schön, zu meinen Füßen zu liegen. Er fühlt sich dort wohl und geborgen. Ein reiner Masochist kann dies als sehr unangenehm empfinden. Entsprechend komplizierter wird das ganze noch durch die verschiedenen Vorlieben. So ist für den einen die Gabe von Natursekt das willkommene Ziel seiner Bemühungen, für den anderen der blanke Horror und Strafmaßnahme.
Boshafte Erniedrigung nenne ich für mich die Maßnahmen, die für den anderen unangenehm sind und die er nur unter Besiegung seines inneren Schweinehundes ertragen kann.
Freundliche Erniedrigung sind für mich die Rituale, die der andere mit Freude und Befriedigung entgegennimmt. Das heißt übrigens nicht, dass meine boshaften Erniedrigungen unkonsensuell sind, sondern es kann vom Gegenüber durchaus gewünscht sein, ihn zu solchen Dingen zu treiben. Allerdings ist diese Grenze fließend und ich halte die Erniedrigung daher für viel gefährlicher als manche körperliche Abstrafung, selbst wenn diese über bis dahin feststehende Grenzen führt.
Erniedrigung bedeutet, dass man tief in den vorhandenen seelischen Abgründen herumwühlt. Das sollte man wissen und auch in der Lage sein, eventuelle Reaktionen ab- und aufzufangen. Dies gilt besonders dann, wenn man den anderen gut kennt und ein Tänzchen auf seinen Schwachpunkten wagt.

Zu den Praktiken der Erniedrigung gehören:

- Allgemeine Verhaltensmaßregeln, wie zum Beispiel Kleidervorschriften oder Gebot der Nacktheit. Das Gebot, sich unterhalb der Gürtellinie der Herrin bewegen zu müssen. Zu wählen ist die Art von Vorschrift, die das Gegenüber am empfindlichsten trifft. Hierzu gehört auch die Kleidung des jeweils anderen Geschlechts. Wie eine Frau gekleidet zu sein ist für manche Männer erniedrigender, als Hundefutter aus dem Napf zu fressen. Diese Form der Erniedrigung ist nicht zu verwechseln mit der TV-Erziehung.

- Degradierung zum Tier oder zum Gegenstand. Hund, Schwein, Tisch oder Fußbank. Was auch immer einem so in den Sinn kommt. Besonders nett ist es, wenn das Tier auch zu den weniger schmeichelhaften Aspekten von Subs Charakter passt.

- Ekelspiele. Dazu gehört Natursekt oder, auch recht verbreitet, Kaviar. Ich für meinen Teil mag keine Kaviarexzesse, allerdings habe ich einen angemessenen Ersatz dazu für mich aufgetan. Dazu gehört Hundenassfutter, aber auch das Essen von reizenden Insekten aus dem Zoofachgeschäft. Riesenheuschrecken lassen sich prima mit dem spitzen Absatz verfüttern. Mehlwürmer sind auch effektvoll. Unter dieser Kategorie lässt sich auch das Anspucken aufführen.

- Das Abverlangen unsinniger und/oder peinlicher Handlungen, z. B. den Fußboden mit der Zahnbürste zu schrubben, die man(n) mit den Zähnen hält. Das Herhalten des Mundes als Aschenbecherersatz. Das wiederholte Aufheben von Gegenständen mit dem Mund. Gymnastische Übungen in peinlicher Aufmachung.

- Die Demütigung vor Zeugen. Alles oben aufgeführte wird durch die Anwesenheit Dritter noch verschärft. Besonders dann, wenn es eben keine Szene-Internen sind. Allerdings sollte man im Auge behalten, den Gedemütigten nicht für den Rest seines Lebens damit zu schädigen. Leichte Formen der Demütigung sind zum Beispiel das Reinigen meiner Schuhe in der Öffentlichkeit. Härter ist es schon, den Gedemütigten mit rotgeschminkten Lippen auszuführen. Zu toppen fast nur durch die öffentliche Ohrfeige.

- Die verbale Erniedrigung. Sie gehört zu jeder bislang genannten Variante auch irgendwie dazu, kann aber auch alleine vorkommen. Grobe Beschimpfungen und vulgäre Ausdrücke zählen wohl allgemein dazu, werden aber von mir eher gemieden. Es sei denn, ein solches Wort bietet sozusagen den Schlüssel zu seiner Seele, dann nutze ich diesen gerne. Taste ich mich auf meine Weise voran, dann bevorzuge ich es subtiler und bin im Vorgespräch darauf bedacht zu erkennen, was er für ein Typ ist, wo er glaubt, Stärken zu besitzen, und wo mir Schwächen geradezu ins Auge springen.

Wenn jemand zum ersten Mal das Thema Erniedrigung angeht, so würde ich ihm dazu raten, es mit gebräuchlichen Ritualen zu versuchen. Auf der sicheren Seite kann man das dann auf sich wirken lassen und entweder Gefallen daran finden oder nicht. Mache ihn zum Hund, lass ihn Wasser aus dem Napf trinken, hecheln, mit dem Schwanz wedeln – was immer dir einfällt. Entweder entsteht dann der Wunsch nach mehr, oder man hat schon genug gesehen.

Will man seelisch tiefer vordringen, dann sollte man wissen, mit wem man es zu tun hat. Dies ist in der Partnerschaft meistens so. Man kennt die wunden Punkte des anderen und weiß auch, wie sie zu verletzen sind. Aber im Falle einer Partnerschaft muss zuvor geklärt werden, dass, was immer man dem anderen auch antun mag in den nächsten Stunden, es nichts an der grundsätzlichen menschlichen Achtung zu ihm ändert.

Ich versuche es an einem Beispiel zu verdeutlichen: Wenn du ihn damit erniedrigen willst, dass er ein Muttersöhnchen ist, ihm dies in der ganzen Breite seiner Verhaltensweisen darlegst und dich darüber lustig machst, dann muss er trotzdem wissen, dass er für dich danach immer noch der Mann ist, den du liebst, oder er trotzdem ein Mensch ist, den du akzeptierst.

Ein zweiter wichtiger Punkt ist, dass du mit einem Absturz rechnen musst. Wenn du mit deiner Erniedrigung Erkenntnisprozesse in Gang setzt, dann kann das vorkommen. Es ist nicht besonders verantwortungsbewusst, dann einfach zum Tagesgeschehen überzugehen. Du bist vermutlich der einzige Ansprechpartner für die Geister, die du rufst. Behalte das im Blick. Meiner Meinung nach gilt das nicht nur in der Partnerschaft, sondern sollte auch bei kommerziellen Begegnungen öfter beherzigt werden.

Ich denke, dass im Bereich der Erniedrigung mehr bleibende Schäden hinterlassen werden als mit zahlreichen stümperhaften Schmerzbehandlungen. Körperliche Wunden werden zur Kenntnis genommen und behandelt, seelische Wunden schleppt der andere vielleicht Zeit seines Lebens unbehandelt mit sich herum.

Was als erniedrigend oder demütigend betrachtet wird, kann individuell sehr unterschiedlich sein:

Chris: Viele Dinge, die im Bereich Demütigung angesiedelt sind, sind bei genauer Betrachtung gar keine. Ich finde Stiefellecken zum Beispiel zärt-

lich und warmherzig. Deswegen höre ich die Frage »Magst du etwas Stiefelkuscheln?« auch lieber als die Aussage »Leck meine Stiefel, du Sau!« Wenn eine schöne Frau nackt vor mir kniet, ist das ebenfalls nicht demütigend, sondern sexistisch erregend. Wenn ich auf einer öffentlichen Party meine Spielfreundin schlage, demütige ich sie nicht, sondern es ist eher eine Sache von Überwindung.
Man muss also die Frage stellen, ob mit »Demütigung« tatsächlich Demütigung gemeint ist oder ein Synonym für »nicht Schmerz«. Demütigend finde ich, einer dicken Person im Spiel zu sagen: »Scheiße, bist du fett! Und auf diesem verquollenen Hintern soll ich jetzt meinen Rohrstock zerbrechen?« Oder einem Menschen eine Pudelmütze aufzusetzen, die er die ganze Party über nicht abnehmen darf. Damit, ich muss es zugeben, habe ich keine Erfahrung mangels eigener Neigung. Auf Parties sieht man so etwas aber öfters.
Die Frage ist: Was gibt es einem, jemanden wie Scheiße zu behandeln und was gibt es einem, wie Scheiße behandelt werden zu wollen? Geilheit als Motivation ist immer statthaft, aber bei mir stelle ich fest, dass hier sehr stark therapeutische Gründe hereinspielen. Das einzige Mal, als ich den Wunsch hatte, so richtig wie Dreck behandelt zu werden, war völlige Erschöpfung die Ursache. SM als Regenerationsmittel ist in den USA übrigens verbreiteter als hier. Definitiv war das bei mir kein Ausfluss meiner Sexualität, sondern ein Ausfluss meines Wunsches danach, den Kopf frei zu bekommen. Das macht solche Spiele nicht besser oder schlechter. Ich finde die Frage der Motivation aber hilfreich.
Worauf man achten soll, um niemanden zu überfordern? Fehlanzeige. Ich glaube, da kann man auf nichts achten. Man muss das Risiko einfach eingehen, wenn man bereit ist, auf dieser Ebene zu spielen. Tipps wie »Man muss sich lange kennen« oder »Man muss sich hinterher zeigen, wie lieb man sich hat« sind bestimmt nicht falsch, aber eine Verletzung der Seele funktioniert einfach nicht berechenbar, sondern völlig unkontrolliert. Für mich sind Demütigungsspiele ein bisschen wie Ficken ohne Kondome. Egal, wie sehr man aufpasst, es ist immer mit Risiken verbunden.

Unterwerfungsspiele auch im öffentlichen Raum stattfinden zu lassen, wird von so manchen Anhängern dieser Vorliebe geschätzt:

Andrea: Dominanz ist in der Öffentlichkeit grundsätzlich einfacher auszuleben als Sadismus. Liebesgeräusche wie Stöhnen oder Schreien und zu eindeutige Mimik machen das Umfeld in sehr eingeschränkter Weise aufmerksam. Wir Sadomasochisten bedienen so eher die Klischees über uns, statt anerkennende – oder neidische – Blicke zu ernten. Letzteres ist für mich aber der Reiz daran, öffentlich zu *sein*. Einen liebevollen, devoten Masochisten um mich zu haben macht mich stolz. Es macht mir Spaß, diesen Stolz auch zu präsentieren. Eine sehr schöne Aktion ist es, mit meinem Liebsten zusammen für mich Schuhe einzukaufen. Sie bedient gleichzeitig meine Lust auf Extravaganz und meine Dominanz. Ich kenne keine andere Situation, in der er so wenig eindeutig in der Öffentlichkeit vor mir knien kann. Das Anprobieren von Schuhen, das Bedienenlassen durch einen devoten Fetischisten verstärkt diesen Reiz. Die Reaktionen der anderen Kunden sind verschieden, ganz selten aber unangenehm. Frauen beobachten es sehr wohlwollend. Ich wurde durchaus schon von ihnen angesprochen, hauptsächlich allerdings eher aus Verwunderung darüber, dass ich so einen geduldigen Mann beim Schuhekaufen dabei habe, und nicht wegen der Dinge, die nicht so offensichtlich währenddessen noch ablaufen. Männer dagegen reagieren mit mal bewundernden, mal mitleidigen Blicken – in der Regel recht kurz und manchmal entsetzt, was wohl in Richtung Männeremanzipation interpretiert werden kann. Der Reiz bei dieser sehr öffentlichen SM-Situation ist, dass sie nicht für jeden als solche erkennbar ist, aber doch viele irgendwie zu berühren scheint.

Werner: Ich hatte im Prinzip durchweg gute Erfahrungen. Wir »spielen« beispielsweise häufig in Gaststätten, wo wir essen. Dabei binden wir auch Fremde manchmal mit ein, mit so Dingen wie: der Sub das Halsband umbinden, der Sub die Fesseln lösen und so weiter. Meist scheuen die Leute erst seltsam, machen dann aber mit. Ich habe es noch nie erlebt, dass jemand deshalb wütend geworden ist. Es gibt Leute, die sich verlegen abwenden, aber das sind eher wenige.
Ansonsten sind die Spiele oft so, dass Umstehende es gar nicht merken. Wenn ich mit zwei Frauen unterwegs bin, schick ich die öfter mal gemeinsam auf die Toilette, um es sich dort »gut gehen« zu lassen, oder hänge beide zusammen, und sie müssen es dann möglichst kaschieren, wenn sie gemeinsam durch das Lokal gehen.
In einem Lokal sagte mir der Kellner, als wir dort mal ganz normal essen waren: »Schade, heute ist deine Frau ja gar nicht gefesselt!«
Tipps und Ratschläge: Immer auf die Umgebung achten, und wenn man merkt, dass die Umstehenden gar nicht damit zurecht kommen, was man da macht, abbrechen. Ansonsten höflich auf die Leute zugehen, auch mal Fragen, wie sie die Sache sehen, und ihnen erklären, dass das Ganze einvernehmlich ist und allen Beteiligten Spaß macht.

Alexander: Man muss vorher viel reden. Was für Ideen hat der Top, wie weit würde der Sub gehen? Überraschungen funktionieren hier nur sehr

eingeschränkt, denn gerade in der Öffentlichkeit sind es ja knifflige Situationen. Es stellt sich ohnehin die Frage, ob beide oder ein Partner exhibitionistisch veranlagt sind. Wenn nicht, dann hat es nur wenig Sinn. Ich kenne solche Sessions von SM-Parties und von einschlägig bekannten Outdoor-Treffpunkten oder Sex-Kinos. Ich weiß zwar nichts von ausgewiesenen Treffpunkten für Outdoor-SM. Es gibt aber schon Outdoor-Treffpunkte für Spanner, Exhibitionisten und Swinger. Und diese Leute sind natürlich auch nicht abgeneigt, wenn dort eine leicht oder heftig ablaufende SM-Session stattfindet. Solche Treffpunkte gibt es an bestimmten Parkplätzen oder Seen. Wenn also an einem Treffpunkt, an dem man vielleicht sonst Paare beobachten kann, nun ein Mädel vorher noch verdroschen oder aber angebunden und zum Befummeln freigegeben wird, dann ist das eine öffentliche Vorführung mit SM-Touch.
Keine Erfahrung habe ich damit, dass Sub in einer unvorbereiteten Öffentlichkeit vorgezeigt wird. Das halte ich auch für kritisch, denn nicht jeder normale Passant hat Lust, irgendwo auf Sex zu stoßen. Ich habe im Restaurant im Prinzip auch keinen Bock drauf, dass drei Tische weiter ein Busen freigelegt wird.
Bei einschlägigen Treffs wird das Opfer mitgenommen, gefesselt und dann den anderen Teilnehmern (zufällig dazu gekommen oder explizit eingeladen) ausgeliefert. Der Top behält dabei die Kontrolle und steht Sub dabei ständig als »Fels in der Brandung« zur Verfügung. Was dann passieren darf, ist vorher besprochen, und Top achtet darauf, dass es auch dabei bleibt. Dafür muss er in der Lage sein, sich auch bei einer »größeren Meute« durchzusetzen.
Eine Überforderung kann dann passieren, wenn man vorher nicht über alles redet. Und Sub muss – wie auch in einer normalen Session – irgendwann sagen können: Zuviel!

Eine öffentliche Unterwerfung, die komplett danebenging, ereignete sich zum Beispiel im September 2003 auf einem Feld bei Düsseldorf. Dort traf sich ein junges Pärchen, das sich per Internet kennengelernt hatte, zu einem Liebesspiel, das auf Außenstehende sehr befremdlich gewirkt haben musste: Gleich drei Zeugen alarmierten die Polizei, dass eine halb nackte Person mit verbundenen Augen vor einem Mann kniete, der sie mit einem Knüppel schlug. Es kam zu einem Großeinsatz von 40 Beamten mit Feuerwehr und Hubschrauber mit Wärmebildkamera, bevor sich alles als ein vollkommen harmloses Unterwerfungsszenario herausstellte.
Sinniger ist es da für manchen vielleicht, statt der kompletten Öffentlichkeit eine Art Halböffentlichkeit zu wählen, wie sie etwa auf SM-

Parties existiert. Wann und wo solche Parties stattfinden, erfährt man zum Beispiel über die Szenepresse wie die Zeitschrift SCHLAG-ZEILEN oder das Internet.

Claudia: Auch hier gibt's wieder einige grundlegende Dinge zu beachten, gerade ja für die Newbies. Grundsätzlich betreten Dominante und Devote entsprechende Räume als ganz normale, gleichberechtigte Menschen! An diesem Punkt jedoch beginnen sich bereits die Geister zu scheiden.
Manche Dominante erwarten von ihren Subs, dass sie sich von Anfang an entsprechend unterwürfig verhalten. Wer's mag... Wir jedenfalls nicht. Mein Partner legt Wert darauf, dass seine Subbie sich auch ganz normal mit den Leuten dort unterhalten kann und – falls notwendig – auch mal bissig wird, wenn ein anderer Gast sie außerhalb einer Session respektlos behandelt.
Für einen Dominanten, der allein eine Party besucht, heißt das: Ein normales »Guten Abend! Darf ich mich zu euch setzen?« wird immer besser ankommen als ein »Wie ist deine Sklavensau zu benutzen?«. Peinlich wird es dann vor allem, wenn die angebliche Sklavin die dominante Partnerin ist...
Sind ein Paar oder auch mehrere Leute am Spielen, dann sollte der Neuhinzugekommene in einem respektvollen Abstand erst einmal zusehen, beobachten, ob er denn eingeladen wird einzusteigen. Er kann auf keinen Fall einfach davon ausgehen, dass automatisch jeder mit jedem darf, nur weil man sich in einem entsprechenden Lokal befindet.
Geht ein Dominanter mit seinem Subbie auf so eine Party und möchte, dass ein anderer Dominanter mit ihr spielt, dann sollte er auf alle Fälle vorher im Gespräch mit seinem Subbie abklären, was er tun darf und was nicht. Das schützt vor unangenehmen Überraschungen. Mein Partner zum Beispiel würde nie einem fremden Dominanten erlauben, dass dieser mich mit Schlaginstrumenten auspeitscht. Auch alles, was in den Bereich »Erziehung« hineingeht, sagt er, ist allein seine Angelegenheit.
Hat man nun mit fremden Menschen sein Vergnügen erlebt, dann gebietet es einfach der Anstand, sich anschließend zu bedanken und eventuell noch ein wenig miteinander zu plaudern. Ganz normal.
Es könnte übrigens auch sein, dass eine Frau alleine auf einer Party unterwegs ist. Nun, liebe Dominante, denkt daran, sie ist deswegen noch lange kein Freiwild. Eine erfahrene Devote oder einfach selbstbewusste Frau – und das ist sie mit Sicherheit, wenn sie alleine unterwegs ist – wird euch ganz schön in der Luft zerreißen, solltet ihr ihr gegenüber ein unangemessenes Verhalten an den Tag legen.

Sven: Als Spielende(r) muss ich mir darüber im Klaren sein, dass beim öffentlichen Spiel Leute zuschauen. Hört sich einfach an, aber wer das noch nie gemacht hat, weiß unter Umständen einfach nicht, wie es wirkt, wenn plötzlich zwei Dutzend Leute die Schmerzenslaute oder das wohlige Gestöhne wahrnehmen, die Speckrollen sehen oder mitbekommen, wie frau vor lauter Rolligkeit zu tropfen anfängt.
Meistens ist das Licht schlechter als zu Hause, Top sieht weniger gut, was passiert. Die Akustik ist oft auch nicht so dolle. Es ist in der Öffentlichkeit erfahrungsgemäß schwieriger, den emotionalen Kontakt zu Sub zu halten.
Als Top sollte man es sich verkneifen, für das Publikum zu spielen. Wenn sich der Fokus vom Sub wegbewegt, geht das fast immer auf Kosten der Qualität des Spiels. Das Publikum auf den »besseren« Feten merkt so etwas in der Regel sehr schnell, und der Effekt ist dahin.
Als Sub ist man(n) schon versucht, mehr auszuhalten als im stillen Kämmerlein, man(n) will sich ja keine Blöße geben. Das ist in gewissen Grenzen völlig okay. Dumm ist das nur, wenn Sub plötzlich zumacht, weil es eben doch nicht auszuhalten ist. Die Einschränkungen in der Kommunikation sorgen dann womöglich dafür, dass Top noch eine ganze Weile braucht, bis er/sie davon etwas merkt.
Von den Zuschauern wünsche ich mir vor allem gutes Benehmen, so wie man das eigentlich schon im Grundschulalter hätte lernen sollen.
Vorweg ein Tip für Partyneulinge: Wer zum ersten Mal auf eine Party geht, auf der intensiv gespielt wird, wird unter Umständen schockiert sein über manche härteren Spiele. Ich weiß dass ich auf meiner ersten Party beinahe in eine Szene hineingeplatzt wäre, wo ein Dom seine Sub mit dem Rohrstock geschlagen hat. Damals kam mir das hart an der Grenze zur gesetzlich relevanten Körperverletzung vor. Ich fragte mich, warum die keiner rettet. Heute weiß ich, dass die beiden mich vermutlich standrechtlich gelyncht hätten, wenn ich dazwischen gegangen wäre. Ich spiele selbst inzwischen sehr viel intensiver, als es diese Session gewesen ist.
Auf einer anderen Party war ich selbst »Opfer« einer intensiven Session, und einer der anwesenden Neulinge hat mich nachher ganz besorgt gefragt, ob das denn wirklich noch alles in Ordnung gewesen wäre. Das ist ganz okay, zumindest wenn man dem Opfer nach dem Spiel noch ein bisschen Zeit gibt, wieder auf den Boden zu kommen.

Zum guten Benehmen als Zuschauer bei einer SM-Szene gehört für mich unter anderem:

- Spiele nicht wertend kommentieren. Wer etwas nicht sehen will, soll weg gehen.
- Klappe halten. Lautes Gesabbel über Omas offene Beine oder den blöden Chef sind für diejenigen, die da spielen, nicht sehr erotisch.
- Abstand. Wie jemand im SMart-Info mal so schön schrieb: Manche Spanner würden am liebsten den Kopf zwischen Arsch und Gerte stecken. Sich 30 cm neben die Spielenden zu stellen und sich dann sabbernd einen 'runterzuholen ist aus der Sicht der meisten Spielenden einfach nur ekelhaft. Da rutscht mir dann schon mal »ganz aus Versehen« der Rohrstock oder die Peitsche aus.
- Finger weg! Es gibt kaum einen größeren Regelverstoß, als ungefragt anzufassen oder mitzuspielen. Ich habe eine kräftige Sub schon mal fauchend und wütend aufspringen und sich so ein Würstchen greifen sehen... Da ist niemand eingeschritten.
- Auch zeitlich Abstand halten. Ich habe es erlebt, dass ich mit jemandem gründlich gespielt hatte, und kaum war sie – noch ganz benommen – von der Spielfläche geschwebt, kam so ein Schleimsub an und meinte, sie hätte jetzt ja ihren Spaß gehabt, nun könne sie das Programm ja mal mit ihm durchziehen. Dieser »Herr« kann froh sein, dass ich gut erzogen bin...
- Respekt vor den Wünschen der Spielenden. Wo »geschlossen« dran steht, ist geschlossen, auch das »nur mal eben durch den Vorhangschlitz peilen« ist eine Unverschämtheit. Nein heißt nein.
- Kippen aus. Ich hasse es, wenn ein Dutzend Leute um das Spielfeld herumstehen und Rauch in die Mitte pusten, bis mir die Augen tränen. Hochgradig unerotisch! (Parties, wo Rauchen im Spielbereich erlaubt ist, besuche ich genau einmal – das erste und letzte Mal.)

Eine besondere Form, seinen Partner erotisch zu erniedrigen, besteht darin, ihm gewisse »Sklavendienste« aufzutragen.

Lady Wanda: Je nach Intensität der Beziehung kann man dem Devoten so ziemlich alle niederen Arbeiten zumuten. Bei anderen ist SM so aufs Sexuelle bezogen, dass das völlig abwegig wäre. Was die erotische Verpackung angeht, so muss einem klar sein, dass damit die Arbeit selbst ziemlich

uneffektiv wird und eigentlich schneller und vermutlich besser eigenhändig erledigt werden könnte.
Typische sexuell gefärbte Sklavendienste sind zum Beispiel Schuhe putzen, Nylons waschen, sortieren und den Bestand pflegen, Toilette putzen (eventuell auch mit der Zunge), Fußpflege, Unterwäsche per Hand waschen. Dazu kommen sogenannte Zofendienste: Bügeln, Spülen, Fenster putzen, Wäsche aufhängen – ich glaube, es ist leicht, da etwas zu finden. Erotisch reizvoll kann das Ganze unter strenger Aufsicht, mit Klämmerchen oder Plugs gestaltet werden. Auch Genitalfesselungen sind ganz nett. Gartenarbeiten nackt verrichten zu lassen ist auch beliebt, besonders wenn es um das Entfernen von Brennesseln geht.
In einer Beziehung erstelle ich dem Sklaven einen Wochenplan. Dieser beinhaltet Haushaltspflichten, Kinderbetreuung und auch Freizeit. Berücksichtigt werden natürlich berufliche Verpflichtungen. Ob er das Spülen immer prickelnd findet, interessiert mich wenig. Es geht um seine devote Lebenshaltung, die von meiner Anwesenheit, meiner Kleidung und seinen sexuellen Stimmungen unabhängig sein muss. Das Dienen an sich sollte ihm Erfüllung sein.

Nina und Eric: Im Prinzip kann alles als »Sklavendienst« funktionieren: Den Dom bedienen, Schuhe oder Böden putzen oder eine Entspannungsmassage für den Dom. Da sind der Phantasie keine Grenzen gesetzt. Wichtig dabei ist nur, dass der Dom die Situation nicht so weit ausnutzt, dass sie nicht mehr Bestandteil des Spiels ist.
Dabei ist es immer eine Motivation für den Sub, für einen sehr gut ausgeführten Dienst eine Belohnung bzw. für schlecht ausgeführte Arbeit eine Strafe in Aussicht gestellt zu bekommen. So nach dem Motto: Mit Zuckerbrot und Peitsche. Dann kann man mit verschiedenen Hilfsmitteln dafür sorgen, dass Sub Spaß an der Sache hat (Dildo, Plug, kleine Gewichte etc.).

Martina: Man kann seine Sub zur persönlichen Bedienung heranholen: servieren, Kleidung herrichten, beim Anziehen helfen lassen. Oder putzen lassen. Wer es mag, kann seinen devoten Partner auch den Rasen mähen oder den Garten umgraben lassen – wobei ich persönlich diesen Brechreiz erregenden Tätigkeiten nichts Erotisches abgewinnen kann. Wir haben tagtäglich diese elenden Haushaltssachen für fünf bis sechs Leute zu bewältigen, so dass es bei uns diese Arbeiten nicht im Zusammenhang mit SM gibt. Andere Leute fahren völlig auf so was ab. Als wir bei uns den Rasen neu gesät hatten, bin ich als Pony vor der Walze gegangen.
Persönliche Dienste sind da schon schöner, wenn auch, natürlich, demütigend. Dem Dom einschenken, ihn am Tisch bedienen oder in die Sachen

helfen (Schuhe hinhalten und Schleife binden), etwas halten (ein Glas, einen Aschenbecher).
Im entsprechenden Outfit macht es schon sehr viel mehr Spaß, und es setzt die Sub dann noch mehr herab. Als Serviermädchen mit passendem Häubchen und Schürze. Haushaltsarbeiten mit Schürze ohne weitere Kleidung für exhibitionistische Subbies.
Ich würde mich über einen stilvoll gekleideten Dom sehr freuen – bei uns leider noch nicht möglich. Wenn ich mal träumen darf, dann würde ich es affenscharf finden, einem Dom in Gehrock/Uniform aus dem Theaterfundus zu dienen. Mit dem Subbi natürlich im passenden Kleid.
Als Sub erwarte ich bei der Dienstausführung kleine Störungen und eine sehr strenge Hand. Es sollte nicht zu einfach sein und Zuckerbrot und Peitsche beinhalten.

Eine Möglichkeit, Erniedrigungen und Dienstleistungen aneinander zu koppeln, bietet der sogenannte Sklavenvertrag. Er bietet sich an, wenn es nicht um ein kurzes Spiel, sondern um eine längere Unterwerfungsbeziehung handelt.

Sara: Sklavenverträge sind einfach geil – um das mal so platt zu sagen. Sie sind was fürs Kopfkino und bestimmen darüber hinaus das gemeinsame Ausleben der Neigungen. Ihre Bedeutung haben sie nur im »Spiel« – und neben Ritualen, die man darin festlegen kann, haben sie ja eine Art moralischen Kodex als Hintergrund.
Nehmen wir zum Beispiel die Festlegung im Sklavenvertrag: »Der Mann ist ein minderwertiges Wesen und anerkennt die natürliche Vormachtstellung seiner Frau.« Das ist natürlich völliger Nonsens, aber im Spiel ja gewissermaßen die Grundlage für das Ausleben der sich ergänzenden Neigungen.
Sklavenverträge eignen sich auch ganz vorzüglich dazu, täglich wiederkehrende Rituale festzulegen. Sie halten damit gewissermaßen auch den Entwicklungsstand einer fest. Denn man kann sie immer wieder den sich verändernden Vorstellungen anpassen. Auf diese Art und Weise können sie eine Art Protokoll der miteinander vereinbarten Regeln und Spielweisen werden.
Das Wichtigste am Sklavenvertrag ist seine Alltagstauglichkeit. Wenn er so abgehoben ist, dass er eigentlich nicht gelebt werden kann, ist er sinnlos. Dann bedient er ausschließlich das Kopfkino und taugt zu nichts anderem. Genauso bedeutend ist seine gemeinsame Erarbeitung. Eine wunderbare Methode, um über eigene Wünsche und Vorstellungen das Spiel betreffend

zu reden – die Haltung zueinander festzulegen und immer wieder neu zu überprüfen.

Nina und Eric: Der Reiz an so einem Vertrag ist für uns die Verpflichtung, die aufgestellten Regeln zu erfüllen. Wir wollten unsere SM-Beziehung damit einen Schritt weiterführen. Auch vor diesem Vertrag gab es bestimmte Absprachen und Vereinbarungen, was das Verhalten anbetraf. Durch dieses Dokument sind sie allerdings konkreter geworden. Bei dahergesagten Worten ist es leichter, sie zu überhören, zu ignorieren oder falsch zu verstehen. Nun sind die Regeln schwarz auf weiß vorhanden (jederzeit griffbereit zum Nachlesen) und lassen sich nicht wegdiskutieren (was Nina furchtbar gerne macht).
Der Vertrag sollte eher als ein Wegweiser oder Leitfaden herhalten. Da muss dann auch mal der unbequemere Weg gegangen werden. Zum Beispiel dass man sich nicht nach Lust und Laune treiben lässt, sondern auch einmal mit einem Auge auf den Vertrag schielt und versucht, diesen zu erfüllen. Allerdings heißt es nicht, dass wir stur nach den Regeln leben. Das würde uns beiden den Spaß daran nehmen. Sondern eher, dass er eine Herausforderung ist, die man mit Stolz bewältigen kann.
Die Ausarbeitung hat eine ganze Weile gedauert, da Eric ihn auf unsere Lebenssituation und Möglichkeiten hin erstellt hat. Aber fast genauso lange musste er auf die Unterschrift von Nina warten.
Es war also keine spontane Entscheidung, so nach dem Motto: »Ach, das ist ja eine nette Idee.« Es hat schon einige Zeit gedauert, bis bei uns Klarheit darüber herrschte, ob wir uns der Sache stellen wollten und bereit waren, diese Herausforderung zu meistern.
In den ersten Punkten des Vertrages geht es um die Parteien, die den Vertrag abschließen (Herr/Sklavin, Herrin/Sklave etc.) und die Laufzeit. Das ist ziemlich variabel, da man ihn auch auf eine kürzere Zeitspanne begrenzen kann. Unserer ist ab der Eheschließung bis dass der Tod uns scheidet. Den Scheidungsanwalt haben wir nicht in Betracht gezogen. Allerdings gibt es den Zusatz: »...oder wenn eine der Parteien sich nicht mehr in der Lage sieht, den Vertrag zu erfüllen.« Seine Gültigkeit wird geregelt. Dass er von volljährigen, juristischen Personen unterschrieben wurde. Dass er vor einem ordentlichen Gericht keinerlei Gültigkeit besitzt und somit keine Punkte einklagbar sind, also nur einen Bestandteil eines gemeinsamen Spiels darstellt. Das Ausbildungsziel wird definiert und die Schritte, die nach der Ausbildung folgen. Schließlich folgt das Versprechen der Sklavin, ihrem Herrn jederzeit zur Verfügung zu stehen, ihm zu gehorchen und sich seinen Wünschen unterzuordnen sowie den Vertrag nach bestem Wissen und Gewissen zu erfüllen.

Nun sind wir bei dem »Regelwerk« angelangt. Hier werden die Rechte und Pflichten von beiden Seiten geregelt. Zudem finden sich hier die Verbote, die Kleiderordnung sowie die Freizeitregelung für die Sklavin. Außerdem Angaben zu Bestrafungen, Sicherheitsworte und das Thema Öffentlichkeit.

Zu den Pflichten der Sklavin gehören: die Wohnung, Spielutensilien und Ruhelager in einem sauberen Zustand zu halten, sich zu pflegen und gewissenhaft mit ihrem Körper umzugehen, den sie jederzeit ihrem Herrn zur Verfügung zu stellen und täglich von Körperhaaren (ohne Kopfhaar) zu befreien hat. Dies kann der Herr jederzeit prüfen. Die Sklavin darf sich nur mit Erlaubnis des Herrn schminken und die Nägel lackieren. Fragen muss sie direkt und ehrlich sowie höflich und respektvoll beantworten und jederzeit Auskunft über ihren seelischen und körperlichen Zustand geben. Entscheidungen des Herrn werden dankbar akzeptiert. Das körperliche Eigentum übergibt sie ihrem Herrn, der nach seinem Willen darüber verfügen kann. Sie akzeptiert, dass der Herr dieses anderen zur Verfügung stellen kann. Sie muss ihre Wünsche, Kritik und Bedürfnisse auf ein absolutes Mindestmaß reduzieren. Sie spricht ihren Herrn immer mit »Herr« sowie ehrfürchtig und respektvoll an. Sie wird kritiklos die Art und Höhe einer Strafe akzeptieren und ist sich bewusst, dass jeder Regelbruch eine Bestrafung zur Folge hat. Sie hat die Pflicht, ihrem Herrn zu gehorchen, zu dienen und in Erwartung des Herrn vorausschauend zu handeln sowie die Fesselungen, körperlichen Züchtigungen, quälenden Behandlungen sowie sexuellen Praktiken ihres Herrn (mit Ausnahme von Fäkalien, sexuellen Praktiken mit Kindern und Tieren sowie homosexuellen Praktiken) zu akzeptieren. Das schließt die Behandlung durch Dritte ein, die von ihrem Herrn beauftragt werden. Die Worte »Ich will« sind in ihrem Wortschatz nicht mehr vorhanden. Für einen Orgasmus und das Berühren ihrer Brüste sowie ihrer Scham muss sie die Erlaubnis ihres Herrn einholen. Sie gelobt vollständigen Gehorsam. Weinen, Betteln und Schreien ist ihr erlaubt, es sei denn, es erfolgt der ausdrückliche Befehl, dieses zu unterlassen. Die Sklavin verzichtet auf ihren bürgerlichen Namen und erhält statt dessen ein Kürzel, mit dem sie angesprochen wird.

Der Herr hat das Recht, die Sklavin im Rahmen ihrer Erziehung zu züchtigen und seine sexuellen Bedürfnisse an ihr zu befriedigen. Er verpflichtet sich, ihr Wohlergehen sicherzustellen und sie vor bleibenden Schäden an Körper und Geist zu schützen. Zudem schützt er die Anonymität und Unantastbarkeit der Sklavin in der Öffentlichkeit sowie vor Übergriffen Dritter. Er verpflichtet sich, Aktivitäten mit Dritten vorher mit der Sklavin abzusprechen, um keine Grenzen oder Tabus zu verletzen.

Bestrafungen regelt das »Strafbuch« ebenso wie »Freizeitpunkte«, die die Sklavin sich verdienen und damit verschiedene Wünsche einlösen kann

(fernsehen, ausgehen etc.). Die Sklavin ist verpflichtet, dieses Strafbuch in Form eines Amuletts immer um den Hals zu tragen, damit der Herr jederzeit Buch über Freizeitpunkte und Bestrafungen führen kann. Der Verlust dieses Amuletts wird sehr hart bestraft.
Die Sklavin hat immer das Amulett und den »Ring der O« zu tragen. Sobald die Möglichkeiten es zulassen, hat die Sklavin sich zu entkleiden und Halsband, Arm- und Fußmanschetten und ihre Leine anzulegen. Sie darf generell keinen Slip (außer während ihrer Periode), keinen BH (außer mit offenen Stellen für die Brustwarzen) oder Strumpfhosen (außer im Schritt offene) tragen. Die Sklavin hat nackt mit Arm- und Beinmanschetten sowie Halsband zu schlafen, außer sie erhält eine andere Anweisung.
Die Sklavin hat vor Verlassen des Zimmers um Erlaubnis zu fragen. Sie bedient ihren Herrn bei den Mahlzeiten. Er bestimmt, ob und was die Sklavin an Kleidung tragen darf.
In der Öffentlichkeit kann die Sklavin sich nach eigenen Wünschen kleiden, solange die aufgestellten Regeln nicht verletzt werden, und sie hat sich so zu verhalten, dass man die Versklavung ihrer Person nicht feststellt.
Am Ende bestätigt die Sklavin, dass sie den Vertrag gelesen und verstanden hat und bereit ist, ihren Körper ihrem Herrn vertrauensvoll zu schenken.
Der Herr bestätigt, dass er für das Wohlergehen und die Erziehung verantwortlich ist und dieses Vertrauen nicht missbrauchen wird.
Für beide Seiten bedeutet die Unterschrift gegenseitige Anerkennung und Liebe sowie Achtung vor dem Partner.
Alles andere bleibt der Phantasie und eigenen Bedürfnissen und Vorstellungen überlassen.

Manche Rollenspieler benutzen recht einfallsreiche Gimmicks, um Erniedrigungen in Szene zu setzen.

Harald: Mir gefallen Spiele mit einem sogenannten Humbler oder zu deutsch »Demütiger«. Das ist ein spezielles Sex-Spielzeug, eine Fessel für Männer, die diese zwingt, immer etwas gebückt zu gehen, und bewirkt, dass sie dabei ihre Partnerin bestenfalls von unten heraus anschauen können statt von oben herab. So wirkt es dem Umstand entgegen, dass Männer oft größer als Frauen sind. Es ist relativ einfach möglich, solch eine Gerätschaft auch selbst herzustellen.
Prinzipiell braucht man nichts weiter als zwei dünne, lange Stöcke und ein paar stabile Gummibänder. Anstelle der Stöcke kann man beispielsweise auch auf zwei Lineale zurückgreifen. Grundsätzlich gilt: Je länger die verwendeten Gegenstände sind, desto sicherer ist die Fesselung. Sie wird

angelegt, indem sich der devote Mann mit leicht gespreizten Beinen hinkniet und seine Partnerin seine Hoden von hinten ergreift und durch seine Schenkel hindurch zurückzieht. Einen der Stäbe legt sie quer vorne vor den Hoden an, den anderen parallel dazu hinter den Hoden; danach muss sie die Stöcke so mit den Gummibändern umwickeln, dass der Hodensack zwischen den Stöcken festgezurrt ist. Voilà: Der solchermaßen gefesselte Mann kann sich nicht mehr aufrichten, weil er von seinen eigenen Hoden in gebückter Stellung gehalten wird; bei jedem Versuch, sich aufzurichten, stoßen die quer liegenden Stäbe von hinten an die Schenkel des Mannes und bremsen ihn so wirkungsvoll ab. Gleichzeitig ist er in dieser Position auch außerordentlich verwundbar; eine leichte Berührung der empfindlichen Stelle mit der Fußspitze reicht aus, um dies zu demonstrieren.
Man sollte die Gummibänder unbedingt so straff ziehen, dass auch bei heftigen Bewegungen der Hodensack nicht nach vorne schlüpfen und sich versehentlich zwischen den Stäben einklemmen kann. Um die Gummibänder besser zu verankern, kann man in die Stäbe kleine Furchen sägen.

Zur »Erziehung« des unterwürfigen Partners gehört es, ihn im Falle eines Fehlverhaltens angemessen zu bestrafen.

Nina und Eric: Am naheliegendsten sind wahrscheinlich die berühmten Schläge mit einem Rohrstock oder anderen diversen Schlaginstrumenten. Anderseits kann der Dom natürlich genau das Gegenteil von dem, was Sub fordert, als Strafe einsetzen. Verhält sich Sub bockig, um Schläge zu bekommen, ist die größere Strafe, sanft berührt zu werden. Möchte Sub gefesselt werden, lässt man ihn frei… Zudem kann man Strafen einsetzen, von denen man genau weiß, dass sie dem devoten Partner gegen den Strich gehen. Wenn man schon eine Weile zusammen SM auslebt, weiß man durch Gespräche und Erfahrungen, was nicht unbedingt zur Luststeigerung beiträgt. Das eignet sich hervorragend als Strafmaßnahme. Kann Sub nicht lange ruhig und abwartend niederknien, ist das eine gute Möglichkeit, es in Ruhe zu üben. Der dominante Partner sollte allerdings immer darauf achten, dass das Verhältnis von Fehlverhalten und Strafe stimmt und ein nachvollziehbarer Zusammenhang zwischen beidem besteht.

Manche stehen auf Ohrfeigen als Form besonders erniedrigender Bestrafung. Hierbei gibt es allerdings verschiedene Sicherheitshinweise zu beachten.

Chris: Vom Seelischen her sind Ohrfeigen schon etwas besonders Intensives und auch vom Körperlichen her nicht ohne. Normalerweise hält man das Gesicht in der einen Hand, während man mit der anderen schlägt. Wenn das Gesicht frei schwingen kann, gibt es die Gefahr des Schleudertraumas. Wenn die Ohrfeige zu weit hinten trifft, also das Ohr, kann es zu Rissen im Trommelfell kommen. Und wenn man ganz blöd trifft, kann es auch mal eine gebrochene Nase, einen Zahn oder sogar ein Auge kosten. Das klingt unwahrscheinlich und ist auch extrem selten, aber es gibt Leute, die stehen richtig auf »ordentlich durchohrfeigen«, und je fester es wird, desto böser kann es natürlich auch enden. Die seelische Komponente ist aber das eigentliche Thema bei einer Ohrfeige. Man sollte auch beachten, dass Spuren im Gesicht nicht so leicht zu verbergen sind wie am Po. Die Rötung des Gesichtes übersieht man im Eifer des Spiels leicht, und dann kommt die große Peinlichkeit am nächsten Morgen bei der Arbeit.

Lady Wanda: Man sollte möglichst gezielt schlagen und überraschend, damit derjenige nicht auszuweichen versucht. Nicht aufs Ohr schlagen und nicht schräg an den Kiefer – Ziel ist die pralle Wange, denn die ist gut gepolstert. Nicht so feste zuschlagen, dass der Kopf irgendwo dran fliegt. Die Schlaghand wählen, mit der anderen kann es viel schneller daneben gehen.

Was ist aber nun das beste Verhalten für einen Dom, wenn sein devoter Partner bei einem Spiel beginnt zu bocken, aufzubegehren oder anderweitig die Regie übernehmen möchte?

Lady Wanda: Hier gibt es zwei Möglichkeiten:

1. Er testet dich aus. Ich rate dazu, mit der notwendigen Härte vorzugehen, psychisch oder physisch. Weise ihn darauf hin, dass du nicht darauf angewiesen bist, dich mit ihm zu beschäftigen. Hilft das nicht, sei konsequent und brich ab.

2. Er ist mit sich selbst oder mit dir nicht im Reinen. Da hilft nur Abbrechen. Ist er dein Partner, verbringt den Abend eben auf andere Weise, besprecht es und nehmt es gelassen.

Ist er Spielbeziehung, dann sprich mit ihm darüber und biete ihm noch einen Kaffee an, bevor er nach Hause geht.
Ist er Sklave, dann gib ihm unmissverständlich zu verstehen, dass er sich erst wieder melden soll, wenn er sich über seine Pflichten klar geworden ist. Ist er eine Mischform aus all diesen Funktionen, dann entscheide für dich, was im Moment überwiegt. Das kann allerdings etwas schwierig sein.

Nina und Eric: Zunächst sollten zu jeder Zeit alle Sinne des Dom wach sein. Eine Antenne für Schwankungen sollte er schon haben, um frühzeitig reagieren zu können. Er muss einschätzen, ob es sich als Teil des Spiels herausstellt oder etwas falsch läuft.
Ansonsten reagiert man am besten mit viel Ruhe und vor allem Konsequenz, statt sich vom Sub zu unüberlegtem Handeln hinreißen zu lassen (zum Beispiel zu plötzlichem Losschreien, wildem Peitschenschwingen oder sonstigem). Besser ist es, wenn der Dom versucht, das Spiel Schritt für Schritt weiterzugehen, ohne sich auf die Herausforderung einzulassen, weil es genau das ist, was Sub will. Gewissermaßen ein Kräftemessen. Wenn die Bemühungen des devoten Partners ins Leere laufen, wird es für ihn schnell uninteressant und vor allem unnötig, und er sieht keinen Grund mehr, sich gegen seine Rolle aufzulehnen. Es wird in so einer Situation vom Dom einiges abverlangt: Einfühlungsvermögen, Strenge, Konsequenz und Ruhe.

Sven: Eine Betriebsanleitung für den guten Dom gibt's natürlich nicht, dafür sind die Ursachen aufmüpfigen Verhaltens viel zu verschieden. Auch ist zwischen 24/7 und zeitlich begrenzten Aktionen ein deutlicher Unterschied. Dann ist zu fragen: Was will Dom?
Bei mir zum Beispiel bedeutet aufmüpfiges Verhalten in der Sub-Rolle meistens: Mach weiter, mehr, alles okay, oder es ist eine Aufforderung zum Spielen im 24/7-Kontext. Zu erkennen am breiten Grinsen. Ich bin dann aber auch nicht böse oder traurig, wenn Top sagt: »Jetzt nicht!« Die Regie hat nach wie vor Top, das ist völlig unstrittig, auch wenn ich frech bin und provoziere. Wenn ich ernsthaft sauer bin, ziehe ich mich eher zurück.
Wenn Top so ein Verhalten nicht mag, muss er/sie das klar kommunizieren. Dann ist im Zweifelsfall eine Strafe angesagt. Wie die aussieht, hängt wieder von den Spielenden ab. Entweder es ist etwas, was Sub doch irgendwie erotisieren kann, auch wenn es sich zunächst wie eine Strafe anfühlt, oder es ist eine »richtige« Strafe, die wiederum individuell sehr unterschiedlich sein kann. Drei Tage ohne Orgasmus wären für mich zum Beispiel eine »richtige« Strafe, dreißig Hiebe mit dem Rohrstock eher eine Belohnung.
Wenn Top sich mit dem Aufbegehren überfordert fühlt oder das Gefühl hat, dass Sub jetzt die Regie übernehmen will, und dem nicht widerstehen kann, ist es unter Umständen keine schlechte Idee, das Spiel abzubrechen oder eine Auszeit zu nehmen, um die gegenseitigen Erwartungen abzuklären.

In manchen Fällen kann es durchaus gewollt sein, dass ein erfahrener Sub zeitweilig die Regie übernimmt, um einem unerfahrenen Top die Möglichkeit zu geben, sich an seine Grenzen heranzutasten.
Der Umgang mit aufbegehrenden, frechen, provozierenden Subs hängt ganz wesentlich davon ab, was Top will und vom Spiel erwartet.
Steht Top auf unbedingte, jederzeit sichtbare, fühlbare und sehr weit gehende Unterwerfung, dann ist eine kleine Provokation womöglich schon ein bedeutendes Ereignis. Beruht diese »Strenge« auf persönlicher Unsicherheit oder mangelndem Selbstwertgefühl, kann das fix in die Krise oder die destruktive Beziehung führen.
Hat Top eher Spaß daran, dass sich ein intelligenter, aktiver, im Alltag dominanter Mensch ihr (oder ihm) unterwirft, wenn sie es einfordert, kann eine Provokation eher schon eine Aufforderung zum Spiel darstellen, eine ernsthafte Bockigkeit vielleicht ein Warnsignal, ohne dass dadurch die Grundfesten der auch nur berührt werden.
Kommt es dem Top in erster Linie auf die Befriedigung des Subs an, dann haben wir es womöglich mit einer umgekehrten zu tun, in der Sub Top toppt.
Es gibt Tops, die intelligente Provokationen nutzen, um daraus Spielideen zu generieren, die wiederum so clever sind, dass Sub sich zwischendurch doch fragt, ob das jetzt wirklich so klug war mit der Provokation, letztendlich aber dabei zu seiner Erfüllung kommt. Aus Erfahrung sei angemerkt, dass diese Form am meisten Spaß macht.
Es gibt Situationen, in denen Sub die »Dominanz« von Top mit aufbegehrendem Verhalten testet. In Grenzen ist das auch okay, auf Dauer aber eher kontraproduktiv, wenn nicht beide auf diese Art Spiel stehen (das wiederum ist eine ganz eigene Variante). Das Antesten der Dominanz und auch der Beziehung an sich passiert auf jeden Fall in Konstellationen, in denen Sub Borderliner(in)[1] ist.
Die überwiegende Mehrzahl der mir bekannten »ernsthaften« Subs unterwerfen sich aktiv. Das heißt, sie müssen nicht in die Rolle gezwungen werden.

Ein Problem, das im Zusammenhang mit »erotischer Versklavung« des öfteren auftaucht, ist: Sollte der dominante Partner vom devoten auch Dinge verlangen, auf die dieser von sich aus gar keine Lust hat? Hierzu gab es sehr unterschiedliche Antworten.

---

[1] Vom Spielen mit Borderlinerinnen würde ich, aus eigener Erfahrung und der von Freunden heraus, generell eher abraten. (Anm. des Verlegers)

Silke: Das meinst du nicht wirklich ernst, oder? Ich denke, dass das Wichtigste überhaupt bei einer solchen Beziehung das Vertrauen ist – und dazu gehört, dass man vorher miteinander redet und Tabus abklärt – und völlig klar ist, dass eben jene Tabus respektiert werden.
Wenn du mit »keine Lust zu etwas haben« also meinst, dass man Dinge tut, die das Gegenüber strikt ablehnt, dann erübrigt sich die Antwort auf die Frage; andererseits ist es natürlich schon so, dass es Grenzen gibt, die man allmählich weiter ziehen kann – immer im Wissen darum, was man dem Partner noch zumuten kann und was beiden letztendlich gefällt.
Außerdem gibt es natürlich noch das Safeword, das dann eingesetzt wird, wenn eine Grenze gar zu deutlich überschritten wird.
Ich denke, letztendlich ist es ein Balanceakt. Es ist natürlich eine absurde Vorstellung, dass sich der dominante Partner jede Aktion vorher absegnen lässt und sie detailliert beschreibt. Gerade im Ungewissen liegt auch ein Reiz. Andererseits aber hat er vorher zu wissen, wieviel er seinem Partner zumuten kann – darum dann eben auch das Miteinander-Reden und das aufgebaute Vertrauen, ohne das alles Weitere nach meinem Empfinden ohnehin nie möglich wäre.

Vera: Der Top soll meines Erachtens nach zwischen »keine Lust« und echter Abneigung unterscheiden. Den Sub zu etwas zu zwingen, worin dieser keinen Sinn sieht, finde ich okay. Für mich hört es da auf, wo man an psychische Defekte stößt (indem man bewusst etwas betont, worunter Sub eh schon leidet oder womit er schlechte Erfahrungen gemacht hat – sei es körperbezogen oder im Hinblick auf traumatische Erlebnisse) oder bleibende körperliche Defekte verursacht.
Ich finde, eine gut eingespielte Beziehung, in der wirklich eine gesunde Vertrauensbasis herrscht, kann mal versuchen, an Grenzen zu gehen. Wichtig ist für mich dabei das lange und ausführliche Auffangen des Subs hinterher. Top kann also Sub richtig fertigmachen, ihn aber dadurch auch wieder aufbauen.
Ich skizzier mal ein mögliches Beispiel: Sub kommt genervt von der Arbeit; es läuft die letzten Tage nur mies. Durch Schlamperei hat Sub etwas vergeigt, Zoff mit den Kollegen bekommen und fühlt sich am Boden zerstört. Jetzt könnte Top hergehen, über Subs Grenzen gehen und zum Beispiel ein Codewort beim Schlagen nicht akzeptieren. Oder Sub verbal fertigmachen, indem er auf genau diese Schwächen hinweist, wie furchtbar sie sind und was Sub für ein furchtbarer Mensch ist. In so einer Situation fühlt sich der Sub dann *tatsächlich* so mit seinem Körper, wie er es in seiner Psyche schon seit dem Stress fühlt. Also die psychische Ebene und die

körperliche sind gleich. Er denkt, er ist mies, und sein Körper fühlt sich in der Session genauso.
So etwas kann einem helfen, wieder auf den Boden zu kommen. Wenn der Top jetzt gut und einfühlsam ist, kann er dem Sub hinterher beim Auffangen vermitteln, dass er ihn trotzdem schätzt und liebt. Aber Sub taucht aus seiner schlechten Situation in der Session, wo ihm alles wehtut und er systematisch fertiggemacht wurde, wieder auf in die Realität, wo der Hintern langsam aufhört zu brennen und er im Arm eines trostgebenden Menschen ist.

Julia: Im Grunde gibt es für mich drei Kategorien von Praktiken: die, die ich wirklich gerne mache, die, die ich nicht so gerne mache, und die, die ich absolut ablehne. Die ersten beiden dürfen innerhalb einer Session eigentlich immer stattfinden, auch, wenn ich gerade nicht so die Lust dazu habe. (Es sei denn, ich hab irgendwelche Beschwerden. Wenn ich zum Beispiel gerade die Knie kaputt habe, sollte man mich nicht eine Stunde lang knien lassen.) Insofern findet also schon eine Unterwerfung statt. Die letzteren Praktiken sind für mich allerdings absolut tabu. Da könnte mein Freund sich auf den Kopf stellen, er könnte mich zum Beispiel nicht zu Kotspielen zwingen. Wenn er es versuchen würde, hätte er auch ganz schöne Probleme am Hals (abgesehen davon, dass er es auch nicht probieren möchte). Andersrum ist es natürlich genauso: Es gibt Praktiken, die ich supergerne mal machen würde, aber die sind für meinen Partner tabu. Da muss ich halt meine Bedürfnisse zurückstecken.
Die Unterwerfung besteht also für mich nicht darin, etwas unbedingt gegen den Willen des Devoten zu tun, sondern innerhalb gewisser Grenzen zu bleiben, aber diese auch auszuschöpfen. Zwar mit Rücksicht, aber nicht mit der ständigen Frage: Will der das jetzt?

Nina und Eric: Natürlich möchte der devote Partner an seine Grenzen geführt werden und – je nachdem – sogar noch etwas weiter. In dem Spiel geht es ja unter anderem um die Verschiebung der Grenzen. Trotzdem sollte der dominante Partner vorsichtig handeln. Immer die Sklavin im Auge behalten, die Reaktion beobachten und ihr die Möglichkeit geben, sich mit der Situation anzufreunden. Ein aufmerksamer Dom erkennt schnell, ob die Unlust Teil des Spiels ist (ein bisschen rumzicken, um den Dom herauszufordern) oder ob das Spiel tatsächlich keinen Lustgewinn für den devoten Partner darstellt. Sollte das der Fall sein, ist ein Spiel nicht unbedingt die beste Idee. Es sollte auch schon als selbstverständlich gelten, dass bei grundlegend neuen Dingen zunächst eine gedankliche Trockenübung im Gespräch durchgeführt wird.

Werner: Ich erweitere zwar die Grenzen, aber ich achte immer darauf, Dinge zu tun, die luststeigernd sind. Und Sachen, auf die der devote Part keine Lust hat, sind selten luststeigernd. Ich habe diesen Sommer mit meiner Partnerin zum Beispiel das erste Mal mit Brennesseln gespielt. Sie hatte davor immer Angst, da sie leicht allergisch reagiert – schon wenn sie im Garten Bohnen oder Erdbeeren erntet. Wir haben es dann probiert – erst am Arm – und sind dann immer weitergegangen. Ich weiß, sie hätte gezeigt, dass ihr das nicht gefällt, wenn's ihr nicht gefallen hätte. So aber haben wir zwar wieder Grenzen erweitert, aber nichts getan, wozu sie keine Lust gehabt hätte.

Michael: Übrigens sollte der dominante Partner niemals von dem devoten Dinge verlangen, zu denen der *Dominante* gar keine Lust hat. Denn das sind die Situationen, in denen es die *richtigen* Abstürze gibt. Warum? Stell dir einfach die Situation vor, wenn ein Subbie entdeckt, dass der Dom alles dem Subbie zuliebe getan hat. Dass all das, was Subbie vermeintlich für Dom gelitten und gegeben hat, nur für Subbie selbst war, dass das Dom in Wirklichkeit schnuppe war, im schlimmsten Fall sogar noch ein in Kauf genommenes Übel…

Sven: Eine allgemein gültige Antwort gibt es hier selbstredend auch nicht. Aber: Wenn Top nur die Dinge von Sub verlangt, die Sub mag, haben wir es mit einem Erfüllungsgehilfen zu tun, nicht mit einem klassischen Unterwerfungsspiel. Wenn Top nur die Dinge verlangt, zu denen Sub keine Lust hat, wird er/sie bald keine(n) Sub mehr haben. Am Ende hilft hier vermutlich der gesunde Menschenverstand weiter – Unangenehmes verlangen und mit Angenehmem belohnen.

»Jedem Tierchen sein Pläsierchen« – Vorlieben und Praktiken unterschiedlichster Art

Das Spiel mit erotischer Unterwerfung bietet die Möglichkeit, verschiedene andere Methoden zur Steigerung von Sinnlichkeit einzubauen: etwa Augenbinden, Halsbänder, Korsetts oder Fußerotik. Darum dreht es sich in diesem Kapitel.

Augenbinden etwa empfinden sehr viele Frauen als überaus reizvoll.

Martina: Die Augenbinde bedeutet für mich meistens den richtigen Anfang einer Session. Ich bekomme oft den Befehl, erst Handschellen oder Fesseln anzulegen und mir dann die Augenbinde umzulegen und so auf meinen Dom zu warten. Wenn ich da so stehe, steigt in mir die Spannung. Ich lausche, höre Geräusche deutlicher und es kribbelt in mir. Es macht mich hilflos und verletzlich, ohne einen meiner Sinne dazustehen. Mein Körper ist angreifbarer, den Blicken anderer schutzlos ausgesetzt. Mein Dom und andere, die vielleicht zugegen sind, können mich betrachten, ohne meine Blicke zu fürchten.
Auf Parties bieten mir verbundene Augen ein Gefühl der Sicherheit und Schutz vor den Blicken Fremder. Manchmal beruhigt es mich, manchmal regt es mich auch auf. Nervenkitzel ist, wenn mich jemand anfasst und ich weiß nicht, wer. Ich spitze meine Sinne, aber ich kann nicht jeden riechen und durch den Geruch zuordnen.
In ganz unbekannten Situationen bringt mir eine Augenbinde große Aufregung und Angst, wenn ich sie abnehme muss und dann vielleicht unerwarteten Dingen ins Auge schauen muss. Oder wenn ich alleine in der Natur stehe, mit oder ohne Bekleidung.
Man kann mit Augenbinden ganz tolle Spiellandschaften entwickeln. Hier liegt es zum großen Teil wieder am Dom, wie er das hinbekommt. Derjenige der mit verbundenen Augen daliegt, sitzt oder steht, kann mit Gerüchen, Geräuschen und Gefühlen in Phantasiewelten geführt werden. Das ist wunderschön, aber schwer.
Das Heiß-und-kalt-Empfinden lässt sich mit verbundenen Augen extrem verwischen. Man kann seine Sub einem Herzinfarktes nahebringen durch Spiele mit Wärme, Hitze und Eintauchen in kaltes Wasser oder Auftröpfeln

von kaltem Wasser oder schmelzendem Eis. Mit verbundenen Augen können die Empfindungen trügen und extreme Hitze oder Wachsspiele vortäuschen, wenn es doch nur Wasser war.
Ich denke, nicht jede Sub kann Spiele mit verbundenen Augen genießen. Es muss großes Vertrauen zum Spielpartner da sein. Man muss blind vertrauen können, sonst tritt der Genusseffekt nicht auf. Wenn man sich nicht mit verbundenen Augen in die Arme seines Doms fallen lassen kann, hat es wohl keinen Sinn. Dieses Spiel wird oft bei Managerseminaren gespielt.
Zum Material kann ich das ganz schlichte Baumwollhalstuch empfehlen. Baumwolle rutscht nicht so sehr am Kopf und lässt sich gut binden. Unsere schwarzen Seidentücher liegen meistens ungenutzt herum, weil sie rutschen und festgebunden anfangen zu keifen. Mit dem Tuch sollte man keinen Druck auf den Augen erzeugen, das mögen zumindest meine Augen gar nicht. Dann sehe ich hinterher bunte Punkte und mir wird schwummerig.

Susanne K.: Es ist deshalb prickelnd für mich, weil mir ein sehr wichtiger menschlicher Sinn fehlt: das Sehen. Dadurch konzentriere ich mich sehr auf meine übrigen Sinne wie Hören, Riechen oder Fühlen, und das ist einfach immer wieder eine sehr intensive Erfahrung für mich. Was höre ich? Was tut ER? Was holt ER? Wo geht er hin? Lässt er mich jetzt allein?! Was fühle ich da plötzlich, was könnte das sein? Hat er seine Lederhose an?...
Die anderen Sinne werden intensiv aktiviert und geschärft, eine völlig andere Erfahrung. Es ist prickelnd, nicht zu wissen, was er vor hat, dadurch empfinde ich noch mehr, IHM ausgeliefert zu sein. Ich fühl mich noch wehr- oder hilfloser, bin empfänglicher für Reize aller Art. Und das ist es, was mich geil macht. Außerdem ist *unsere* Augen-Ledermaske wunderbar weich (und schließt trotzdem dich ab) und duftet so wundervoll nach Leder.
Wir haben unsere Augenmaske vor langen Jahren in einem Sexshop gekauft, aber das war trotzdem ein echter Glücksgriff! Erstens ist sie schon mal sehr schön fein gearbeitet und aus weichem (Handschuh?-)Leder, mit kleinen Nieten verziert, und zweitens erfüllt sie genau ihren Zweck – sie deckt die Augenpartie völlig ab, ohne zu kneifen. Aber ich glaube nicht, dass man heute noch so was in Sexshops bekommt... Alles, was ich bisher gesehen habe, war nur Schrott! Viel zu hart, hässlich oder untragbar. Und schweineteuer!
Wenn man sich eine zulegt, bitte darauf achten, dass sie aus gutem, weichen Leder gemacht ist und die Passform stimmt. Und das Leder sollte auch nicht abfärben.

Deidra: Verschiedene »Sicherheitshinweise« sind hier sehr wichtig.

1. Die Augenbinde darf nicht zu straff sitzen. Meist bleibt sie ja über einen längeren Zeitraum dort, wo sie ist. In der Zeit ist, wenn die Augenbinde zu eng sitzt, das Blinzeln erschwert, und auf die Augen wird ein kontinuierlicher Druck ausgeübt. Das führt zu einer Unterversorgung des Auges und kann (bleibende) Schäden verursachen. Noch schlimmer wird es, wenn der »Blinde« Kontaktlinsen trägt. Die können dem Auge dann direkten mechanischen Schaden zufügen. Am besten vorher fragen.

2. Wer nichts sieht, ist unsicher. Unsicherer noch als »nur« gefesselt. Denn man sieht nicht, was auf einen zukommt oder wohin man geführt wird. Deswegen: regelmäßig als Top Geräusche machen oder reden, damit Subbi weiss, es ist noch wer da (es sei denn, es ist Teil des Spiels, Subbi sich allein wähnen zu lassen), und bei Dingen, die eventuell neu sind oder wo man weiß/ahnt, dass Subbi erschrickt, kurz vorher ansagen, was passiert. (Es sei denn, dies nicht zu tun ist Teil des Spiels oder man kennt sich soweit, dass man die Reaktionen des Subs einschätzen kann. Eine kurze Frage, ob es okay ist, nichts anzusagen, sollte reichen. Ich selbst mag die Überraschungsvariante lieber.)

Praktische Empfehlungen: Was gefällt. Die im Handel erhältlichen Augenmasken haben den Vorteil, erprobt zu sein. Sie sind leicht handhabbar, machen zuverlässig dunkel und sind oft leicht abwischbar/waschbar (Schweiß, Make-Up und was sonst noch so anfällt beim Spielen). Tücher als Augenbinden sind zwar sehr soft, aber man sollte sich überlegen, ob ein aalglattes Seidentuch, dessen Knoten nicht hält und das am ebenso seidenweichen Frauenhaar abrutscht, wirklich so toll ist, weil die Fummelei den Spielfluss schon stören kann. Außerdem hat man zumeist einen Knoten im Nacken oder am Hinterkopf, der absolut unbequem ist, wenn man dann rücklings aufs Bett gekettet wird. Ich selbst mag meine Augenmaske aus handschuhweichem Leder sehr gern (Befestigung über einen Gummi, da verrutscht nichts).

Warum ich es mag, »blind« gehalten zu werden: Mehr noch als alle anderen Elemente bei Unterwerfungsspielen (Seile, Manschetten, Pranger...) sind Masken für mich ein Subbi-Hilfsmittel, eine Erleichterung. Es kann sehr schwer sein, bestimmte Aufgaben oder Wünsche zu erfüllen, wenn man die Umgebung und (viel schlimmer) den enervierenden Blick des Doms ständig vor Augen hat. Hier greift das Prinzip kleiner Kinder, wenn sie sich mit den Händen die Augen zu halten. »Wenn ich die andern nicht sehe, existieren sie nicht.« Nicht zu sehen sperrt die Umgebung aus, macht es möglich, sich ganz auf sich zu konzentrieren, alles Störende fernzuhalten. Auf der andern Seite ist es auch ein Vertrauensbeweis an den Dom. »Ich geb mich in deine Hände, führe mich.« Man gibt einen Teil der Eigenverantwortlichkeit und damit auch einen Teil des Eigenrechts über sich an den andern ab. Mich reizt es, dass es mich hilflos, ausgeliefert macht. Dass ich nicht wirklich weiß, was als nächstes kommt, wenn Dom vor mich tritt. Der Körper scheint viel sensibler, realer zu sein. Nicht umsonst macht man ja schon beim Küssen und beim »normalen« Sex beim Orgasmus zumeist die Augen zu. Um so perfider ist es natürlich, wenn Dom dann verlangt, dass man sehend bleibt bei der einen oder andern Aufgabe und (noch viel grausamer) den Blickkontakt zu ihm hält. Also zusammengenommen ist eine Maske Versteck, Katalysator und Vertrauensbeweis.

Was der einen die Augenbinde bedeutet, bedeutet der anderen ihr Halsband...

Arlene: Ich trage auch in den kühleren Monaten sehr oft mein Halsband, auch während der Arbeit. Es ist mit einem Schloss versehen, und ich kann es dann gar nicht abnehmen. Da es zwar ein sehr breiter, aber doch schlichter Stahlreif ist, fällt die Bedeutung aber nicht gerade jedem sofort auf.
Gute Halsbänder bekommt man hier in der Schweiz vor allem in Fetisch-Boutiquen wie »Fancy« und »Extreme Design«, wenn auch zu absoluten Horrorpreisen (wie wohl alles mit Perversenaufschlag). Im Netz haben es mir die Halsbänder der SM-Factory (www.sm-factory.de) angetan. Die haben eine tolle Verarbeitung und sind echt schön.
Ganz bestimmt ist darauf zu achten, dass bei einem Halsband (vor allem einem aus Stahl) gut ein Zentimeter zwischen ihm und dem Hals verbleibt, sonst erlebt man vielleicht eine unfreiwillige Atemkontrolle, die nicht beabsichtigt und daher auch gefährlich ist. Je nachdem, ob das Halsband immer getragen werden soll oder ob man es nur manchmal anlegt, sollte man auf bestimmte Dinge aufpassen. So ist bei den Stahlhalsbändern dringend darauf zu achten, dass sie nicht zu dünn und dadurch scharf sind. Hier spreche ich leider aus eigenen Erfahrungswerten, denn mein Halsband, welches ich derzeit trage, ist aus ziemlich dünnem gewalztem Stahl. Es besaß ursprünglich auch eine Auskleidung aus Gummi/Neopren auf der Innenseite, die etwas über die Kanten ging, so dass es in dem Zustand absolut okay wäre. Weniger okay war, dass sich das Gummi mit der Zeit auf der Innenseite löste (durch das ständige Tragen und durch Schwitzen z. B. in der Sauna) und mir das Halsband nun ohne die Gummiauskleidung in den Hals drückt, wenn ich es ständig trage. (Laut dem Werkstattleiter unseres Betriebs gibt es kaum einen Kleber, der die Verbindung Stahl/Gummi

auf reiner Klebebasis hinbekommt, so dass es dauerhaft hält. Er wollte es mir nämlich reparieren. Wir haben so ziemlich jeden Industriekleber für alle möglichen Verbindungen.) Alle, die ständig ein Halsband tragen, sollten aufpassen, dass es nicht zu breit ist und einigermaßen bequem. Für alle, die nur ab und zu eines tragen, empfehlen sich auch die angenehmeren Lederhalsbänder. Achtet auch darauf, ob Hautirritationen auftreten oder eventuell Allergien. Dann sollten die Betroffenen im Sinne der Gesundheit das Tragen ihres Halsbands auf ein Minimum reduzieren, wenn nicht ganz weg lassen.
Worin liegt für mich beim Halsband der Reiz? Im Stolz, es zu tragen und jedem zu zeigen, dass ich meinem Herrn gehöre. Das Halsband stellt für mich etwas ganz Besonderes dar. Zwar wäre es übertrieben zu sagen, es käme einem Ehering gleich, und doch geht es in diese Richtung. Von seinem Herrn das Halsband zu bekommen, mit dem er einen als sein Eigentum annimmt, das ist für mich einer der schönsten Momente.
Im Spiel kann der Dom einen daran auch wunderbar packen, indem er in der Öse oder im Halsband mit dem Finger einhakt und einen zu sich heranzieht. Entweder um einen mit Blicken oder Worten gleich wieder in die Knie zu zwingen, weil man etwas vergeigt hat, oder aus Gunstbezeugung.
Ich bin der Meinung, dass mit einem Halsband nicht fahrlässig umgegangen werden sollte – als Symbol. Denn das ist es zweifellos. Ein Symbol dafür, dass man jemandem gehört. Ich kenne aber auch genug Menschen, die es einfach als Erkennungszeichen sehen oder eines anziehen, weil es ihnen Spaß macht. Das ist jedem selber überlassen.

Werner: Für manche ist ein Halsband ein Zeichen der Zusammengehörigkeit. Ich höre noch eine mir bekannte Domina sagen: »So lange der mein Halsband trägt, hat er keine anderen Weiber anzuschauen« – also fast so ein Symbol wie ein Ehering. Ansonsten kann man ein Schmuckhalsband überall tragen, ohne dass es auffällt. Gute Halsbänder bekommt man in den üblichen Läden (in München im »No Respect« bzw. »Domination«) oder per Ebay (da hab ich mal ein schönes Ding aus Metall ersteigert). Es gibt Materialien, gegen die mancher allergisch ist, das ist an sich der wichtigste Punkt. Nicht zu eng kaufen. Wenn ein Ring dran ist, kann man da zwar eine Leine befestigen, aber man sollte niemals jemanden am Halsband aufhängen.

Deidra: Ein Halsband ist Schmuck und Zeichen zugleich, es gibt Sicherheit wie die Fesseln im Spiel. Es ist eine sichtbar-unsichtbare Verbindung zum Dom. Welches wofür? Wenn man 'raus will damit, sollte es ein bequemes sein, eher schmal. Ansonsten (im Spiel direkt oder auf entspre-

chenden Parties, wenn Subbi es durchsteht über mehrere Stunden) darf's auch ein hohes unbequemes sein. Viele Halsbänder eignen sich meiner Meinung nach nur für eine begrenzte Tragezeit, da sie unbehandelte (scharfe, drückende) Ränder haben oder sehr steif sind (hartes, einfaches Leder). Ich persönlich bevorzuge (wie bei den Hand-/Fußfesseln) weiches Leder bzw. eine Polsterung und rundgenähte Ränder. Praktisch für ein Spiel (also nicht nur zum Ausgehen und symbolisch Leine einhängen) sind Halsbänder mit zusätzlichen Ringen an der Seite, um Handschellen/Manschetten einzuklinken. Gute Halsbänder findet man im besseren Fachhandel (Spezialläden), aber auch Orion hat ab und an zum Beispiel taugliches Spielzeug, besonders da sie mittlerweile eine eigene Darkline haben. Wenn es nur ein »einfaches« Halsband sein soll fürs Ausgehen (als Accessoire für die Kleidung), kann man auch im besseren Tierhandel fündig werden. Welpenhalsbänder für Molosser und Doggen sind besonders weich. Sehr schöne Halsbänder gibt es auch bei S-Art (http://www.s-art.de).
Worauf man immer achten sollte: Ein Halsband sollte nicht abschnüren. Es ist als Atemreduktionsmittel denkbar ungeeignet. Es sollte passend gekauft werden. (Viele sehr breite Halsbänder stoßen bei falscher Auswahl schmerzhaft auf die Schlüsselbeine und scheuern dort dann empfindlich bzw. drücken in die weiche Stelle unterm Kinn, was alles andere als lustfördernd ist). Im Spiel haben die Halsbänder viele Funktionen. Sie zeigen den Besitz an (wie bei einem Haustier), sind bei Petplay ein beinahe unverzichtbarer Bestandteil, dienen dem Befestigen (Fixierung) und der Führung (Leine). In der dezenteren Form machen sie Subbi auch beim feinen Abenddinner die Stellung klar. Es dient wie Manschetten/Fesseln der Sicherheit, der Sichtbarmachung der Rolle des Subs.

Martina: Ich selber habe zwei, nein, drei Halsbänder. Ein Sonntagshalsband, schmal und unauffällig, allerdings mit einem kleinen Schloss abgeschlossen. Ein »Arbeitshalsband«, wie Herr Puls beim Anprobieren sagte, mit drei großen Ringösen aus Metall und einer normalen Schnalle zum Schließen. Und mein erstes Halsband, ein sehr demütigendes Hunde-Würgehalsband aus Metall.
Das Hundehalsband war ein Schnäppchen vom Flohmarkt (ich habe es vor Gebrauch ausgekocht) und es hat sehr demütigendes Potential. Damit ich es tragen kann, wurde die Würgefunktion außer Kraft gesetzt. Es wird mit einem Karabiner geschlossen und sieht einfach nur nach Hundehalsband aus. Wir benutzen es, um mich zu demütigen. Damit ich ein elender kleiner Köter bin, mehr nicht. Es hat keinen Schmuckzweck, es kneift und kratzt und fühlt sich wirklich hässlich auf der Haut an. Es demütigt mich sehr.

Das zweite von uns erstandene Halsband ist das »Arbeitshalsband«. Es weist mich auf meine Rolle als Sklavin und kleines Miststück hin. Manchmal wird es bei Bondage zur Fixierung mit einbezogen, oder meine Hände werden an den beiden äußeren Ringen mit Handfesseln eingehakt. So richtig wie das Hundehalsband demütigt es nicht. Ich trage es im Winter gerne nach Parties auf dem Weg ins Parkhaus, weil es so wunderbar warm ist. Es schmiegt sich an und ist ein warmer Halt am Hals. Manchmal führt Frank mich an dem Halsband spazieren, weil man die Leine gut einhaken kann. Das ist dann wiederum sehr demütigend für mich.
Das dritte und zuletzt angeschaffte ist wieder eine schöne Arbeit von dem Hamburger Erotikgeschäft »Puls« und ganz schlicht schwarz und dezent. Ich habe es bekommen, um im Alltag mal ein Halsband zu tragen. Ein Zeichen des Besitzes meines Doms. Eine Zeitlang trug ich es täglich und löste so manchen pikierten Blick aus, besonders wenn das Schloss nach vorne rutschte. Da ich ansonsten geradezu bieder herumlaufe, war es ein ziemlicher Blickfang für andere Leute. Im Moment trage ich es nicht täglich, denn wenn ich sehr angespannt und unausgeschlafen bin, nervt es mich. Dann hat es nicht das wohlige Gefühl und bringt mir nicht die Rund-um-die-Uhr-Erinnerung an SM-Spiele. Zu anderen Zeiten trage ich es gerne, mit leichter Erregung, wenn ich daran denke. Der leichte Zug am Hals erinnert mich immer ein wenig an das, was Frank und ich im stillen Kämmerlein oder auf der Party tun. Ich schocke gerne meine Schwiegereltern mit dem Halsband. Sie sind immer ganz pikiert, wenn ich es trage.
Zu seiner eigenen Sicherheit sollte man ein passendes, ausreichend weites Halsband nehmen. Da ich selber Schilddrüsenprobleme habe und laut Auskunft meines Halsbandmachers ganz viele Leute eine dicke Schilddrüse haben, sollte man darauf achten, dass das Halsband nicht darauf drückt. Besonders sehr breite Halsbänder liegen auf der Schilddrüse auf und verursachen ein lästiges Gefühl, das man besonders beim Schlucken spürt. Fühlt sich nicht gut an. Mein Arbeitshalsband ist deshalb etwas schmaler, so um die fünf Zentimeter, und hat unterm Kinn eine leichte Aussparung. So sitzt es viel besser und man kann seinen Mund noch gut öffnen, ohne komische Druckgefühle zu verspüren.
Aufpassen sollte man als Dom, seine Sklavin nicht zu sehr am Halsband herumzuzerren oder -zureißen, besonders wenn die Sklavin die Hände gefesselt hat. Ein ungebremster Aufprall aufs Gesicht ist sehr teuer, besonders die Zahnarztrechnung. Ich habe so ein unbedachtes Gezerre von gefesselten Leuten schon auf Parties gesehen und gebetet, dass da niemand über seine High Heels oder die Beine des Nachbarn stolpert.
Es gibt auch diese tollen unauffälligen Halsreifen, die wie Schmuck aussehen und abgeschlossen sind. Sehr schön! Auch für Ungeoutete zu tragen.

Und wieder andere kommen vor allem durch Korsetts so richtig in Fahrt...

Saskia: Ich mag das Korsett gern, da es sehr weiblich und einengend ist und dadurch sehr sexy. Man kann es auch unter der normalen Kleidung tragen. Dann ist es ein echter Hingucker. Schwierig ist in diesem Zusammenhang allerdings eines: Normale Kleidung hat man gewöhnlich in der ungeschnürten Taillenweite. Wenn man auf einmal jeden Tag ein Korsett tragen will, muss man Kleidung in der entsprechenden Größe dazukaufen. Geschnürt ist der Unterschied zwischen Hüften- und Taillenweite allerdings größer als konfektionsüblich. Mein Ratschlag: Man sollte nicht übertreiben und keine Scarlett-O'Hara-Taille von 17 Zoll erreichen wollen, zumal das wegen der Verschiebung innerer Organe auch gesundheitsgefährdend sein kann. Ein gesundes Maximum stellt es angeblich dar, seine Taillenweite um zehn bis zwölf Zentimeter zu reduzieren. Das hört sich nach wenig an, ist aber spektakulär in der Wirkung auf den Betrachter.

Andrea und Angela haben noch einige weitere Tipps, was dieses Kleidungsstück angeht:

Andrea: Schüre nicht mit einem Mal eng, sondern lass den Träger bzw. die Trägerin sich allmählich an dieses Kleidungsstück gewöhnen. Schnüre also besser in kleinen Schritten und ziehe die Prozedur so lange wie möglich. Angenehm ist mindestens eine halbe Stunde, besser noch länger. Trage Seide darunter. Dadurch wird das Schnüren einfacher, die Haut klebt nicht und wirft keine Falten. Trink und iss nur wenig auf einmal und in kleinen Bissen bzw. Schlucken. Für das Aufschnüren gilt fast noch mehr als für das Einschnüren: Lockere in kleinen Schritten.

Angela: Es gibt Korsetts von der Stange, die Menschen mit Normalmaßen im Allgemeinen auch recht gut tragen können, Axfords oder Vollers zum Beispiel. Die findet man im sortierten Fetischladen, manchmal auch bei Beate Uhse. Man sollte sie allerdings als eine Art Schmuck betrachten. Ich denke, sie sind nichts für die Personen, die auf Dauer ein Korsett tragen wollen. Da würde ich dann doch eine Maßanfertigung vorschlagen, ebenso bei Personen, die ein wenig mehr als füllig gebaut sind. Am einfachsten zu tragen sind wohl sogenannte Unterbrustkorsetts, hier braucht man auch nicht auf Körbchengrößen zu achten. Der Schlampenladen im WWW hat auch eine hübsche Auswahl, immer mal wieder Sonderangebote, ansonsten recht faire Preise.

Grundsätzlich würde ich kein Korsett auf Dauer tragen, da die inneren Organe durchaus leiden können. Aber ich denke, diese Aspekte muss jeder mit sich selbst ausmachen. Es gibt auch ärztliche Korsetts, die auf Dauer getragen werden müssen, von daher kommt es auch dabei auf die richtige Anfertigung an.
Eine deformierte Wespentaille empfinde ich als ungesund – eine Wespentaille für einen Abend als Bereicherung für Wohlgefühl und wunderschönen Anblick für Anwesende.

Jenseits von Augenbinden, Halsbändern und Korsetts gibt es aber noch ganz andere Möglichkeiten, seine erotische Kreativität mit der Wahl des richtigen Zubehörs auszutoben. Nun wird das besonders einfallsreiche Sex-Spielzeug aus dem Erotik-Fachhandel oft wegen seiner hohen Preise kritisiert. Deshalb habe ich einmal meine Gesprächspartner befragt, welche Haushaltsgegenstände sie denn bisher für Unterwerfungsspiele eingesetzt und welche Erfahrungen sie damit gemacht haben.

Susanne K.: Eine stachlige Haarbürste, einen Kochlöffel... nicht zum Topfschlagen... ein eisgekühlter Messerrücken, eine Schürze (zum Bedienen), Tabasco und Zahnpasta (auf die genitalen Schleimhäute aufgetragen birgt das ein gewisses Feuer in sich)... oder den Hintereingang des Sklaven mit einer Kerze bestücken und ihn zum Leuchter umfunktionieren. Da war schon so viel im Spiel... Wäscheklammern, Seidenschal, Schnürsenkel, Tischdeckenbeschwerer (du weißt schon, diese wunderschönen Früchtchen mit den klammernden Zähnchen dran), Klemmen aus dem Baumarkt, Hosenbügel mit Klemmen... Diese Liste ist eigentlich unendlich.

Deidra: Staubwedel, Zahnpasta (ich weiß, gemein und vorsichtig anzuwenden), Zahnbürsten (elektrisch und normal), Einmalhandschuhe (zum Haarefärben und Haushaltreinigen, die weichen dünnen). Verfremdet: Bürstenbürste (so wie ein kleiner Feger, Metallzinken, um Haarbürsten zu reinigen eigentlich; die Zinken geben bei Druck nach, so dass Verletzungen vermieden werden), Seifenschale (es gibt solche aus weichem PVC mit Noppen innen, die in etwa Handgröße haben), Reiniger für Rasierapparate (halbweiche Borstelchen), Haargummis mit Federn/Fussel/Plüsch dran, Wäscheklammern wohl als das klassische Haushalts-SM-Gerät.

Sabine: Nachdem unsere Rollenspiele immer »sanftes« SM beinhalten, eignen sich dafür Gegenstände aus der Küche hervorragend. Mit dem breiten Pfannenwender kann man prima auf Subbies Po klopfen, mit dem recht ungefährlichen Pizzaschneider auf der Haut spazierenfahren. Kleine, sanfte Stiche mit Zahnstochern oder Rouladennadeln... Die Küchenschublade birgt ein reichhaltiges Sortiment an Spielsachen, wenn man seine Phantasie spielen lässt. Dazu erfrischendes Wasserspray (Evian), Eiswürfel; vielleicht auch mal das, was der Kühlschrank an Kulinarischem zu bieten hat.

Martina kennt sich vor allem mit diversen chemischen Mittelchen aus.

Martina: Rheumasalbe, Pinimenthol, Nasenspray mit Menthol (auf dem Genital sehr interessant), andere durchblutungsfördernde oder brennende Mittelchen aus der (Haus-)Apotheke.
Rheumasalben sind »gefährlich«. In der Packungsbeilage kann man nachlesen, dass sie nicht auf Schleimhäute aufgetragen werden dürfen. Ich habe mal unfreiwillig eine Lektion im Umgang mit Rheumasalbe bekommen, als ich mir zuerst die verrenkte Schulter eingeschmiert hatte und dann ohne vorheriges Händewaschen auf die Toilette gegangen war.
Beim »Abtrocknen« meines vorderen Schambereichs muß das Klopapier durchfeuchtet worden sein und die noch an den Fingern haftende Salbe kam auf die empfindlichste Stelle meines Körpers. Anders kann ich es mir nicht erklären. Ich habe eine gelungene Rumpelstilzchen-Tanzeinlage im Bad eingelegt. Meine Versuche, das Gefühl eines Lagerfeuers zwischen meinen Beinen mit angefeuchtetem Papier zu löschen, schlugen fehl. Ich sprang ganz aus der Hose und habe eine Weile mit kaltem Duschwasser gekühlt und versucht, das Brennen wegzuspülen. Von dem Rheumasalbenfehlgriff hatte ich den Rest des Tages noch ein heißes Brennen an einer gewissen Stelle.
Ich denke, es ist nicht besonders gut für die Schleimhäute. Ich bin kein Arzt, kann mir aber vorstellen, das die Schleimhaut so weit gereizt wird, dass sie sich entzünden kann und für Bakterien leichter anzugreifen ist. Ich hatte einmal kurzzeitige Nervenreizungen; statt normalem Anfassgefühl kam bei mir nur immer ein Pieksgefühl. Das hat sich aber wieder gegeben.
Manche experimentieren mit Tabasco oder der grünen Pfeffersauce von der gleichen Firma wie Tabasco.
Bei allen Dingen, die in diese Richtung gehen, muss man sich klar sein, dass man die Wirkung nicht wirklich abschätzen kann. Man weiß nie, wie stark es wirklich brennen wird und wie stark es die Durchblutung anregt. Man weiß auch nicht genau, wann die Wirkung endlich nachlässt.
Es gibt durchaus Allergiker unter den SMern. Wenn jemand schon irgendwelche Medikamenten-/Inhaltsstoffallergien hat: unbedingt austesten. Auch bei Nahrungsmittelallergikern sollte man daran denken, dass Tabasco oder

Chili zu möglicherweise unangenehmen Reaktionen führen können. Das muss ja nicht immer gleich ein allergischer Schock sein.
Die eingesetzten Mittelchen können auch den krönenden Abschluß einer Session verderben. Manchmal brennt es so stark, das ein abschließender Geschlechtsakt nicht mehr so gut kommt.
Und als Frau möchte ich noch darum bitten, in der Schwangerschaft keine Experimente in dieser Art zu unternehmen. Das Gewebe ist dann zu aufgelockert, Frau ist zu empfindlich gegenüber Infektionen, und Rheumasalbe und andere Mittel sind für einen Babybauch verboten.

Werner: Das einzige, womit wir mal gespielt haben, war ein Kochlöffel, weil der so schöne blaue Flecken macht. Ansonsten: Wäscheleine und Wäscheklammern sind immer wieder der Hit. Aber auch etwas, was ich zwar für teures Geld in einem SM-Laden gekauft habe, was man aber auch im Kaufhaus bekommt: so ein Rädchen, mit dem man auf einem Stoff irgendwelche Muster draufmachen kann, oder Roller, um Tapeten herunterzubekommen.

Sven: Neben den üblichen Verdächtigen wie Essstäbchen mit Gummiringen, um die Brustwarzen zu ärgern, fallen mir da spontan zwei, drei Dinge ein: Eine gute Freundin verriet mir mal einen Spieltrick: Ein Glas voller Mineralwasser auf den Boden stellen und Sub mit verbundenen Augen das Glas finden lassen. Das geht nur dann gut, wenn sub sich auf allen Vieren, sozusagen Ohr auf Glashöhe, durch den Raum bewegt.
Eine andere Variante ist, Sub ein quietschendes Spielzeug mit den Zähnen apportieren zu lassen. Ich habe zu diesem Zweck extra einen Spielzeughund, der bei leisestem Druck quietscht...
Manche Doms befestigen ein Tablett an den Brustwarzen ihrer Sub und lassen sie so servieren.
Die Aschenputtelnummer ist ebenfalls nett: Eine Schale voller Erbsen (Linsen, Maiskörner, was auch immer) auskippen, Sub einsammeln lassen und gleich noch mal auskippen.
Schlagwerkzeuge aus Haushaltsgegenständen basteln zu lassen funktioniert im Kopf ziemlich gut. Zum Beispiel ein Holzpaddel aus einem Stück schön massiver Fußleiste herzustellen – dauert ein, zwei Stunden und bringt Sub bestimmt gut in Stimmung.
Noch ein Trick, den ich mal gelesen habe: Sub mit einem Wollfaden und einer Reißzwecke irgendwo in einer Ecke »fesseln« – wehe, der Faden reißt...

Auch mit Würfeln und Münzen lässt sich so einiges anstellen.

Martina: Zu Zeiten, als mein Dom noch nicht chronisch überarbeitet und todmüde war, hat er abends gerne mal ein Spiel gespielt: Münzhalte-Sub. Man nehme dazu zehn Geldstücke und verstecke sie in der Nähe der SM-Utensilien. Dann gestaltet man stimmungsvoll eine SM-Session und haut sich vielleicht schon ein wenig warm. Vorteilhaft ist es, wenn Sub dann schon verbundene Augen hat. Nun muss Sub zur Wand gedreht werden und seine Hände flach dagegen drücken.

Unter jede Fingerspitze wird nun ein Geldstück geschoben. Sub muss die Geldstücke ab jetzt genau an dieser Stelle unter den Fingerspitzen festhalten. Seine Beine sind dabei leicht gespreizt.

Nun verkündet der Dom noch, welche Strafen zu erwarten sind, wenn eines der Geldstücke herunterfällt, und beginnt dann mit einer ausgiebigen Flag-Session.

Aus eigener Erfahrung weiß ich, das es gar nicht so einfach ist, die Münzen auf Dauer an der Wand zu halten. Und je nachdem wie die Strafen für eine gefallene Münze aussehen – zehn Schläge mit der Gerte zum Beispiel – bemüht man sich dann doch sehr, die Münzen alle beisammen zu halten.

Zwischendurch kann eine kitzelnde Zunge oder ein Griff unter den Arm Subbi zum Zappeln bringen. Der Phantasie sind keine Grenzen gesetzt, Sub aus dem Gleichgewicht zu bringen...

Etwas für Menschen, die beim SM-Spiel auch mal kräftig mit Zahlen jonglieren wollen, ist unsere Würfelspiel-Reihe. Zuerst muss Dom seine Sub in Warteposition bringen, am besten wieder mit verbundenen Augen und schon an Wand oder Kreuz stehend. Dann kann er geheimnisvoll klappernd und raschelnd alle Schlaginstrumente, die das SM-Köfferchen so hergibt, in einer Reihe auf dem Bett ausbreiten. Benötigt werden dazu noch einige Würfel.

Die ausgebreiteten Schlaginstrumente bekommen jetzt von links nach rechts Nummern.

Nun gilt es immer zweimal zu würfeln. Das erste Mal für die Wahl des Schlaginstrumentes. Dabei bietet es sich an, sechs oder zwölf Sachen auszulegen und dann einen oder zwei Würfel zu nehmen. Der zweite Wurf ermittelt die Zahl der Schläge. Dabei bietet es sich an, nicht nur zwei Würfel zu nehmen, sondern vielleicht drei oder vier... oder einen 20er Würfel (gibt es in guten Spielegeschäften, wo man auch noch höhere Würfel findet).

Als Überraschungseffekt kann man auch eine Feder zwischen die Schlaginstrumente legen... damit die 7 vielleicht keinen Rohrstock, sondern Federstreicheln enthält. Bei der ganzen Aktion muss allerdings der Aktive wür-

feln, und Sub sollte schon darauf vertrauen, dass die Zahlen richtig durchgesagt werden. Denn wenn man dieses Spiel nicht mit verbundenen Augen spielt, ist es nur halb so spannend.
Der liebe Quälgeist kann aber zwischendurch auch mal gefordert werden, indem man vorher festlegt, was noch so erwürfelt werden kann. Da wäre zum Beispiel eine Ölmassage für Subbilein, die schmerzenden Füße von Sub massieren (wer lange am Kreuz steht, muss auch mal verwöhnt werden), ein Schlag mit der Gerte für den Dom und was einem noch so einfällt.

Ein »Sex-Spielzeug«, das man immer bei sich hat, sind für viele die eigenen Füße – beziehungsweise die des Partners. Lady Wanda erklärt, wie's geht.

Lady Wanda: Ein Fußfetischist erhält von mir eine Ausbildung zum Fußsklaven, weil er mir auf diese Weise voller Enthusiasmus dienen kann. Allerdings braucht er dazu auch Geschick und ruhige Hände. Aufgaben wie Fußpflege, Fußmassage, Fußbäder und Nagellackauftragen gehören mit dazu. Manche entwickeln ungeheure Fähigkeiten darin, mir etwas rauhe Stellen mit den Zähnen zu entfernen – ein wirklich viel besseres Gefühl als ein Bimsstein.
Mit meinen Füßen kann ich zärtlich sein oder Schmerz zufügen. Meine Zehen können liebkosen oder zwirbeln, je nach Bedarf. Es ist sehr bequem, wenn ich mich im Sessel zurücklehne und mit den Zehen die Kontrolle über die Kette ausübe, die an den Brustwarzenklammern angebracht ist oder an seinen Weichteilen. Aber man kann die Nippel auch mit den Zehen – ganz ohne Klammern – gut traktieren. Massage kann mit den Händen oder auch mit dem Mund stattfinden. Dabei darf keine Stelle ausgelassen werden, sonst ist er nicht sorgfältig genug.
Ein Highlight für den Fußsklaven ist es, wenn ich ihm meinen Fuß in den Mund schiebe, ihn mit seinem Fetisch penetriere. Hat man einen entsprechend gedehnten Sklaven, kann man ihn auch mit dem Fuß anal penetrieren.
Trampling mache ich entweder barfuß oder sehr vorsichtig mit High Heels. Das geht aber nicht bei jedem. Sehr große Fettreserven machen einen sicheren Stand ziemlich unmöglich.
Harmlos ist alles, bei dem das Körpergewicht nicht auf dem Sklaven lastet. Ich stelle nackte Füße gern auf sein Gesicht, das empfinden wir beide als sehr intensiven Akt der Nähe.
Auch das Pieksen meiner Heels probiere ich zunächst im Sitzen aus. Ich lasse ihn vor mir knien und benutze seine Oberschenkel als Fußstütze – mit

variierendem Druck. Wenn er da schon sehr heftig reagiert, hat es keinen Sinn, sich mit Heels auf ihn drauf zu stellen, denn er muss sich dabei ruhig halten.
Wenn er sich flach auf den Bauch gelegt hat (ich empfehle die Rückenpartie), steige ich zunächst barfuß auf. Gut geeignet sind Schulterblätter, Pobacken und Oberschenkel – man merkt, welche Stellen geeignet sind, um das Gewicht zu tragen. Auf jeden Fall sollte man nicht überraschend draufspringen, sondern dem Sklaven die Möglichkeit geben, die Muskulatur auf die Belastung vorzubereiten. Dafür muss man ein gewisses Gefühl entwickeln.
Für einen sicheren Stand halte ich mich meistens an einer Kette fest, die an der Decke befestigt ist. Wer so was nicht daheim hat, der kann sich auch auf einen Tisch stützen. Das ist besonders ratsam beim Trampling mit Heels, weil das wirklich eine sehr wackelige Angelegenheit ist. Die High Heels müssen flach genug sein, dass man den Absatz noch entlasten kann und mehr mit dem Ballen auftritt. Beim ersten Mal war ich überrascht, wie tief sich dabei die Absätze ins Fleisch bohren. Also Vorsicht! Es bleiben Abdrücke: blaue Flecken, manchmal sehr blau, Schürfwunden und, wenn man es sehr toll treibt, auch blutige kleine Abdrücke.
Ich rate besonders vom Betreten der Vorderseite ab. Wenn man sich die Spitze eines High Heels betrachtet und darüber nachdenkt, wie weich die Haut und die inneren Organe sind, dann kommt schnell die Frage auf, wo man überhaupt guten Gewissens hintreten kann. Um den Kick trotzdem zu haben, setze ich mich auf einen Stuhl und betrete den Skaven spielerisch – auch seine Weichteile.
Zum Fußfetischismus gehört für mich aber auch das Auspeitschen der Fußsohlen als Bestrafungsmöglichkeit. Wenn der Sklave merkt, wie sensibel seine Füße reagieren, dann wird er sich mit meinen erst Recht Mühe geben.

Und schließlich gibt es Menschen, die auf erotische Spiele mit Natursekt (sprich: Urin) stehen – wobei es ebenfalls das eine oder andere zu beachten gilt.

Chris: Was der Reiz dabei ist, da habe ich ehrlich gesagt keine Ahnung. Es ist zumindest bei mir jedenfalls null Demütigung. Also nicht wie in der Fernsehserie »Shogun«, wo der Gefangene als Erniedrigung vom Heerführer angepisst wurde. Urinspiele beinhalten wohl relativ häufig kein Erniedrigungselement. Viele sagen, dass es eine wahnsinnige Intimität hat, was für mich zwar zutrifft, aber den Reiz nicht erklärt (Nasebohren finde ich

auch intim, aber eklig). Vielleicht muss man einfach akzeptieren, dass es Dinge gibt, die erregen oder für Wohlbefinden sorgen.
Profis sagen oft »und jetzt darfst du als Belohnung meinen Sekt trinken«. Natursekt ist etabliert als Begriff, manche sagen auch »Wassersport« oder kürzen es NS ab. Mir scheint das eher der Versuch, den Begriff Urin oder Pisse zu vermeiden, weil die Verwendung dieser Begriffe peinlich sein könnte. Ich find's ganz lustig, weil es zu Natursekt kein Verb gibt. Wenn du dich nicht traust zu sagen: »Magst du mich anpissen?«, musst du zu Konstruktionen greifen wie »Ich möchte Natursekt äußerlich«. Das schmerzt in meinem Sprachgefühl. Ich benutze deshalb gern den das Wort Urinspiel als Substantiv und pissen als Verb.
Zu gesundheitlichen Risiken: Definitiv weiß es keiner. Viele nehmen als Referenz Bücher aus der Eigenurintherapie. Dabei wird aber übersehen, dass die Eigenurintherapie, wie der Name schon sagt, vom Trinken des *eigenen* Urins ausgeht. Das ist bei Urinspielen aber eher selten. Es gilt als sicher, dass fremder Urin Hepatitis A und B übertragen kann. Gegen Hepatitis kann man sich aber impfen. Aids kann nach dem momentanen Stand der Forschung nicht durch Urin übertragen werden.
Man sagt, dass Urin bis zum Austreten aus der Harnröhre steril ist und deshalb besonders »sicher«. Ich bin da misstrauisch. Urin hat eine Entgiftungsfunktion für den Körper, und die Gifte müssen ja irgendwo hin. Beim Eigenurin gibt es wiederum Spezialisten, die behaupten »nur Mittelstrahl« oder »nur morgens«, um die Giftmenge möglichst klein zu halten. Ich persönlich würde mit einem Partner, der »böse« Medikamente nimmt (alles, was mindestens Antibiotikastärke hat), kein Urinspiel machen. Äußerliche Urinspiele, also anpissen und nicht trinken, gelten als weitestgehend sicher. Nur bei Wunden und Schleimhäuten besteht die oben angesprochene Gefahr, Hepatitis zu übertragen. Urinspiele von Frauen während der Monatsblutung finde ich auch heikel.
Bei Urin gibt es eigentlich kein »Worauf Anfänger achten sollten«. Das Hepatitisrisiko sollte einem bewusst sein, aber ähnliches gibt es bei vielen Praktiken. Viele stellen bei dieser Praktik fest, dass sie einfach nicht pissen können. Das gibt sich mit Geduld, manchmal auch erst nach Jahren, manchmal nie. Es ist einfach etwas völlig anderes, wenn man alleine auf der Toilette pisst oder wenn der geliebte Partner unter einem liegt. Manche trinken sehr schnell sehr viel Wasser vorher, um genug Menge und Druck zu bekommen. Und manche experimentieren mit dem Geschmack. Kaffee, Spargel und Bier scheinen den Urin ekliger zu machen.
Es gibt eine richtige Natursektsubkultur, allerdings ohne eigene Stammtische. In dieser Subkultur wird man als SMer eher als Exot bestaunt. Für mich gehört ein Urinspiel ebenfalls nicht zu den SM-Praktiken, sondern

wie Ficken, Selbstbefriedigung oder Küssen zum allgemeinen sexuellen oder zärtlichen Repertoire, auf das einige stehen und andere eben nicht. Man kann ein Urinspiel natürlich explizit als SM-Spiel gestalten; das kann man mit Selbstbefriedigung aber auch.

Manche Rollenspieler ziehen eine besondere Lust daraus, von ihrem Partner wie ein Haustier behandelt zu werden. Der Fachausdruck hierfür lautet »Petplay« oder »Petgames«. Ich habe dazu ein Kurzinterview mit Stefan durchgeführt.

Arne H.: *Stefan, wo liegt für dich der Reiz beim Petplay?*
Stefan: Mein Kick ist es, möglich tief in die Petrolle zu fallen, zum Beispiel als Hund längere Zeit irgendwo abgelegt zu werden. Dann werden auch die Serotonin-Rezeptoren so weit abgesättigt, dass der Zigarettenbedarf auf Null sinkt.
Arne H.: *Was würdest du jemandem raten, der bei sich zum ersten Mal ein Interesse daran entdeckt, auf erotischer Ebene wie ein Tier behandelt zu werden?*
Stefan: Das Empfinden und die Erwartungen sind sicherlich bei jedem anders. Petplay ist eine Form von Dominanz und Unterwerfung, und ob man einen Diener, Sklaven oder ein ›willenloses‹ Lustobjekt sucht oder sein will, ist eigentlich nicht so weit entfernt. »Tier« bietet halt einige andere, vielleicht auch zusätzliche Möglichkeiten, z. B. Zuckerbrot und Peitsche. Das heißt, man kann sein Tier quälen und mit ihm schmusen, Bondage-Fans können durchaus auf ihre Kosten kommen. Die Unterwerfung/Dressur kann sehr, sehr weit gehen, wenn man zum Beispiel ein Teletakt-Halsband (gibt es bei www.schecker.de) einsetzt. Für ein Tier können Pausen auch sehr entspannend sein, da man ja einen Besitzer hat, der für einen sorgt.
»Tier« ist eben eine der zahlreichen ungefährlichen SM-Spielarten, und wenn man diese Neigung hat, sollte man sie genauso ausleben wie andere Neigungen auch. Partner findet man in den üblichen SM-Kontaktanzeigen, da viele Sadomasochisten auch Interesse am Petplay als weiterer Spielart haben. Im Internet ist www.pets-and-owners.de eine sehr gute Anlaufstelle. Wenn Interesse vorhanden ist, sollte man es auch entsprechend in den Anzeigen schreiben, auch wenn man es nur ausprobieren möchte.
Arne H.: *Magst du kurz beschreiben, wie Ponyspiele oder Dog-Training bei dir konkret ablaufen?*
Stefan: Ich selber stehe auf möglichst artgerechte Haltung, also etwa so wie man einen Hund oder ein Pony real behandeln würde, erweitert um die entsprechenden tierquälerischen Elemente. Bei einem Hund wäre das also

eine realistische Dressur eventuell mit Elektrohalsband, anketten, Hundepeitsche, Streicheleinheiten etc.. Eine Zwingerhaltung wäre schön, aber kaum realisierbar, ein Hundekorb muss ausreichen. Bei einem Ponyspiel stehe ich auf vierbeiniges Reiten möglichst mit Kandare und Sattel. Hierbei wird die Kondition sehr gefordert. Ein Durchgang von 15 Minuten ist schon eine anerkannt sehr gute Leistung, auch bei leichten Reitern mit etwa 70 Kilogramm. Zwei bis drei Durchgänge pro Tag sind realistisch. Sulky-Ziehen ist natürlich weit weniger anstrengend, aber auch nur gelegentlich möglich.

Arne H.: *Wo kann man sich als Pet Player mit brauchbaren Utensilien versorgen?*

Stefan: Vor allem im Internet. Hübsche Halsbänder für den Luxushund findet man bei www.bentaiga.com. Sehr gute Pfotenschuhe gibt es bei www.sabro.de (Irgendwann wird man sich dort wundern, warum die großen Größen immer nur paarweise bestellt werden). Bei Ebay findet man fast alles, insbesondere für den Reitsport, gelegentlich auch mal ein Teletakt oder eine Hundepeitsche.

Furries sollten mal bei »realms of darkstone« (http://realms.safeshopper.com/24/101.htm?610) vorbeischauen. Etwas Besseres und vor allem zu diesen Preisen gibt es nicht. SM-Shops sind in der Regel viel zu teuer und sollten nur bei sehr speziellen Wünschen aufgesucht werden.

Wieder andere Rollenspieler versuchen, erotische Unterwerfung mit ihren Lieblings-Fantasyromanen zu verquicken. Hier steht das Kultbuch »Der Herr der Ringe« von J. R. R. Tolkien an erster Stelle. Die Variationen sind hier vielfältig, wie eine Mailingliste im Internet unter http://www.topica. com/lists/Tolkien_BDSM verrät: *»Gefolterter Frodo. Gut durchgeprügelter Legolas. Nackter Aragorn in Ketten. Boromir leckt Aragorns Stiefel. Gimli wird in Frauenkleidung gezwungen. Und so weiter, wie es eurem Herz gefällt.«*

Weitere solche sogenannte Slash-Fiction im Spannungsfeld zwischen Homosexualität, Sadomasochismus und anderen Formen von ausgefallener Sexualität gibt es im weltweiten Netz unter URLs wie emeraldkeller.tripod.com/emerald1.htm, www.ansereg.com groups.yahoo.com/group/LOTR_Discipline und www.geocities.com/purpledluva/lordlinks.html. Dort finden Sie Passagen wie diese hier unter www.femgeeks.net/tolkien/archive/1/aclaiming.html: *»Frodo wandte seinen Kopf, um den Schlägen auszuweichen, aber es war alles Show, und Sam verstand das. Er schlug wieder und wieder zu, und Frodo seufzte vor Erregung, stöhnte, als er es nicht mehr zurückhalten konnte…«*

Die britische Zeitschrift »Bizarre« berichtet in ihrer Weihnachtsausgabe 2002 in dem Artikel »Filthy Sex Hobbits« über die wachsende Zahl von Paaren, die den Tolkien-Fetisch in ihr Liebesspiel einbauen: *»Wenn man als eine Elben-Lady lebt, gibt es niemals ein Ende«* wird etwa Jane aus London zitiert. *»Du lebst in deiner eigenen Welt, und das Rollenspiel geht immer weiter. Wenn ich ehrlich sein soll, sind es nur diese kleinen pelzigen Wesen, bei denen ich komme wie ein verdammter D-Zug.«* Elben werden offenbar besonders gerne gespielt, weil sie einerseits als wunderschön, nobel und unberührbar, andererseits aber auch als pflegend und hegend gelten. Lilith, die im Internet als Schaltstelle für diese Szene gilt, erklärt, dass heterosexuelle Männer und Lesben besonders auf Elben, heterosexuelle Frauen und Schwule hingegen besonders auf Hobbits stehen. Dementsprechend können sich auf der Website »Furry Feet and Beery Kisses« (Pelzige Füße und bierselige Küsse) »Sam« und »Frodo« zu Experimenten mit Partnertausch, Oral- und Analverkehr sowie gegenseitiger Selbstbefriedigung treffen. Norwegen und Australier folgen den Briten bei dieser neuen Vorliebe momentan auf den Fersen.

In Deutschland hingegen orientiert man sich noch an den von dem US-amerikanischen Philosophieprofessor John Norman entworfenen Fantasy-Romanen über die Welt von Gor. Sie entführen ihre Leser in ein Sword-and-Sorcery[2]-Universum à la »Conan, der Barbar«, in dem die Frauen den Männern untertan sind. Manche Kritiker sehen in diesen Geschichten frauenfeindliche Züge, beispielsweise weil in mehreren von ihnen erfolgreiche und besonders emanzipierte Erdenfrauen nach Gor entführt werden, um dort ihre wahre Weiblichkeit in der Versklavung durch den Mann zu entdecken. Allerdings haben Normans Romane auch sehr viele weibliche Fans, von denen einige sich selbst als »Kajirae« (Goreanisch für »Sklavinnen«) bezeichnen. Im Online-Rollenspiel, aber auch im wahren Leben hat sich eine Subkultur der »Lifestyle-Goreaner« herausgebildet, die Normans Romane als Grundlage für ihre erotischen Spiele benutzen. Eine von ihnen ist Susanne.

Arne H.: *Susanne, was ist für dich so besonders reizvoll an den Gor-Romanen?*

Susanne E.: Der Gedanke, dass die Frauen tatsächlich ihre Erfüllung im Sklaventum finden. Die Männer sind »natürlich« dominant. Die Gesellschaftsform ist darauf ausgelegt, dass das Sklaventum einfach vorhanden und anerkannt ist. Die Stellung der Frau ist von Anfang an geklärt. Keine

---

[2] Sorcery: Zauberei, Hexerei (Anm. des Verlegers)

Diskussionen, keine Fragen, alles ist klar. (In der Realität würde mir ein 24/7-Verhältnis allerdings nicht gefallen. Dafür bin ich dann doch zu emanzipiert...)

Arne H.: *Findest du diese Romane nicht furchtbar frauenfeindlich?*

Susanne E.: Ja (grinst). Sie sind durchaus frauenfeindlich... Aus Sicht einer nichtmasochistischen Frau kann das nur ein Schlag ins Gesicht sein. Norman muss einfach dominant sein und entsprechende Phantasien haben, die er dann in seinen Romanen umgesetzt hat. Eine derartige Gesellschaftsform auf unserer Welt würde ich auch ablehnen. Denn Norman geht in seiner Fiktion davon aus, dass die Natur der Frau devot ist. Und das ist nun mal in der Realität nicht so. Insofern würde es meinem gesamten Denken widersprechen, diese Gesellschaftsform hier durchzusetzen, da der freie Wille, der jedem Menschen zusteht, damit gebrochen würde.

Arne H.: *Bezeichnest du dich selbst als Kajira?*

Susanne E.: Wenn du die vollkommene Unterwerfung unter den Willen des Mannes in allen Teilbereichen des Lebens meinst: Nein. Ich bin in sexueller Hinsicht masochistisch veranlagt, liebe die Gor-Romane, um meine Phantasie zu beflügeln, aber ich könnte mir niemals ein Leben als Sklavin eines Mannes – 24 Stunden am Tag – vorstellen.

Arne H.: *Wie hast du die Welt dieser Romane in dein SM-Spiel integriert?*

Susanne E.: Seinerzeit haben wir schon Ideen aus den Romanen in unser Sexleben einfließen lassen, also das anfängliche Sträuben der Frauen und dann die Unterwerfung durch den Mann. Die Erkenntnis der Frau, dass hier ihr Platz ist und so weiter.

Arne H.: *Hast du Tipps, wie man die Atmosphäre von Gor in seine SM-Rollenspiele einbauen kann?*

Susanne E.: Entsprechende Kleidung, Sex in der Natur, wo man sich leichter in diese Welt versetzen kann als in einer modern eingerichteten Etagenwohnung, Anschaffung eines Sklavenkragens und für den, der drauf steht, die Tätowierung des Kajira-Zeichens auf den Oberschenkel.

Arne H.: *Kennst du typische Sklavinnenstellungen und goreanische Befehle?*

Susanne E.: Klar. Am anregendsten finde ich das nackte Knien mit gradem Rücken, Knie auseinander, Hände auf die Oberschenkel, Blick gesenkt, vor dem Herrn. Die devoten Posen durch die Sklavinnen haben bei mir auch einen erheblich höheren Stellenwert als die Befehlsworte.

Fesselnde Leidenschaft – die Kunst der Bondage

Bondage, die Kunst erotischen Fesselns, stellt im Zusammenhang mit erotischer Unterwerfung eine so umfassende Technik dar, dass wir uns ihr in einem eigenen Kapitel widmen wollen.

Was sollte man jemandem raten, der zum ersten Mal mit Bondage experimentieren möchte?

Patrick: Es kommt darauf an, um welche Art von Bondage es sich handelt. Ist es eine einfache Seilfesselung? Dann Finger weg von Seilen und Schnüren unter sechs Millimetern Durchmesser, Wäscheleinen, Draht (alles schon mal vorgekommen) und Kabelbindern, aber auch von Nylonstrümpfen und Strumpfhosen. Nylon und Strumpfhosen schnüren sich sehr dünn zusammen, und die Knoten gehen dann nicht auf. Hier besteht eine hohe Gefahr, sich die Nerven einzuschnüren und -zuklemmen. Halstücher (wenn sie nicht zu dünn sind) und Schals sind okay. Sie bilden mehr Auflage und schnüren nicht so stark. Praktisch sind auch fertige Lederfesseln, wie es sie im Handel gibt. Sie sollten aber breit und möglichst gepolstert sein.
Bevor man mit einer sehr weit gehenden Seilfesselung beginnt, sollte man sich auf jeden Fall immer Rat von Dritten einholen: Je umfangreicher die Fesselung, desto umfangreicher die Infos und Ratschläge. Gute Literatur allein wird hier nicht reichen, ist aber ein absolut wichtiger Ansatz. Gerade die japanischen Seilfesselungen mit Aufhängungen bedürfen viel Erfahrung sowie das Entwickeln eines eigenen Geschicks und Gefühls für Menschen und den Umgang mit den Seilen an diesen Menschen. Wer sich das Bondage-Handbuch von Matthias Grimme holt, ist perfekt gerüstet. Man darf sich nicht durch Fotos und Videos täuschen lassen. Hier sieht man riskante Dinge.
Wichtig ist: Vorsichtig herantasten, Gelenkigkeit, Gesundheitszustand und Kondition des Partners berücksichtigen. Mit ihm sprechen und vorsichtig testen. Nicht alles kann im Spiel erlernt werden: Man muss, auch ohne es in eine Session zu integrieren, einfach üben und probieren. Das macht übrigens auch Spaß. Und es ist dann auch kein Drama, wenn etwas nicht geklappt hat. Kommunikation ist gerade da wichtig. Die mentale Seite des Bondage behandelt übrigens Midoris Buch »The Seductive Art of Bondage«, das aber leider nicht mehr im Handel erhältlich ist.

Meine kleine Checkliste für den schnellen Überblick:

- ein Messer zum Losschneiden bereit legen und es vom übrigen Spielzeug getrennt halten.
- den Drucktest in regelmäßigen Abständen (fünf Minuten) nicht vergessen: Damit kann man in begrenztem Ausmaß die Blutzirkulation kontrollieren. Man drückt dabei zum Beispiel auf die Handoberfläche, und zwar auf der weichen Stelle zwischen dem Ansatz von Daumen und Zeigefinger. Ein gewisser Blutstau entsteht beim Fesseln immer! Wenn man jetzt an dieser Stelle recht fest drückt und gleich wieder loslässt, dann sieht man sofort eine helle Stelle. Je schneller diese verschwindet, desto besser ist die Zirkulation noch.
- Atmung nicht behindern: Bauchbereich oder Brustkorb also keinesfalls extrem einschnüren; keinesfalls beide Bereiche gleichzeitig einschnüren.
- Gefesselte nie ohne Aufsicht lassen.
- Gefesselte sichern, die mit zusammengebundenen Füßen stehen müssen. Dasselbe gilt auch, wenn der Gefesselte knien muss. Wer gefesselt ausgepeitscht wird oder anderes dieser Art erlebt, kann auch kurz ohnmächtig werden. Insbesondere auf Parties entsteht oft schlechte Luft, und das wirkt sich auf den Kreislauf aus. Der Gefesselte merkt es in der Regel vorher, kann aber nicht selbst ein Umkippen verhindern, indem er zum Beispiel die Beine spreizt. Daher braucht man eine feste Sicherung durch ein Seil nach oben (zu einem Haken). So ein Umkippen ist mir übrigens mit drei Mädels schon viermal passiert. Einmal musste ich freischneiden.
- Knebel nur mit Vorsicht einsetzen. Sie sind nicht immer bei jedem anwendbar, da beispielsweise beim Passiven im erregten Zustand ein höherer Sauerstoffbedarf eintritt. Weil die Kommunikation stark eingeschränkt ist, müssen Signale vereinbart werden – oder man sollte die Körpersprache des Partners sehr gut kennen.
- Safeword festlegen.

Enris: Die besten Dinge gelingen selten auf Anhieb. Meister fallen nicht vom Himmel. Das heißt also, man sollte sein Werkzeug kennen und sich nicht scheuen, damit zu üben. Wenn ich eine Seilfesselung machen will, die ich mir ausgedacht habe oder wovon ich ein Bild im Internet gesehen habe, rechne ich durchaus damit, dass sie beim ersten Mal misslingt. Oder

dass meine Partnerin sich daraus leicht befreien kann. Üben gehört dazu. Im Ernstfall, also auf dem Höhepunkt eines Fesselspiels, können schiefgegangene Fesselungen frustrieren. Aber was soll's, das ist kein Beinbruch und führt nicht zum Abbruch. In solchen Fällen greife ich zu Ledermanschetten, damit das Spiel weitergeht, und wir beide schmunzeln über die ungeschickten Knoten. Bondage soll Spaß machen, über kleine Missgeschicke können wir lachen.
Welche Fesseln dabei verwendet werden – Seile, Handschellen, Ledermanschetten – ist einerseits eine Frage des persönlichen Geschmacks und andererseits der Intention des Spiels.
Zum persönlichen Geschmack gehört auch, wie es aussieht, wie es sich anfühlt oder sich anhört. Wer ein starkes Faible für das Gefühl von Leder hat, wird vermutlich auch dieses Material für Fesseln bevorzugen. Dann gibt es die »Stahlfraktion«, die Ketten und Handschellen bevorzugen. Solche Fesseln sind restriktiver, insbesondere wenn wir an Gelenkhandschellen denken, mit denen man die Arme weniger verdrehen kann. Mit Seilen lassen sich wiederum mit etwas Übung auch aufwendige Fesselungen realisieren, die nur von Können, Phantasie und Sicherheit begrenzt sind.
Die Intention des Spiels ist ebenfalls wichtig. Für ein Verhaftungsspiel passen halt nur Handschellen, ein Geiselspiel geht auch gut mit Seilen. Mit Intention meine ich auch, welche Ausmaße das Fesselspiel annehmen soll. Falls das »Opfer« zunächst noch eine Weile gefesselt ausharren muss, bis es zur körperlichen Annäherung kommt, sollten die Fesseln natürlich bequem genug für diesen kurzen Zeitraum sein.
Bei den ersten Fesselexperimenten nimmt man gemeinhin, was man so findet. Ich habe mit einem Springseil angefangen, von dem ich die Griffe entfernt hatte. Bei Seilen war es zunächst geblieben, dann kamen die Handschellen, dann Lederzeug, dann medizinische Fesseln. Daneben hatte ich lange, schmale Ledergürtel, die wohl ursprünglich zum Verzurren dienten.
Aber seit »Basic Instinct« sind wohl die Seidenschals für viele in Betracht gekommen – mein Ding sind Tücher, Schals und so weiter allerdings nicht. Vielleicht sieht mir das zu weich, zu verspielt aus; ich mag es lieber fest. Das ist für mich vor allem eine Sache der Optik.
Ich nehme aber regelmäßig ein großes viereckiges Halstuch, um damit meiner Freundin die Augen zu verbinden. Diese fertigen Augenmasken aus Leder sind ziemlich enttäuschend. Aus dem Viereck wird ein Dreieck gefaltet, dann wird es jeweils etwa handbreit zusammengefaltet. Das gibt eine ebenso blickdichte wie auch ebenso weiche und sichere Augenbinde.
Stofffesseln haben einen Vorteil: Große Flächen ergeben bequeme Fesselungen und erlauben gut haltende Knoten. Und das ist der Nachteil: Diese Knoten können sich fester ziehen, aber Knoten sollten schnell zu lösen sein

– man weiß ja nie… Aus diesem Grund sind Damenstrümpfe oder überhaupt dehnbares Material zu vermeiden. Am Ende sind die Knoten so fest, dass nur noch eine Schere hilft.
Früher habe ich Wäscheleine verwendet. Heute würde ich die keinesfalls mehr nehmen, nicht nur, weil die Knoten wegen der Ummantelung leicht rutschen und sich selber öffnen. Das Material ist einfach zu dünn. Je dünner ein Material, desto leichter schneidet es ein. Ein Plastikseil oder eine mit Kunststoff überzogene Leine entwickelt auch eine hohe Reibungshitze. Da sind auch Verbrennungen drin, wenn man das beim Befreien zu schnell über die Haut zieht. Naturmaterial wie Baumwolle hat diese Eigenschaft nicht. Daher ist Baumwolle das bevorzugte Material für Seile, die man zum Fesseln verwenden möchte.
Bei Tüchern und Schals kann sich die bunte und/oder »verspielte« Optik auch als Vorteil erweisen. Dadurch – vermute ich mal – kann ein Einstieg erleichtert werden, wenn im Kopf die Formel »Fesseln = SM = pervers und krank« steht. So hübsch bunt kann ja kein SM sein, das ist ja alles schwarzer Lack und schwarzes Leder (zwinkert). Kurz gesagt, es könnte helfen, Vorurteile zu überwinden.
Wer über einige ausrangierte Hosengürtel verfügt, kann auch die verwenden. Meist reicht die Anzahl der Löcher nicht aus, aber mit einer Lochzange oder einem Stanzeisen lässt sich das ändern.
Manchen Anfängern bereitet die Technik Schwierigkeiten. Erst nachdem man's probiert hat, merkt man, dass Fesselungen mit richtigem Seil gar nicht so schwer sind – wenn man sich ein wenig Mühe gibt. Ich bin letztens auf eine Website mit verschiedensten Bondage-Amateurbildern gestoßen; viele geben sich da offenbar keine Mühe: dünnes Seil, einige unachtsame, asymmetrische Wicklungen, hier und da verschiedene Knoten… Ansonsten bin ich kein penibel ordentlicher Mensch, aber ich meine, um einen Partner zum Fesseln zu überzeugen, sollte man ein wenig ordentlich mit ihm und dem Material umgehen. Ein verunsicherter Partner wird sich von schlechter und damit wahrscheinlich unangenehmer Fesselung nur noch mehr verunsichern lassen.
In einem Krimi sah ich letztens, dass ein Serientäter seinen Opfern mit Kabelbindern die Hände gefesselt hatte. Die handelsüblichen Kabelbinder sind für Bondagezwecke aber nicht geeignet. Polizeieinheiten verwenden teilweise Fesseln, die zwar nach dem gleichen Prinzip wie Kabelbinder funktionieren (zum Teil sogar wiederverwendbar, da mit Handschellenschlüssel zu öffnen), dafür aber aus breiterem (knapp über einem Zentimeter) Material bestehen. Und es ist natürlich ein Unterschied, ob Polizeibeamte »unsichere« Verdächtige abführen oder ob man ein wildes Bondagespektakel veranstaltet. Kabelbinder können aber ganz nett sein, wenn

man bei zusammengelegten Händen die Finger einzeln aneinander fesseln will. Dazu ein Benutzerhinweis: Nicht zu fest anziehen und zum Öffnen zum Beispiel einen Seitenschneider bereit halten.

Wo bekommt man gute Stahlfesseln her?

Günter: Ich möchte zuerst den Tipp geben, wo man sie NICHT kaufen sollte – und zwar in normalen Sexhops. Hier kriegt man mit an Sicherheit grenzender Wahrscheinlichkeit nur minderwertige Ware zu überhöhten Preisen. Auch in auf SM spezialisierten Läden zahlt man oftmals noch viel zu viel Geld für derlei Produkte, wobei hier die Qualität oftmals besser ist. Wenn man handelsübliche Hand- und Fußschellen von namhaften Herstellern erwerben möchte, kriegt man diese meist weit günstiger in Armyshops oder Spezialgeschäften für Security. Die günstigsten Schnäppchen kann man – wie so oft – im Internet machen. Hier gibt es auch Stahlfesseln im schweren mittelalterlichen Design, die man in Läden außerhalb des Webs nur selten findet. Oftmals kann man dann den Internetshop anmailen und sich seine Fesseln nach Maß schmieden lassen. Wenn man über eine Kreditkarte verfügt, kriegt man im Web auch tolle und zum Teil (trotz Transportkosten und Zoll) günstigere Ware aus dem Ausland. Sehr preiswerte Ware findet man häufig auch in Online-Auktionshäusern wie eBay – insbesondere wenn es einem nichts ausmacht, dass die Fesseln eventuell nicht neu, sondern gebraucht sind. Für einige übt es auch einen ganz besonderen Reiz aus, wenn sie von einem US-Cop im Ruhestand über eBay Handschellen erwerben, die dieser 15 Jahre im Dienst verwendet hat. Ich habe einige solcher Exemplare in meiner Sammlung. Auch findet man in Auktionen manchmal sehr alte Handschellen, die schon seit vielen Jahrzehnten nicht mehr produziert werden. Diese Modelle sind meist etwas umständlich in der Bedienung, dafür aber sehr schön und sorgfältig hergestellt und oftmals weit bequemer und somit spielgeeigneter als moderne Handschellen. Als Beispiel möchte ich hier nur mal Hiatts-Handschellen im altenglischen sogenannten »Darby«-Design nennen. Diese seit über 40 Jahren nicht mehr für den Polizeieinsatz gebauten Fesseln sind hervorragend abgerundet und auch über längere Zeit sehr bequem zu tragen – man möchte sie fast nicht mehr ausziehen...

Worauf muß man bei der Verwendung von Stahlfesseln, beispielsweise Handschellen, achten?

Günter: Schon bei ganz gewöhnlichen Handschellen gibt es gewaltige Qualitätsunterschiede. Ich krieg immer eine Gänsehaut, wenn ich auf Parties zahlreiche SMer 'rumlaufen sehe, die zwar Klamotten für zig hundert Euros anhaben, jedoch am Gürtel dann Schrott-Handschellen für nicht mal zehn Euro tragen. Diese Dinger sind nämlich nicht nur billig, sondern wegen ihrer minderwertigen Verarbeitung auch gefährlich. Man erkennt sie leicht daran, dass die Kettenglieder nicht verschweißt sind und vor allem dass sie mit einem Arretierungshebel neben dem Schlüsselloch versehen sind. Der Arretierungshebel ist auch das größte Sicherheitsmanko dieser Fesseln. Um die Fesseln zu arretieren, also so festzustellen, dass man sie nicht mehr enger drücken kann, schiebt man diesen Hebel einfach zur Seite (oftmals steht dort »Stop«). So weit, so gut, nur ist diese Arretierung dann alles andere als sicher. Sie löst sich nämlich nur allzu gerne wieder von selbst, und dann kann man die Fesseln erneut enger stellen.

Hat man seinem »Opfer« beispielsweise die Hände mit derlei Handschellen auf den Rücken gefesselt und wirft es dann in einen Sessel, kann es passieren, dass sich diese Billig-Handschellen wieder von selbst enger zudrücken, da sich die Arretierung gelöst hat. Eine gefährliche Quetschung der Handgelenke ist also durchaus möglich. Mit so etwas ist nicht zu spaßen, da sich im Handgelenk empfindliche Nervenbahnen befinden. Auch sind diese Billig-Handschellen meist sehr scharfkantig, was die Verletzungsgefahr noch erhöht. Häufig findet man diesen Schund auch als sogenannte »Love-Cuffs« getarnt vor. Hier wurde der Stahl dann mit Kunstfell in allen erdenklichen Farben und Mustern überzogen. Dadurch ist zwar die Scharfkantigkeit erheblich abgemildert, die Gefahr der sich öffnenden Arretierung und der damit verbundenen Quetschungen besteht aber weiterhin.

Beim Kauf von Handschellen (und anderen Stahlfesseln) sollte man also vor allem darauf achten, dass sie *sicher* zu arretieren sind. Eine sichere Arretierung zeigt sich dadurch, dass man sie nur mit dem Schlüssel wieder lösen kann. Außerdem sollten sämtliche Kanten gut abgerundet sein, so dass sie nicht allzu unbequem zu tragen sind. Je breiter die Auflagefläche der Schellen ist, desto weniger schneiden sie ein und desto mehr kann man auch daran zerren und reißen – manche stehen ja auf derlei »Kämpfe«. Man sollte also lieber ein paar Euros mehr beim Kauf ausgeben und dafür auf Qualität achten – die Investition lohnt sich allemal, da solche Stahlfesseln für gewöhnlich sehr lange halten. Lieber kein No-Name-Produkt, sondern Markenware namhafter Hersteller, wie sie auch die Polizei verwendet, zum Beispiel Clejuso aus Deutschland, Smith & Wesson aus den USA, Hiatts aus England, Ralkem aus der Tschechei etc.. Auch sollte man natürlich beim Kauf daran denken, wer die Handschellen tragen soll. Es gibt Modelle, die extra groß und somit für dicke Handgelenke geeignet

sind, und solche, die sich sehr eng stellen lassen, so dass sie auch den zierlichsten Damen passen.
Manchmal kann es vorkommen, dass jemand auf Nickel allergisch reagiert. In diesem Falle sollte man Fesseln aus Edelstahl kaufen, welche allerdings ein paar Euros mehr als vernickelte Exemplare kosten.
Für das Spiel mit Handschellen und anderen Stahlfesseln habe ich natürlich auch ein paar Tipps:

- Verwendet Handschellen, insbesondere solche mit schmaler Auflagefläche, besser nicht für »wildere Spiele« oder um jemanden mit über den Kopf gestreckten Händen (oder gar hängend) zu fesseln. Das Handgelenk enthält sehr viele Nervenstränge – eine Verletzung kann beispielsweise temporäre oder gar permanente Taubheit der Hand (oder Teilen davon) zur Folge haben. Für derartige Aktionen sind weiche Seile mit großem Durchmesser (mindestens acht Millimeter) oder Ledermanschetten weitaus besser geeignet.

- Auch wenn das in Filmen so gern gezeigt wird, verzichtet lieber darauf, die Handschellen mit Schwung auf das Handgelenk des »Opfers« zu schlagen, so dass diese von selbst einschnappen. Gerade bei schwergängigen Modellen kann das unter Umständen schmerzhaft werden oder gar zu Verletzungen führen. Wenn man dennoch mal eine derartige Verhaftung durchführen möchte: Die Profis, also echte Polizisten, haben in diesem Fall ihre Handschellen so eingestellt, dass der Bügel in der engsten Position ist und nur noch von einem einzigen Zahn im Schloss gehalten wird. So löste er sich beim Auftreffen auf das Handgelenk des zu Verhaftenden sehr leicht und schnellt um dieses herum, wobei er allein durch den großen Schwung von selbst wieder einrastet.

- Versichert euch vor Gebrauch, dass ihr den richtigen Schlüssel dabei habt, und testet am besten obendrein, ob sich beide Schellen noch ordnungsgemäß verschließen und wieder öffnen lassen.

- Solltet Ihr Handschellen mit ovaler Öffnung verwenden, überlegt euch vorher, ob das »Opfer« die Handflächen nach innen oder nach außen (bzw. nach oben oder unten bei den horizontalen Varianten) gerichtet haben soll. Da diese Handschellen besser an die natürliche Handgelenksform angepasst sind, können sie auch enger eingestellt werden als ihre rundlöchigen »Artgenossen« – das hat allerdings auch zur Folge, dass das »Opfer« die Hände anschließend meist nicht mehr drehen kann.

- Bei Selfbondage-Experimenten mit Gelenkhandschellen (also ohne Kette) solltet ihr auf alle Fälle immer darauf achten, dass die Schlüssellöcher nach vorne (vom Körper weg) gerichtet sind. Ansonsten wird es sehr schwer bis unmöglich, ohne fremde Hilfe wieder 'rauszukommen.
- Das vielleicht Wichtigste: Vergesst nicht, die Handschellen nach dem Anlegen zu arretieren (Double Lock). Somit ist gewährleistet, dass sie sich nicht versehentlich »von selbst« weiter zuziehen können.
- Noch ein kleiner Tipp zur Pflege: Man sollte Handschellen, wie alle mechanischen Produkte, gelegentlich ölen. Dafür eignet sich Waffenöl (zum Beispiel »Ballistol Klever«) ganz hervorragend. Dieses Kriechöl bekommt man in jedem Waffenladen. Ein paar Tropfen auf die Zahnreihen, welche den Bügel festhalten, auf das Bügelgelenk und ins Schloss tragen dazu bei, dass man lange Freude an seinem Spielzeug hat.

Enris: Am besten sind Markenhandschellen wie Clejuso aus Deutschland, Smith & Wesson aus den US oder Hiatts aus UK. Diese Marken werden von Polizeikräften auf der ganzen Welt verwendet und genügen zum großen Teil sehr strengen Kriterien, was Verarbeitung und Sicherheit betrifft. Solche Handschellen gibt es als Standardmodell ab ca. 25 – 30 Euro. Sehr gute Nachbauten für etwas weniger, es ist aber nicht einfach, die sehr guten von den weniger guten Nachbauten zu unterscheiden. Allerdings ist der Preis kein Qualitätskriterium; Erotikshops verlangen für ein Smith&Wesson-Standardmodell nicht selten über 80 Euro, während Blech-Plüschteile für 25 Euro angeboten werden.

Es gibt in manchen Städten sehr gut sortierte Waffenläden, die verschiedene Modelle führen. Wenn es dann noch eine Beratung gibt, darf meines Erachtens der Preis ruhig ein klein wenig höher liegen. Den Verkäufern ist übrigens meist klar, wofür die Handschellen gekauft werden, also keine falsche Bescheidenheit. Lasst euch bei Nachbauten verschiedene Handschellen zeigen, und nehmt möglichst die mit den breitesten Bügeln.

Anfängern rate ich von Gelenkhandschellen ab. Durch die Verbindung der Schellen sind diese nur in einer Achse beweglich. Dadurch können die Handschellen sich an den Gelenken »verkanten«, was sehr schmerzhaft sein kann. Ungewollter Schmerz beendet sehr schnell die Lust am Spiel.

Männer mit sehr großen Handgelenken brauchen eventuell ein Spezialmodell mit größerem Schellendurchschnitt. Alle Markenhersteller haben so etwas im Programm. Kostet etwas mehr, führt nicht jeder Händler, aber es lohnt sich, auch mal im Internet zu recherchieren. Frauen mit sehr schmalen Handschellen haben leider Pech, da die Produktion eines entsprechen-

den amerikanischen Modells eingestellt wurde und es nur privat nach Deutschland kam.
Wer mit Fußschellen liebäugelt, kann schon etwas tiefer in die Tasche greifen; die Markenfußfesseln können leicht 70 Euro und mehr kosten. Es gibt aber brauchbare Nachbauten zwischen 20 und 35 Euro. Bei denen ist darauf zu achten, dass im beweglichen Bügel eine Führungsnut vorhanden ist (das gilt auch für entsprechende Handschellen). Die Teile ohne Führungsnut sind oft sehr billig hergestellt; da funktioniert auch mal die Sicherung nicht.
Sehr beliebte Handschellen sind solche mit großen Auflageflächen. Aber es handelt sich dabei meist um kaum erhältliche Sammlerstücke (z.B. britische Darbies) oder um teure Spezialmodelle (z.B. Clejuso No. 13).

Worauf sollten Leute achten, die zum ersten Mal mit Handschellen spielen?

Enris: Neue Handschellen werden mit zwei Schlüsseln verkauft. Das ist sehr sinnvoll; der zweite Schlüssel gehört an einen sicheren, zu jeder Zeit leicht erreichbaren Ort.
Macht mit den Handschellen Trockenübungen, so kann man sich daran gewöhnen, wie schwer oder leicht die Schellen einrasten und wie die Sicherung funktioniert. Dafür müssen die Schellen niemandem angelegt werden. Probiert vor allem das Aufschließen, damit es nachher bei Spielende zügig geht. Wer selber und allein damit spielen will, sollte natürlich besonders gut mit seinem Spielzeug vertraut sein.
Handschellen werden angelegt, nicht um die Gelenke geschlagen. Polizeibeamte bekommen das beigebracht; es sieht einfacher aus, als es ist. Legt sie nicht zu eng an. Durch die schmalen Auflageflächen der Bügel kommt es leicht zu Druckstellen oder Nervenquetschungen. Das gilt insbesondere auch für Fußschellen. Mit Fußschellen an nackten Knöcheln zu laufen ist oft erstaunlich unbequem.
Aktiviert unbedingt die Sicherung! Unbedacht legt man sich auf eine Schelle und – ratsch –geht sie zu. Das kann sehr schmerzhaft sein, und wer seinen skeptischen Partner zu Fesselspielen überzeugen wollte, hat sich viele Chancen verspielt.
Wenn's weh tut oder wenn schon Taubheitsgefühle auftreten (meist zuerst am Daumen oder Daumenballen), dann nehmt die Handschellen ab. Macht eine Pause. Gequetschte Nerven brauchen unter Umständen Wochen, bis sie wieder in Ordnung kommen. Manchmal wird's auch nix mehr mit dem Gefühl.

Keine falsche Bescheidenheit auf Seiten des gefesselten Partners! Auch wenn es gerade noch so schön ist, lieber einmal zu viel als einmal zu wenig abgebrochen. Wer möchte, kann dann ja die Rollen tauschen, man kann zu Seilen greifen, man könnte ja mal ausnahmsweise ohne Fesseln… oder?
Für Spiele, bei denen an den Fesseln extrem gezogen wird, sind Handschellen weniger geeignet. Zwar lassen sich mal kurzfristig damit die Hände kopfüber anketten, mehr ist aber nicht drin.
Kurz zusammengefasst: Benutzt euren Verstand und besorgt ein ordentliches Modell! Beachtet die Möglichkeiten und habt Spaß! Spielt nicht mit eurer Gesundheit!

Wie sollten sich beide Partner auf ein erotisches Fesselspiel vorbereiten?

Enris: Zunächst wissen wir voneinander, wie weit wir gehen können. Ich überlege mir, was ich alles machen könnte, und lege das entsprechende Spielzeug bereit. Es ist nicht sehr spaßig, mittendrin eine ungeplante Pause zu machen, weil man irgendein Teil suchen muss.
Auch ist die Zeit wichtig. Wir fangen ein solches Spiel nicht am Abend um 18 Uhr an, wenn wir uns um 20 Uhr mit Freunden am Kino treffen wollen. Zeitdruck hemmt die Kreativität, und man fixiert sich auf das Ende statt auf den Ablauf.
Mit meinem Spielzeug kenne ich mich aus. Ich weiß, wie Fesseln sich anfühlen nach fünf Minuten, nach einer Stunde. Was anfangs erregend eng ist, tut nach längerer Zeit weh. Ich weiß, wie ich meine Knoten binden muss, damit ich sie wieder aufbekomme. Und ich habe in Griffweite passende Schlüssel für alles Verschließbare liegen.
Da wir keine Theaterrollen spielen, sondern ganz wir selbst in einer bestimmten Situation sind, müssen wir keine Texte und Handlungsweisen lernen. Eine Frau wird von ihrem Lebenspartner gefesselt und erotisch verwöhnt. Ich stelle mit ihr nichts an, was ich nicht auch mit ihr tue, wenn sie ungefesselt ist. Es ist halt intensiver, dichter.

Wie kann man dabei die sinnliche Stimmung verstärken?

Enris: Bondage ist natürlich eine Einstellungssache; bei mir spielt der Anblick meiner Gefangenen eine wichtige Rolle. Ein klein wenig Mühe oder Konzentration gehört also schon dazu, die Seile ordentlich zu legen und zu verknoten. Nur selten »mische« ich Materialien (also Handschellen und Seil oder Seil und Lederfesseln). Außerdem möchte ich auch etwas fühlen (Lederriemenharness oder enge Lacksachen).

Die gefesselte Person erfährt natürlich neben ihrer Fesselung weitere Sinnesverstärker. Durch die Fesseln ist der aktive Tastsinn, das gewollte »Erfühlen« (nenne ich es mal), weitgehend ausgeschaltet. Bewegungen werden intensiver verspürt, weil sich zwar die Muskeln spannen, die Bewegung aber ausbleibt.
Weitere Steigerungen entstehen durch Sinnesentzug. Die Augenbinde ist geradezu klassisch, sie wirkt auch ohne Fesseln. Die Erklärung ist naheliegend: Sehen macht einen Großteil der Wahrnehmung aus. Fehlt es, werden andere Sinne ungetrübt verwendet, die sonst ziemlich brach liegen. Auch ein Knebel kann helfen, wenn man nichts sagen, nichts verlangen kann. Ich setze voraus, dass ein gellendes »Sofort abbrechen!« durch gegenseitiges Kennen und Vertrauen gar nicht notwendig ist. Wir haben es auch schon mit solchen Gehörschutzstopfen versucht. Durch weitgehenden Sinnesentzug werden Berührungen ungleich stärker empfunden. Zudem habe ich ein deutliches Überraschungsmoment auf meiner Seite.

Welche Musik wäre passend für die gewünschte Atmosphäre?

Patrick: Musik ist ein bedeutender Faktor für die Seele, was immer diese gerade erlebt oder erleben möchte. Ich musste einmal eine Performance ohne Musik durchführen, das war furchtbar. Obwohl es Geschmacksache ist, gibt es immer Musik, die passen kann, und solche, die nicht passt. Ich kann zu James Last, Dieter Bohlen oder deutschem Schlager keine Bondage durchführen. Stattdessen brauche ich Musik, die Stimmung aufbauen kann und einen bestimmten Rhythmus hat, zum Beispiel »Earth, Planet, Dreams«. Diese Musik kann sehr dominierend sein oder mehr im Hintergrund als melodiöse Begleitung, z. B. Passagen aus »1492«. Wichtig ist es, Unterbrechungen zu vermeiden, bei denen plötzlich drei Sekunden Stille herrscht. Die Stücke dürfen auch nicht zu kurz sein. Drei oder dreieinhalb Minuten sind ungeeignet. Es entstehen zu viele Veränderungen. Daher sollten die Stücke länger sein und zueinander passen, sonst funktioniert der Stimmungsaufbau nicht. Am besten ist ein nahtloser Übergang der Stücke ohne Pausen.

In welchen Körperhaltungen kann ich Menschen bedenkenlos fesseln?

Enris: Jede Körperhaltung hat ihre Vorzüge und Nachteile. Wenn ich jemanden im Stehen gefesselt haben will und auch noch Zugang zu allen Seiten haben möchte, muss auf stabilen Stand geachtet werden. Irgendwelche Haken in der Decke, an denen zum Beispiel Handfesseln befestigt

werden, müssen(!) sicher und stabil sein. In die Deckenpaneele eingeschraubte Haken reichen da nicht aus.
Problemlos ist wohl, wenn nur die Hände vor dem Körper gefesselt sind. Da kann man stehen, laufen, sitzen und liegen. Das allein ist aber nicht immer spannend. Sind die Hände hinter den Rücken gebunden, kommen schon erste Nachteile: Man liegt nicht immer gut darauf; auf einer weichen Matratze macht das wenig aus, nicht aber auf dem Boden. Auch Hogties (Hände auf den Rücken und Füße nahe daran gefesselt), die spannend aussehen und sich ebensogut anfühlen, sind nicht ganz ohne. Wer nicht sehr gelenkig ist, wird hinterher Verspannungen haben. Also von der Zeit her nicht übertreiben.
Für manche ist es nicht so toll, »spreadeagled« gefesselt zu sein, also Arme und Beine auseinander an die Bettpfosten gebunden. Andere wiederum finden das extrem toll – also ausprobieren. Hier sollte man darauf achten, dass die gewählten Fesseln nicht an den Gelenken einschneidend sind. In vielen Positionen und hier besonders zerrt der Gefesselte bisweilen mit nicht unerheblicher Kraft an seinen Fesseln. Werden Seile in Form einer Schlinge, selbst einer mehrfachen, gebunden, ziehen sie sich zusammen, aber nicht unbedingt wieder auseinander.
Wenn übrigens die Beine auseinander gebunden sind, kann angeblich schon eine leichte Stimulation des Unterleibs starken Harndrang erzeugen. Noch vor der Session Wasser lassen und Verzicht auf eine (treibende) Kanne Kaffee vorher macht daher Sinn.
Wenn es nur darum geht, im Sitzen gefesselt zu sein, ist das kein Problem. Aber da ist wohl wenig Interaktion möglich. Wer seinen Partner schön verschnürt auf der Couch sitzen hat, um ihn dann ins Schlafzimmer zu tragen, sollte die notwendige Kraft haben und beim Tragen darauf achten, nicht am nächsten Türrahmen anzustoßen.
Egal welche Stellung jetzt probiert oder bevorzugt wird: Gefesselt ist es immer anders als ungefesselt, weil man sich schlecht in eine bequemere Position bringen kann. Oft reicht es, nur ein kleines bisschen in eine Richtung zu rutschen, damit kein Arm oder Bein einschläft.
Rückfragen und Rückmeldungen zwischen den Partnern helfen dabei. Etwa fragt der Aktive ab und zu »Alles okay?«, und der Passive antwortet auch darauf. Eingeschlafene Extremitäten oder taube Finger gehören *nicht* zur Bondage. Wenn das eintritt, läuft etwas verkehrt. Wer gefesselt ist, sollte das auch sagen und nicht glauben, das wäre halt mal so.
Ebenso verquer wäre es anzunehmen, die Session jetzt nicht unterbrechen zu wollen, oder falschen Stolz zu haben (à la »ich halte das aus«). Es gibt einige da draußen, die für immer einen tauben Finger haben, weil sie keine oder falsche Rückmeldung gegeben haben.

Wo finde ich dazu anschauliche Bilder? Wie vertrauenswürdig sind in dieser Hinsicht gängige Erotika?

Enris: Bilder verschiedener Fesselungen finden sich in guten Bondage-Magazinen oder Bilderheften und auf vielen Seiten im Internet. Aber manches, was auf diesem Markt zu finden ist, schreckt oder kühlt mich ab. Leider gibt es in Deutschland nicht die professionelle Bondageszene, wie sie in den Vereinigten Staaten existiert. Die wirklich guten Sachen sind fast alle amerikanisch – aber auch von dort kommt viel Schrott. Der Versuch Matthias Grimmes, ein deutsches Bondage-Magazin zu etablieren, schlug leider fehl. Es blieb bei einer Ausgabe.
Magazine im Erotikshop zeigen meines Erachtens oft, wie man's nicht machen sollte. Schon auf dem Titelblatt finden sich lieblos um Körper, Arme und Beine geschlungene Seile. Oft sind es zu dünne Seile, fast Wäscheleinen. Und die Frauen sind so ausstaffiert, wie es wohl der moralisch-normale Bürger für »anrüchig« oder sogar »schmutzig-pervers« hält: Immer wieder Strapse und brustfreie Büstenheben oder gar keine Kleidung außer immer und immer wieder diese komischen hochhackigen Pumps. Das ernüchtert mich teilweise so sehr, da ist ein Eunuch zum Vergleich ein oberhammergeiler Witwentröster. Ich meine, wie verklemmt muss man sein, um diese Klischees ernst zu nehmen? Ich habe nichts gegen erotische Kleidung oder Reizwäsche oder die Schuhe, es sei denn, sie werden zum Abklatsch ihrer selbst.
Ein Reizwort für mich ist auch »bizarr«. Bondage ist Bondage, SM ist SM. »Bizarr« verwendete man in meiner Auffassung vielleicht noch in den 80-er Jahren, um etwas zu beschreiben, das nicht »krank-pervers«, sondern etwas nicht Alltägliches ist, was man durchaus auch mal probieren könnte. Heute lese ich es als: »Ich verwende eine Masche, um ohne großen Aufwand viel Geld mit einfachen Bildchen zu machen.«
Bilder im Internet sind ambivalent zu betrachten. Es gibt zwar aufschlussreiche kostenlose Amateurseiten, aber man findet sie nicht auf Anhieb. Jedoch gibt es lose Gemeinschaften von Bondagebegeisterten, unter denen manche ihre Erfahrungen und private Bilder, die lehrreich sind und zu Anschauungszwecken gemacht wurden, auf Websites veröffentlichen. Diese Seiten sind aber nur wirklich Interessierten zugänglich, nicht aufgrund elitären Dünkels und dergleichen, sondern weil sie nicht in öffentlichen Verzeichnissen gelistet werden. Also muss man sich schon ein wenig Mühe machen, Foren oder Chats finden und mit den Leuten vertraut werden. Nach einiger Zeit sollte man aber anfangen, seine Links zu sortieren – es können sehr viele werden…

Natürlich sind auch Profis im Netz – Profifessler, Profimodels und Profifotografen. Viele sind schon jahrelang im Geschäft; was die anstellen, kann ein Amateur mangels Ausrüstung, Übung oder Gelenkigkeit nicht leisten. Auf solchen Sites gibt es oft Vorschauen (»Previews«), die einen Eindruck von dem geben, was theoretisch möglich ist. Nur theoretisch, wie gesagt – wenige Frauen sind so gelenkig; außerdem dauern manche Fesselungen nur wenige Minuten, bis alles abgelichtet wurde. Man sollte also keinesfalls den Eindruck bekommen, man könne so mir nichts, dir nichts einer Frau die Ellenbogen zusammenbinden und sie an den Füßen aufhängen. Etablierte Bondagemodels sind gelenkig wie Balletttänzerinnen und verdienen damit ihr Geld, auf Fotos schön hilflos auszusehen. Profifessler üben täglich, schauen einander Tricks ab, testen mit guten Models aus, was machbar ist, und sie verdienen damit ihr Geld, tolle Fesselungen hinzubekommen.
Ansonsten gibt es im Internet natürlich viel Nepp. Wer einen Dialer, Trojaner oder Hijacker auf seinem PC möchte, suche bitte in einer Suchmaschine nach »bondage free gratis« oder ähnlich und klicke die ersten Suchergebnisse an. Die besten Tipps findet man, wenn man mal eine gute Seite gefunden hat, die meist selber eine Linkseite hat. Vorschauen gibt es zuhauf, man kann auch als Mitglied Geld ausgeben, muss man aber nicht.

Wie lange darf ich einen Gefesselten alleine lassen?

Patrick: Man sollte jedenfalls nicht für zwei Stunden einkaufen gehen. Denkt daran, bei einer Fesselung liegt immer eine Einschnürung vor – und wenn sie noch so gut ist. Im großen und ganzen sind wir Menschen schon sehr stabil, aber schon durch eine geringfügig schlechtere Blutzirkulation kann der eine oder andere mit dem Kreislauf Probleme bekommen und umkippen. Ein anderes Beispiel: Nicht ohne Grund wird bei langen Flügen vor Thrombosegefahr in den Beinen gewarnt, und wenn man im Krankenhaus mehrere Tage bettlägerig ist, bekommt man Stützstrümpfe, oder das Fußende des Bettes wird höher gestellt. Da liegt noch keine Fesselung vor, aber auch hier verlangsamt die Bewegungslosigkeit den Blutkreislauf. Das merkt man dann am Kribbeln in den Gliedmaßen. Ein Gefesselter kann schon durch pumpendes Öffnen und Schließen der Hände die Zirkulation wieder auf Trab bringen.
Wenn abgeschnürte Körperteile blau werden, liegt das an einem Mangel an Sauerstoff. Die Fesseln müssen schnellstens wieder gelöst werden. Hier ist die Blutzirkulation unterbrochen worden, und somit wird kein Sauerstoff mehr transportiert. Bei bestimmten Fesselungen (etwa der sogenannte »Hogtie« mit straff verschnürten und angewinkelten Beinen) oder längerer

Dauer besteht diese Gefahr besonders stark. Längeres Stehen mit verschnürten Beinen und vielleicht noch den Händen über dem Kopf ist ebenfalls problematisch. Gefördert wird dieses Risiko, wenn der Betreffende Raucher ist, älter als 40 oder die Pille nimmt.

Enris: Trägt jemand nicht zu eng angelegte Handschellen, und zwar nicht auf dem Rücken, würde ich ihn bedenkenlos treiben lassen, was er will. Ebenso Ledermanschetten. Ich sehe dabei das Risiko nicht höher als das allgemeine Lebensrisiko, das innerhalb eines Hauses oder während eines Spaziergangs besteht.
Bei einer Seilfesselung der Hände bliebe ich in Rufweite. Seilfesselungen können enger sein, als man sich das denkt. Kommen Fußfesseln dazu, bliebe ich auf Sichtweite oder sogar noch näher, dabei würde ich Treppenhäuser unzugänglich machen. Zu leicht stolpert man. Selbst mit »nur« auf dem Rücken gefesselten Händen sehe ich ein höheres Risiko beim Laufen. Ein Teil mag sein, dass man sich zu sehr aufs Gleichgewicht konzentriert und deshalb stolpert (wie beim Radfahren). Aber mit den Armen halten wir nun mal unser Gleichgewicht. Eine Lösung bei den Fußschellen wäre: mit Schloss dicht zusammenketten – kein Gelaufe, kein Gestolpere.
Wer an Händen und Füßen gefesselt oder irgendwo angebunden oder angekettet ist, benötigt aber Beobachtung oder wenigstens ein Aufhalten in Hörweite. Man weiß nie, was passiert. So lange man noch irgendwo hin kann, zum Beispiel zur Notschere oder den Zweitschlüsseln, ist nichts zu schlimm. Nie außer Sichtweite sollen Geknebelte sein, ebenfalls aufrecht stehend Gefesselte. Eine Ohnmacht hört man nicht. Und da manchmal auch die riskante Variante, etwas an einem Halsband befestigt zu haben, dazu gehört, sind hier Lässigkeit und Unaufmerksamkeit absolut fehl am Platz.
Und ich habe bisher gar nicht die psychischen Gefahren, etwa eine Angstattacke, berücksichtigt. Solche Panikattacken sind schon Leuten passiert, die sich jahrelang und regelmäßig aktiv und passiv mit Fesseln beschäftigen. Anfänger würde ich daher nie alleine und außer Sichtweite lassen.
Was tut man in der Not? Das gute Seil oder die teuren Ledermanschetten zerschneiden? Ja! Wenn übliche Öffnungsmechanismen hakeln oder Knoten sich nicht schnell öffnen, dann geht man mit der Schere dran. Gute Verbandsscheren sind da nicht schlecht. Mit einem scharfen Messer verletzt man leicht die Haut. Und so einfach wie im Film (*schnipp* und fünf Seilwicklungen sind durch) geht es halt nur im Kino.
Ansonsten ist ein Safeword nicht verkehrt. Der Fessler soll dann auch nicht böse sein, wenn es nur mal zur Probe ausgesprochen wird. Wir stellen einiges miteinander an, da ist kein Platz für Misstrauen. Das gilt auch für den inflationären Gebrauch von solchen Codes. Innerhalb von Beziehungen

greifen solche Vertrauensgeschichten von Bondage oder SM allgemein leicht in andere Bereiche der Beziehung.

Kann man bequeme Hand- und Fußschellen auch einen Tag oder ein Wochenende über tragen?

Enris: Ja. Im Prinzip sieht bei Handschellen nicht einmal der Gesetzgeber ein Problem (vgl. Strafvollzugsgesetz: Nach Gefesselten hat einmal täglich der Arzt zu sehen §§ 90, 92(1) StVollzG).
Was die technische Machbarkeit angeht, sind *Hand*schellen *relativ* problemlos. Sie dürfen nur nicht knalleng angelegt sein. Und ein gewisses Gewöhnungsmoment gehört dazu. Mit *Fuß*schellen ist das schon anders. Sie rutschen nach unten und drücken hinten auf die Achillessehne und/oder seitlich auf die Knöchel. Für etwas kräftigere (oder dickere) Leute ist das weniger ein Problem, da der Hautspeck das etwas mindert. Frappierend, nicht? Ich war bis vor einigen Jahren um einige Kilo schwerer... Mit dicken Socken oder Stiefeln geht aber auch das weitgehend gefahrlos. Und es gibt unterschiedlich »bequeme« Fußschellen. Die in dieser Hinsicht besten, die ich habe, werden zum Teil schon lange nicht mehr hergestellt und sind entsprechend selten.
Bei der psychischen Situation ist das Problem eher, ob man das mitmacht. Meiner Freundin brauche ich damit nicht zu kommen. Für sie ist Bondage ein begrenztes Spiel; die Grenze ist die direkte erotische Interaktion. So dürfte es wohl vielen Leuten gehen: Fesseln als Mittel zum Zweck.
Es gibt aber auch die andere Seite, wie ich es mag: Fesseln ist der Weg ist das Ziel. Einfach mal gefesselt sein, weil man sich wohl fühlt, dabei Musik hören, fernsehen, ein Buch lesen, im Internet surfen.
Beide Positionen einander nahe zu bringen ist schwierig. Der eine vergisst aufgrund seiner Vorlieben leicht, dass der andere das eben etwas anders sieht. Da jedes Spiel Regeln hat, meine ich, dass die Regeln sich an dem Partner orientieren sollten, der den wenigsten Spielraum hat oder sich am wenigsten zutraut. Da jeder Mensch lernen kann, sollte man aber auch daran arbeiten, seinen eigenen Spielraum zu vergrößern. Das darf kein Zwang sein, sondern sollte nach dem Motto »Trage Selbstverantwortung« laufen, um zwei Partner einander näher zu bringen.

Auf welche Dinge muss man beim Anlegen von Fesseln sonst noch achten?

Enris: Aufpassen muss man auf alles. Geht aber nicht. Gewisse Restrisiken sind niemals auszuschließen. Wer einigermaßen objektive und nachvoll-

ziehbare Regeln hat und sich daran hält, seinen Partner und sein Material kennt, sollte souverän in der Spielsituation sein. Das Gegenteil wäre so wie ein unsicherer Autofahrer, der einen Unfall provoziert.
Fußschellen habe ich erwähnt. Weitaus bequemer sind aber tatsächlich Ketten. Sie passen sich der Form des Knöchels leichter an als Fußschellen und haben dadurch eine hohe Auflagefläche. Am besten sind dafür gemachte Ledermanschetten. Die allerbesten (und teuersten) sind wohl die für die Psychiatrie hergestellten Humane Restraints aus den USA. Mir wurden mal welche ausgeliehen, die ich gar nicht mehr zurückgeben wollte. Sie sind recht breit, je nach Modell weich gefüttert und die Kanten sind mit weichem Leder umnäht. Außerdem sind sie abschließbar.
Zwei Anfänger, die am erotischen Fesseln interessiert sind, sollten mit Spaß und Humor daran gehen und auch nicht gleich kompliziert-künstlerische (zum Beispiel Shibari) oder riskante Fesselkunststücke (zum Beispiel Suspensions[3]) wagen. Nicht alles, was man auf Bildern sieht, ist für uns geeignet. Viele Bondagemodels, vor allem aber die professionellen Fessler sind keine Anfänger und häufig richtige Meister ihres Metiers. Solche Profis lernen weiter, sie üben und kennen ihre Grenzen. Und viele Models sind so gelenkig, dass sie auch ohne Fesseln ihre Ellenbogen auf dem Rücken zusammenbekommen. Versuchen wir das, kugeln wir uns im schlimmsten Fall die Schulter aus oder überdehnen das Schultergelenk bzw. verletzen dort verlaufende Nerven. Bondage in der Partnerschaft ist gegenseitiges Lernen, wobei der Erfahrenere Rücksicht auf den Unerfahrenen nehmen muss (den möglichen Rollentausch habe ich oben angesprochen). Am besten lernt man durch Tun und dabei durch spielerisches Tun. Es ist einfacher, wenn man darüber schmunzelt oder lacht, dass ein Knoten aufrutscht oder man aus den Handschellen herausschlüpfen kann. So fällt es leichter, es beim nächsten Mal besser zu machen, ohne es mit der Brechstange zu versuchen und ohne dass man sich durch Übertreibung auch zukünftigen Spaß nimmt.
Ich vermute, es gibt so viele Gefahren beim Bondage, dass man gar nicht alle beschreiben kann. Man könnte es versuchen, aber wo fängt man an? Und ich bin der Ansicht, die meisten davon lassen sich durch Vorüberlegung und Vorbereitung ausschalten oder minimieren.

---

[3] Shibari: Traditionelle japanische Fesselkunst; Suspension: Fesselung – meist im japanischen Stil –, bei der die Gefesselte frei schwebend von der Decke hängt. (Anm. des Verlegers)

Wie reagiert der Fessler am sinnvollsten, wenn der Gefesselte sich plötzlich alarmierend verhält, zum Beispiel in Panik gerät oder anfängt zu hyperventilieren (sehr schnell ein- und auszuatmen)?

Patrick: Hyperventilation habe ich selbst noch nicht erlebt, aber ich weiß, dass das eine ernste Gefahr bedeutet. Ich würde in diesem Fall den Gefesselten so schnell wie möglich befreien (zur Not freischneiden) und Erste-Hilfe-Maßnahmen anwenden, wie ich sie in der Fahrschule gelernt habe: zum Beispiel den Betreffenden hinlegen und die Füße hochlegen lassen. Es soll auch helfen, wenn man ihn in eine Tüte atmen lässt, bis er sich wieder fängt. Wenn diese Maßnahmen nicht ausreichen, muss man natürlich einen Arzt holen, weil sonst die Gefahr von Gehirnschäden besteht. Aus eigener Erfahrung kenne ich aber nur, dass Frauen mit einem schwachen Kreislauf wegen Rauch, schlechter Luft und hoher Temperatur im Raum ohnmächtig geworden sind.

Enris: Es fängt vorher an. Mit Anfängern sollte man darüber reden, was in den folgenden Stunden passiert. »Ich bin wehrlos, hilflos, ausgeliefert«, ist zwar gewünscht und gewollt, darum geht es ja schließlich. Aber man sollte auch klar machen, dass zwischendrin jederzeit gestoppt oder verlangsamt werden kann. Damit ist die Wahrscheinlichkeit verringert, dass der gefesselte Partner nolens volens nichts sagt, bis aus der Ahnung von Angst nackte Panik geworden ist. Es ist eine Rückversicherung, dass nichts passiert, was man nicht wirklich will. Noch dazu kommt eine gewisse Vorselektion der Partner, etwa durch aufmerksames Studieren von Kontaktanzeigen oder Antworten bzw. der entsprechenden Gestaltung eigener Anzeigen. Mit der »falschen« Anzeige werden falsche Erwartungen gesetzt.
Ich weiß aber auch, dass manche Partner nicht oder nicht zu viel darüber reden wollen, die auch hinsichtlich dessen, was sie erleben wollen, mehr vage als konkret werden. Hintergrund ist wohl, sich die romantische Phantasie nicht durch Verbalisieren zu zerstören. Mir scheint, das ist häufiger bei Frauen so. Insbesondere gilt das für Anfänger, die halt noch nicht genau wissen, ob das, was sie sich vorstellen, überhaupt mach- und erlebbar ist. Und das gibt es sicher nicht nur bei Bondage. Das heißt aber nicht »Nun mach mal!« und ist für den aktiven Part kein Freibrief, sondern bedingt besondere Aufmerksamkeit für die »unbekannten« Grenzen des Gegenübers. Trotzdem sollte es angesprochen werden, wenigstens von Seiten des erfahreneren Partners, dass es die Möglichkeit zum Aussteigen oder Zurückfahren der Aktion gibt. Dabei ist es egal, ob der Erfahrene nun fesselt oder von einem Beginner gefesselt wird.

Wenn's aber nun mal passiert, die Panik ist da, der Gefesselte zittert, hat große Augen... aber es kam kein Codewort, man hat's nicht gleich bemerkt, dann runter mit den Fesseln! Alles weg, so schnell es nur geht!
Ich habe Panik im Ernstfall noch nicht erlebt (im »Test« spielt man's auch mal durch). Was ich kenne, ist bei bewusster Steigerung meinerseits eher die Bitte, langsamer zu machen oder auf eine absehbare, ungewohnte Fesselung zu verzichten. Was häufiger vorkommt, sind Hinweise auf zu enge/lockere Fesseln oder rutschende Augenbinden oder Fragen, ob man die Handschellen nicht durch etwas Bequemeres ersetzen könnte...
Zerschnittenes Seil lässt sich ersetzen. Und wenn man nicht selber in Panik gerät, lassen sich Ledermanschetten oder Handschellen sicher und zügig öffnen – daher sollte man sich mit seinem Material auskennen. Wenn der Partner über versteckte Ängste nicht sicher ist, sollten zu bestimmten Fesseln vielleicht keine Vorhängeschlösser, sondern Karabinerhaken verwendet werden. Und für den Fall der Fälle, zum Beispiel bei Hängefesselung oder wenn die Arme hochgezogen werden sollen, gibt es noch diese Panikhaken aus dem Zubehör für Pferdesport, die sich auch unter Last öffnen lassen. Aber Vorsicht, die funktionieren wirklich. Das hat mal einer bei einem Treffen ausprobiert, während er mein Fallschirmgurtzeug testete – außer lautem »Plumps« war nix passiert.
Das Befreien sollte also rasch geschehen, ohne dass man dabei selber hektisch wird. Jeder Mensch sucht instinktiv menschliche Nähe, wenn er Angst hat. Also bleibt man bei seinem befreiten Gefangenen und bleibt gelassen. Da die imaginäre Gefahr, die zur Angst oder Panik geführt hat, jedoch durchaus auf den Fessler projiziert werden könnte – oder wenn er tatsächlich ursächlich für den Abbruch verantwortlich ist – sollte man vielleicht nicht zu nahe an den Betreffenden herangehen. Bei eingespielten oder gut verständigen (Lebens-)Partnern bringt oft eine stille Umarmung mehr als jedes Wort.
Selbst wenn es ärgerlich sein sollte, dass eine schöne Session abrupt beendet wurde: Angst ist schlimm. Wenn es zu einer traumatischen Erfahrung kommt oder sogar ein verdrängtes Trauma zutage getreten ist, dann ist das meines Erachtens riskanter als durch Plastikseil verbrannte Haut oder ein blauer Fleck durch einen Sturz.
Die Devise heißt Halt geben, Stärke zeigen, Ruhe bewahren, eventuell auch Trösten. Das ist ja nicht ganz unegoistisch. Der Partner erfährt Vertrauen, wo er es vielleicht gar nicht erwartet hat. Und Erlebnisse gemeinsam überwundener Hürden stärken die Partnerschaft – insbesondere auch bezogen auf die bloße Bondage-Zweckpartnerschaft, die ja nicht auf andere Ressourcen wie eine Lebensgemeinschaft zurückgreifen kann. Beim nächsten Mal kann man's besser machen. Bei einem Abbruch halte ich es für un-

wahrscheinlich, dass direkt danach gleich weitergespielt werden kann. Drängeln ist somit der verkehrte Weg.

Beim Gefesselten soll es oft zu einer Art Trancezustand kommen. Kann man sich bedenkenlos dort hineinfallen lassen – oder sollte man auch als Gefesselter immer alle Sinne beieinander behalten?

Enris: Ich habe irgendwo von einem »Schwebezustand« gelesen, der durch Fesselung eintreten kann, das ist wohl diese Trance, die du meinst. Vielleicht habe ich andere Vorstellungen von Trance- oder Schwebezustand. Ich werde mein Erleben bezogen auf den Aspekt aus meiner Sicht beschreiben, womöglich ist es dasselbe...
Oben hatte ich schon beschrieben, dass das Gefühl für die Zeit verloren gehen kann, wie eigentlich immer, wenn man sich besonders wohl fühlt. Noch dazu kommt die Verlagerung der Sinneswahrnehmung. So werden Schmerzen nicht so stark oder anders empfunden. (Letztens gelesen: Man soll sich beim Zahnarzt »erotischen« Phantasien hingeben...). Ich habe mich beispielsweise auch schon schlagen lassen, als ich gefesselt war. Das kam sogar besser, als ich vorher angenommen hatte. Das war natürlich nicht so fest, dass es zu Wunden oder richtigen Striemen hätte kommen können. Auch Reize durch Klammern oder ähnliches werden abgeschwächt. Das klappt so aber nicht bei jedem. Was ich durchaus gerne ertragen würde, mag meine Freundin schon nicht mehr. Ein gewisses Faible dahingehend wäre also schon Voraussetzung.
Im Schwebezustand spürt man die materiellen Fesseln nicht mehr, im Prinzip ist das Material dann egal. (Nachteil: Man merkt vielleicht zu enge oder abdrückende Fesseln nicht). Ich fühle mich dann nicht dem Fliegen nah, zwar irgendwie schwerelos, aber auch das ist eine Umschreibung. Ich habe keine Verantwortung, ich bin frei. So kann man sich fallen lassen und genießen, erleben. Es ist nicht immer leicht, so sehr abzuschalten, dass es dazu kommt. Zunächst gehört Vertrauen dazu. Der aktive Partner, der die Verantwortung trägt, muss wissen, was er tut. Er muss seine Aktionen und Nicht-Aktionen dosieren, in Gang halten, Reize beisteuern, entsprechend stimulieren oder bremsen, um das aufrecht zu erhalten. Wenn man dem Aktiven sagen muss, was dann kommt, kommt es wieder zur Konzentration auf den Partner oder seine Aktionen. Im Schwebezustand sind die Aktionen und der Partner jedoch egal, es zählt nur das reine Erleben.
Um sich bedenkenlos fallen lassen zu können, braucht es einen Partner, der weiß, was er tut, und das notwendige Vertrauen in ihn. Noch dazu kommt Vertrauen in sich selbst: Wenn ich Angst vor dem erwarteten Erlebnis habe, komme ich nicht weit oder tief genug. Dazu ist es eher hinderlich,

wenn man alle Sinne beieinander hält. Ein wesentlicher Punkt bei Bondage dürfte gerade die Ausschaltung der Sinne sein. Je mehr Sinne wir abschalten können, desto mehr werden die anderen Sinne geschärft. Ich persönlich vermute, wir werden im Alltag von einem unterschwelligen Sinn beansprucht, der einiges an Ressourcen frisst, ähnlich einem laufenden, speicherintensiven Prozess im Computer, der zwar Leistung verbraucht, aber nicht wahrgenommen wird. Ich meine den Sinn, der uns sagt, wie wir gerade stehen oder sitzen, der uns sagt, wo gerade welcher Finger ist, wie sehr angewinkelt die Beine sind.
Sehr beliebt beim Bondage ist es auch, die Augen zu verbinden. Es gibt auch welche, die lieben den totalen Sinnesentzug durch Mumifizierung (mummification). Nichts sehen, nichts hören, durch die Komplettverpackung nichts spüren, dadurch sind die wichtigsten Sinne ausgeschaltet, und das Erleben wird geschärft. Der Fessler tut dabei oft nichts weiter, als über den Gefesselten zu wachen. Im weit geringerem Maße ist es das vielleicht, was ich an nichterotischer Bondage mag; es ist zuweilen sehr entspannend.
Kurz gesagt: Alle Sinne als Gefesselter beieinander zu halten wäre eher kontraproduktiv, es sei denn, man wollte sich von einem Profi etwas Bestimmtes an sich selbst zeigen lassen. Die alltägliche Sinneswahrnehmung, die am Arbeitsplatz anders ist als im Straßenverkehr und anders als beim Lesen, »paßt« nicht zu dem, was Bondage »ist«. Meine einfachste These ist: Erotisch Gefesselte wollen sinnliche Momente in (neutral) egoistischer Weise erleben. Gefesselt sein heißt ja nicht nur, dass ich nichts tun kann, es heißt auch, dass ich nichts zu tun brauche. Die Verantwortung für mein Nichtstun kann ich auf die Fesseln abwälzen, die Verantwortung für mein Erleben kann ich an den Fessler delegieren. Folge ist dann, dass mein Erleben im Fokus meiner Wahrnehmung steht. So gesehen könnte man manchen dazu raten, sich mal mit Fesseln zu befassen, die in der sexuellen (Inter-)Aktion meinen, gleich jede schöne Berührung zurückgeben zu müssen, und sich aus diesem ständigen Schuldabgleich gar nicht mehr auf ihr Erleben konzentrieren können. Der Wahrnehmungsfokus wird durch Einschränkung der gewohnten Sinne noch mehr konzentriert. Auch das Spüren von Muskelbewegung und -anspannung gehört dazu, was beim Blümchensex wohl nur eine geringe Rolle spielt.

Was ist wichtig, wenn es um Knebel geht?

Enris: Bei Knebeln ist ein wenig Vorsicht angesagt. Ich kann mich nicht erinnern, ob jemals eine meiner Gefangenen darum gebeten hat, beim ersten Mal von mir geknebelt zu werden. Ich glaube, das hatte ich auch von

mir aus beim ersten Mal nie eingesetzt – später schon und im Verlauf einer Session durchaus regelmäßig. Hilflos gefesselt zu sein ist ein Risiko, geknebelt ein anderes. Also kann man beim ersten Mal darauf verzichten. Man muss ja auch nicht beim ersten Mal sein ganzes Pulver verschießen.
Ich verwende fast durchgängig einen einfachen Ballknebel. Der Ball ist aus Hartgummi und an einem Lederriemen befestigt, der mit einer Schnalle hinterm Kopf geschlossen wird. Ansonsten kann man wieder Schals nehmen, es gibt Ringknebel aus dem SM-Shop, man kann im Bastelgeschäft vorgebohrte Holzbälle kaufen und ein Seil durchziehen. Es gibt aus dem medizinischen Bereich Beatmungshilfen (sind aber für meinen Geschmack nicht unbedingt das Wahre) und so weiter. Dann gibt es noch die aufpumpbaren Knebel, mit denen ich aber keinerlei Erfahrung habe. Manche finden es wohl toll, andere bekämen davon Würgereize. Ach ja, breite Klebebänder habe ich schon in Krimis gesehen. Ob das was bringt, weiß ich auch nicht. Ein Knebel sollte so sein, dass keine losen Sachen im Mund sind. Man muss noch nicht einmal etwas verschlucken, um zu ersticken. Und dann gibt es noch diese Ringknebel, habe ich auch noch nicht verwendet. Die gibt es ummantelt, zum Beispiel mit Leder, aber ein Stahlring – ich weiß nicht, ob das nicht den Zähnen schaden könnte.
Ein Knebel kann auch unangenehm werden, weil man schlecht schlucken kann. Wir nehmen unsere Speichelproduktion und deren Entsorgung durch Schlucken normalerweise nicht bewusst wahr. Mit Knebel ist das anders; probiere es aus, indem du mit geöffnetem Mund versuchst zu schlucken. Komisch, nicht? Eine weitere Gefahr, insbesondere bei großen Knebeln, also wenn nicht nur ein Schal durch Mund und Zähne gewunden wird, ist folgende: Wenn der Mund zu lange geöffnet ist, hat man hinterher das Gefühl verspannter Muskeln. Ein Zahnarzt, selbst mit Bondagefaible, klärte mich darüber auf, dass so durchaus Nerven abgeklemmt werden können, die sich später wieder erholen müssen. Um die Muskulatur selbst, die stärksten Muskeln unseres Körpers, müsse man sich auch, aber weniger Sorgen machen. Der Unterkiefer hat auch kein Gelenk wie Ellenbogen oder Knie, im allgemeinen sei das wenig problematisch. Von einen ausgerenkten Kiefer habe ich noch nicht gehört. Jedoch fühlt sich das mit den Nerven so an wie überspannte Muskeln oder ähnlich. Man sollte es also zeitlich und mit der Größe des Knebels nicht übertreiben. Und ich denke, es gibt auch gewisse Gewohnheitseffekte. Man kann einiges trainieren, so wie manche Leute in Fesseln schlafen, während das andere nicht können (zum Teil weil sie dann zu erregt zum Schlafen sind).
Mit meinem Ballknebel bin ich recht zufrieden, ich will mir aber so ein Kopfharness oder ähnliches besorgen oder basteln, weil der Ballknebel leicht aus dem Mund rutscht. Der Hinterkopf ist ja nicht gerade, zum

Nacken hin fällt er ab, zudem verändert sich die Spannung des Riemens je nach Kopfhaltung. Damit der Knebel fest, aber nicht zu fest sitzt, lege ich oft noch ein breites Lederhalsband an, so dass der Halteriemen des Knebels nicht tiefer als die Oberkante des Halsbandes rutschen kann.
Bei jeder Bondagesession trägt der Fessler die Verantwortung. Und je mehr er seinem Gefangenen zumutet, desto aufmerksamer muss er sein. Besondere Sorgfalt muss er aufwenden, wenn er den Gefesselten knebelt. Zwar kann man mit Knebel noch schreien, aber man kriegt kaum artikulierte Worte mehr heraus. Warnmeldungen können nicht mehr gesprochen werden. Der aktive Part kann nachfragen, der wehrlose Part mit Kopfnicken oder -schütteln antworten. Das oft gelesene Ding mit dem Glöckchen – ich weiß nicht, nimmt das nicht viel mehr als ein Stopcode die Illusion von Wehr- und Hilflosigkeit und Ausgeliefertsein? Wenn ich gefesselt bin und ein Glöckchen in der Hand halte, bin ich ja wieder aktiv, und das will ich ja nicht sein. Eine Schnur mit Bimmel dran in Griffweite, na ja, meinetwegen, aber da die alleinige Verantwortung beim Fesselnden liegt, muss er auch auf das Befinden des Gefesselten achten. Damit mute ich ihm nicht zu viel zu. Man ist nicht aufmerksamer als im Straßenverkehr.
Meine Freundin hat chronisches Asthma, das zum Glück nur selten und mittlerweile kaum mehr zu richtigen Anfällen führt. Und trotzdem gehört es für uns dazu, sie auch zu knebeln, wenn ich sie gefesselt habe. Das Asthma ist uns beiden bekannt, sie kennt die ersten Anzeichen, wann sie einen Hub ihres Sprays braucht, und ich weiß, wie ich den Knebel schnell wegbekomme und wo das Spray liegt. Ich müsste sie fragen, aber ich glaube, einmal hatten wir tatsächlich diesen Fall. Wenn ich es recht in Erinnerung habe, gab es keinerlei Veranlassung, sie auch von ihren Fesseln zu befreien. Sie hat die Anzeichen frühzeitig erkannt, und wir haben darauf reagiert, bevor es zu Schlimmerem kam.
Asthma ist ein Teil meiner Freundin, sie hat es akzeptiert. Das gehört dazu wie die Nase im Gesicht. Gewisse Sachen können vorkommen, aber das ist nichts Besonderes, und wir sind darauf vorbereitet. Es ist eine Störung, die man humorvoll nehmen kann, nicht viel anders, als wenn sie niest, und ich putze ihr die Nase. Aber das Spray zu verwenden ist für uns (für *uns*!) kein Grund, sie zu befreien. Sie wartet ja nicht, bis es fast zu spät ist.
Zur Verantwortung des Partners, der gefesselt und geknebelt wird, gehört es durchaus, den Fessler auf solche Unwägbarkeiten wie Atemnot oder so (zum Beispiel Epilepsie, Schwindelanfälle, Kreislaufschwäche...) hinzuweisen und ihn gegebenenfalls über die Funktion eines Asthmasprays oder anderer Notmaßnahmen zu instruieren. Asthma ist ja nicht gleich Atemnot, es geht beim Knebeln um den Zugang für das Spray. Im Zweifelsfall sollte man eine Bondagesession lieber komplett abbrechen. Wir beide sind halt

nach einigen Jahren miteinander schon ein eingespieltes Team. Bei total verstopfter Nase würde ich lieber auch auf Knebel verzichten.

Was gibt es im Zusammenhang mit Selbstbondage zu sagen?

Enris: Nun, Selbstbondage ist oft die erste und einzig mögliche Erfahrung in Bezug auf fesselnde Phantasien. Daran ist erst mal nichts verkehrt. Viele gute Fessler sind ehemalige Selbstfessler. Wenn man das eine kann, fehlt eigentlich nur noch das Transferwissen, das auch an anderen umzusetzen. Selbstbondage ist aber nicht ungefährlich, da man sich immer befreien können muss. Es ist aber möglich, seinen Mut zusammen zu nehmen und sich Fesselpartner zu suchen, zum Beispiel im Internet, als reine Zweckpartnerschaft. Einer passt auf den anderen auf oder hilft ihm, Fesselungen zu verwirklichen, und das jeweils auf Gegenseitigkeit. Um solche Leute zu finden, braucht es zwei Dinge: Den ersten Schritt zu tun (danach fragen oder darauf antworten) und Geduld aufbringen, bis sich jemand findet. Jammern, Inaktivität und Ungeduld steigern die Vereinsamung.

Und schließlich hat Enris noch einige abschließende Ratschläge zu Bondage.

Enris: Werdet nicht besessen davon! Jedes persönliche Faible kann zur Schwäche werden und einen aus der Reihe bringen. Den ganzen Tag an Fesseln, Saufen oder Computerspielen zu denken, das lenkt vom wirklichen Leben ab.
Dabei soll man sich auch darüber klar sein, dass eine glückliche Beziehung nicht aus Bondage besteht, auch nicht aus Sex oder was damit zu tun hat. Etwas aus diesem Bereich einseitig zu fordern überfordert die Beziehung.
Bringt euch nicht um! Habt Vergnügen! Ich sprach vielfach von den potenziellen Gefahren. Anders gesagt: Orientiert euch an Lust und Spaß, nicht an den Gefahren. Aber verdrängt die Gefahren nicht. Bondage kann so gefährlich sein wie der Straßenverkehr: Tödlich! Mit der notwendigen Sorgfalt und gewisser Sicherheit im Umgang miteinander werden diese Gefahren aber deutlich reduziert. Wenn wir die Gefahrenquellen kennen, macht es keine Mühen, ihnen zu entgehen. Es tut ja auch nicht weh, an einer roten Ampel zu warten oder Sicherheitsabstand zu wahren. Wenn doch, sollte man den Kopf wieder einschalten. Guter Sex findet sowieso vor allem im Kopf statt. Das Gehirn ist wohl das größte und sensibelste Sexualorgan. Bondage auf die Schnelle ohne Verstand befriedigt etwa so, wie eine aus dem Feld gezogene Rübe sättigt. Wer also ein wenig zu Gratifikationsaufschub fähig ist, hat mehr davon.

»Fasse eine gefesselte Dame immer nur so an, wie du sie auch anfassen würdest, wenn sie ungefesselt ist!« Dieser Satz ist von Photoman, ein Fotograf aus Chicago. Er lichtet Frauen ab, die sich von ihm haben Handschellen anlegen lassen, einfach so – ohne weiteren Hintergedanken, des Spaßes wegen. Und viele Frauen machen mit. Aber er zeigt grundsätzlichen Respekt gegenüber den Frauen, die er fesselt, fotografiert und wieder befreit, egal ob es eine Fremde oder Bekannte ist. Bondage erlaubt uns also nicht, etwas zu tun, was der gefesselte Partner nicht möchte. Und umgekehrt: Wenn sie Sklavin sein will und dienen und bestraft werden will, sollte man das thematisieren. Das ist dann nicht mehr nur Bondage. Die gewollte erotische Hilflosigkeit durch Bondage ist kein Freibrief, sondern ein Spiel unter verantwortungsbewussten Partnern, die sich gegenseitig vertrauen und gemeinsam fesselnde Abenteuer erleben wollen. Diese Situation jedoch auszunutzen kann sogar einen Vertrauensvorschuss zerstören, der in langer Partnerschaft vorher aufgebaut wurde. Das sollte man nicht aufs Spiel setzen. Wer mehr möchte, sollte lernen, darüber zu reden.

Angst, Scham und Schuldgefühle – wie man psychischen Krisen entgeht

In diesem Kapitel soll es um die kleineren und größeren psychologischen Probleme gehen, die erotische Unterwerfungsspiele so mit sich bringen können.
Dazu gehören beispielsweise bestimmte Ängste, wenn man zum ersten Mal seinen Partner unterwirft.

Natalia: Als Moderatorin eines Femdom-Chats[4] stellte ich fest, dass einige Probleme bei den meisten dominanten Frauen auftauchen. Wir alle schlagen uns mit unserer Erziehung oder Sozialisierung herum, überlegen, ob wir das denn tun dürfen: Darf man einen Menschen misshandeln, den man liebt? Will er das denn wirklich? Ist es in Ordnung, nicht nur im Schlafzimmer SM zu spielen, sondern auch im realen Leben ein Machtgefälle in der Beziehung zu haben?
Wir alle sind zutiefst zu Demokratie und partnerschaftlichem Umgang erzogen worden. Gerade wir Frauen wissen, dass Unterdrückung etwas ganz Schreckliches sein kann. Und natürlich wollen wir, dass jeder Mensch sich frei entfalten kann. Wir haben diese Neigung. Wir genießen es, Macht zu haben, jemanden zu kontrollieren. Aber uns wurde gesagt, dass so etwas nur im Berufsleben in Ordnung ist. Dort, wo Hierarchien normal und notwendig sind. Doch im Privatleben, so wissen wir es aus Beziehungsratgebern und Frauenzeitschriften, soll alles gefälligst besprochen und diskutiert und gemeinsam entschieden werden. Alles andere wäre patriarchalisch, verwerflich, unsozial.
Und nun stehen wir da mit einem Mann, der sagt: »Tu mit mir, was dir gefällt! Kommandier mich 'rum! Sag mir, was ich tun soll! Unterdrücke mich! Manipuliere mich! Quäle mich!«. Und das stößt bei uns auf Resonanz, bringt eine Saite in uns zum Schwingen. Ja, wir wollen das alles tun. Aber ist das in Ordnung? Stimmt etwas mit mir nicht, wenn ich diesen Wunsch habe? Und vor allem: Stimmt etwas mit *ihm* nicht, wenn er diesen Wunsch hat? Kann ich das wirklich tun? Oder fördere ich damit bei ihm ein Defizit und treibe ihn weiter in eine krankhafte Persönlichkeitsstörung?
Diese Frage beschäftigt einen lange. Man will ja nichts kaputt machen. Man möchte ja nur glücklich sein und seine Neigung einvernehmlich aus-

---

[4] Chatroom für devote Männer und dominante Frauen. (Anm. des Verleger)

leben. Beim SM ist es leichter. Die Tochter einer Bekannten erklärte SM einmal in ganz kindlichen Worten: »SM ist, wenn einer haut und einer schreit und beide glücklich sind.« So einfach ist das. Aber bei Unterwerfungen kommt eine psychische Komponente ins Spiel. Es geht nicht nur ums Schlagen, sondern um ein Spiel mit der Psyche. Natürlich findet auch bei Unterwerfungen keine »echte« Sklaverei statt. Letztendlich können beide Beteiligte jederzeit aus der Situation aussteigen.
Doch Unterwerfung ist für viele eben nicht nur ein Spiel, sondern es ist Teil der Persönlichkeit, der sexuellen Identität. Ich spiele nicht Domina, sondern ich *bin* dominant. Ich genieße meine Dominanz gegenüber einem Partner, der das auch genießt. Ich liebe das Funkeln in seinen Augen, ich genieße seine Erregung, seine lustvolle Angst, seine leidenschaftliche Hingabe. Es ist ein Spiel und doch keines. Er spielt nicht »Sklave«. Nein, er ist devot oder submissiv. Er will beherrscht und überwältigt werden. Mein Tonfall lässt ihn erschauern – weil das seine Veranlagung ist. Ein Vanilla-Mann würde auf diesen Ton vermutlich kaum reagieren, weil ihn das nicht reizt. Und ich würde auf den Vanilla-Mann nicht reagieren, weil er mich nicht triggert. Aber der devote Mann kann nicht anders – er wird die Augen niederschlagen, wenn die Augen einer dominanten Frau ihn fixieren. Oder er wird kämpfen mit dem Wunsch, unterworfen zu werden – je nach Veranlagung. Wir spielen mit Triggern, mit Kicks. Wie eine Vanilla-Frau mit Kleidung und Gesten den Vanilla-Mann verführt, so haben wir Femdoms eben unser ganz eigenes »Verführungsrepertoire«, das auf submissive Männer wirkt. Das ist kein Spiel. Es ist echt. Und es geht hierbei, genau wie bei Vanilla-Beziehungen, halt manchmal um eine einzelne erotische Begegnung, um eine Affäre oder eine Partnerschaft.

Manche Tops schaffen es zwar, mit der Unterwerfung zu beginnen, entwickeln dann aber Schuldgefühle und machen sich Selbstvorwürfe darüber, was sie ihrem geliebten Partner alles »antun«. Wie kann man mit diesen Schuldgefühlen klarkommen, sie überwinden?

Alexander: Die Frage nach dem »Schlimmen«, das man seinem Partner antut, stellt sich immer wieder. Vor allem dann, wenn es zu unerwarteten Reaktionen kommt, wenn eine Session schlecht lief oder sogar abgebrochen wurde. War ich zu hart? Habe ich etwas falsch gemacht? Bin ich nicht genug auf meinen Partner eingegangen? Ansonsten bin ich – offen gesagt – recht skrupellos. Das hört sich aber härter an, als es in Wirklichkeit ist. Man redet halt vorher darüber: Wie wäre das? Können wir dies mal testen? Und dann tut man es und harrt der Reaktionen…

Wenn eine Session schlecht läuft, muss man halt für das »Opfer« da sein. Genauso wie nach einer normalen Session. Vielleicht gelingt es sogar, den Faden wieder aufzunehmen. Grundsätzlich ist es sicher auch schwer, mit neuen Reaktionen umzugehen. Ich war das erste Mal recht hilflos, als das »Opfer« anfing zu weinen. Inzwischen weiß ich damit umzugehen. Kurz gesagt: Man braucht halt Erfahrung. Es fallen auch beim SM keine Meister vom Himmel. Und wer das meint, fällt halt auf den Hintern. Von solchen Aushilfs-Doms gibt es leider zu viele.

Michael: Schuldgefühle sind wohl ein häufiges Symptom. Das Erfolgsrezept ist: Sei authentisch. Sei du selbst. Mach einfach nur das, was aus deinem Inneren kommt, was du voll Freude und Überzeugung tun willst und kannst. Egal, wie sehr dich dein Partner bekniet oder provoziert.
Und wenn du plötzlich ganz große Zweifel hast, in dir den Henker, den Vergewaltiger, den Schläger erkennst, sprich mit deinem Partner darüber, sprich darüber, was dein Täter-Sein in ihm auslöst. Hilft das nicht, so suche dir professionelle Hilfe. Ich habe am Beginn meiner Sturm-und-Drang-Periode selbst neun Monate Therapie genossen, die bewirkt hat, dass ich seither wunderbar mit mir und meinen Lüsten umgehen kann. Zur Nachahmung empfohlen.

Lady Wanda: Wenn Schuldgefühle auftauchen, dann läuft etwas falsch. Das Zauberwort heißt: Nur nach Neigung erziehen! Es hat keinen Sinn, jemanden zu etwas zu zwingen, wofür er wirklich nicht geschaffen ist.
Manchmal muss man dem anderen zeigen, wozu er imstande ist, aber wenn wirkliche Widerstände auftreten, dann sollte man im Auge behalten, dass nicht jeder Sub alle Wünsche erfüllen kann. Devote neigen dazu, mehr zu geben, als für sie gesund ist. Als Top hat man die Verantwortung zu erkennen, wo das Fordern aufhört und man damit beginnen würde, Schaden anzurichten.
Erziehung ist kein festgelegtes Programm. Erziehung heißt, die Saiten des Subs zum Klingen zu bringen, bekannte und bislang unentdeckte. Aber man kann nicht aus einer Gitarre eine Querflöte zaubern…
Wenn man den Sub fordert, sein Wesen erkennt und zum Leben erweckt, dann wird er glücklich sein und das dem Top zeigen.
Wenn man als Top das Gefühl hat, man macht den anderen unglücklich, dann sollte man den Sub darauf ansprechen. Entweder liegt man richtig – dann muss man die Notbremse ziehen – oder man hört, dass alles in Ordnung ist. Wenn man als Top permanent ein schlechtes Gefühl hat bei dem, was man tut, dann kann es sein, dass man kein Top ist!
In diesem Sinne: Erkenne dich selbst!

Chris: Ein Thema ist die Phantasie. Wenn ich mir in der Phantasie ausmale, wie wundervoll es ist, einen verstriemten Po zu haben, ist das eine Sache. Wenn ich in der Realität feststelle, wie weh Schläge tun, ist das eine andere. Wenn man nun seinem Geliebten sagt, dass man gerne fürchterlich verhauen werden möchte, und der tut das – kann es zu einem bösen Erwachen kommen. Das kann zur Folge haben, dass man dem anderen Vorwürfe macht – »Du hättest es doch merken müssen!« – oder, was nicht weniger schlimm ist, dass man sich selbst Vorwürfe macht: »Wie konnte ich nur?!« Insbesondere der aktive Spielpartner ist hier gefährdet. Die Aussage »Mein Gott, wie konnte ich das meinem geliebten Schatz antun?« hörte ich schon öfters.
Eine anderes Problem ist die »Wundertütenmentalität«. Man ist gerne passiv, mag aber nicht so genau sagen, was man mag – und was man eigentlich mag, ist, dass irgendwas Aufregendes passiert, von dem man noch nicht so genau weiß, was es ist. Viele finden es aufregender, mit verbundenen Augen ohne Ankündigung mit einem Eiswürfel gestreichelt zu werden, als ihr »Schicksal« kommen zu sehen. Wenn der andere sich etwas Tolles ausdenken muss, ist die Möglichkeit da, dass er daneben greift. Viele Paare glauben auch, sich blind und empathisch zu verstehen, also über bloßes Gedankenlesen zu kommunizieren. Dann kann es zu »Wie-konnte-er/sie-mir-DAS-antun«-Situationen kommen.
Es ist auch möglich, dass man Körpersignale im Spiel falsch deutet. Ein Partner ist einem vertraut, und man weiß genau, wenn er still und verträumt im Bett liegt, ist alles okay. Nur funktioniert Körpersprache bei SM oft anders, als man gewöhnt ist, und wenn dann Stillliegen Aushalten der Grenzüberschreitung bedeutet, wird's haarig.
Und ein letztes: Manchmal kommen Dinge hoch, die gar keinen Platz im SM haben. Alte Verletzungen, die wieder aufgewühlt werden und die im schlimmsten Fall dazu führen können, dass man den geliebten Partner für einen Verbrecher hält. Das kann auch nach der hundertsten Session noch passieren.
Das soll alles keine Angst machen. 99,9 Prozent der Sessions, die einvernehmlich beginnen, enden auch problemlos. Bei sechs Millionen SMern in Deutschland (man schätzt zehn Prozent der Gesamtbevölkerung), kommen aber dann trotzdem noch genügend Abstürze zusammen.
Wie man solche Situationen vermeidet, kann ich nur für mich beantworten. Ich bin einfach langsamer, vorsichtiger. Von dem, was ich machen will und der andere machen will, setze ich erst mal nur einen Bruchteil in die Tat um. Wenn ich mit jemanden spielen will und wir uns einig sind, schlafe ich trotzdem erst mal eine Nacht drüber. Ich bin ein bisschen der Bundesbe-

denkenträger in dieser Hinsicht. Aber ich habe auch noch keine Kratzspuren auf meiner Seele, und damit war das für mich auch die richtige Entscheidung.

Felix: Wenn Schuldgefühle auftauchen, gilt es, nach ihren Wurzeln zu sehen: Schuldgefühle sind ein soziales Konstrukt. Sie beruhen auf erlernten Glaubenssätzen verschiedenster Art, zum Beispiel

- religiös-ethischen
- »romantischen« (guter Sex muss zärtlich sein)
- oder mangelndem Selbstgefühl (dem Gefühl, immer etwas falsch zu machen)

Wenn man Glaubenssätze als solche identifiziert hat, ist es leichter, sich zu ihnen zu verhalten und zu prüfen, ob man sie nicht wandeln oder über Bord werfen kann. Sie können durchaus manchmal Sinn machen.
Aber es gibt auch die tiefsitzenden, einer einfachen Erklärung wenig oder nicht zugänglichen Glaubenssätze.
Für diese empfiehlt sich die Variante der Akzeptanz: sich selbst lieb haben für alles, was man ist und glaubt. Und damit der Schuldinstanz (die vom Widerstand lebt) schrittweise die Macht nehmen.

Sven: Sub kann natürlich versuchen, Tops Selbstbewusstsein wieder aufzurichten und ihm klarzumachen, dass das alles ja gewünscht ist. Das birgt allerdings die Gefahr, dass Top sich auf die Dauer unterlegen oder der Situation nicht gewachsen fühlt. Top sieht sich unter Umständen einem permanenten Spieldruck ausgesetzt, selbst wenn Sub nur ab und zu vorsichtig anklopft und der Rest in Tops Kopf stattfindet. Noch schlimmer ist in einer solchen Situation natürlich ein Sub mit Dauer-Hundeblick und demütig leidender Haltung.
Eine verabredete Auszeit ist manchmal eine Möglichkeit. Anderen hilft es, ihre Empfindungen aufzuschreiben und auszutauschen. Das nimmt den Druck aus einer eventuellen Konfrontation.
Wieder anderen mag es helfen, wenn Sub sich für kurze Zeit jemand anderen sucht. Dadurch könnte Top merken dass es Sub wirklich darum geht, die schrecklichen Dinge angetan zu bekommen. Top wird unter Umständen einfach bei der Ehre gepackt. Primitiv, aber manchmal wirksam.
Diese Schuldgefühle sind bei anderen in ganz ähnlicher Form schon da, wenn sie sich nur einen schrubbeln, statt mit dem Mann bzw. der Frau fürs Leben keuschen Sex im Dunkeln unter der Bettdecke zu haben. So banal, wie das klingt – hier hilft letztendlich nur ein ausreichend großer Leidens-

druck, um die für das eigene Leben unheilvollen Moralvorstellungen endlich über Bord zu werfen.

Eine andere Falle, in die Unterwerfungsspieler geraten können, ist fast gegensätzlicher Natur: Es findet eine Überidentifikation mit den eigenen Rollen statt, so dass unterwürfiges oder herrisches Verhalten auch in Situationen übernommen wird, in denen es gar nichts zu suchen hat, sondern komplett unangemessen ist. Die angelsächsischen Fachausdrücke hierfür lauten »Top Disease« bzw. »Bottom Disease«.

Sven: Die dominante Rolle steigt manchem zu Kopf, wie auch jeder frisch gebackene Filialleiter oder BWL-Einser Student im Traineeprogramm eine Zeit lang glauben kann, der Größte zu sein.
Ich denke, das ist bei manchen unreifen oder jungen Tops völlig normal. Spätestens wenn Top sich an einem/einer intelligenten, selbstbewussten Sub die Zähne ausbeißt, lässt das ganz von selber wieder nach. Ich kenne nur sehr wenige Tops, die dauerhaft den Gockel geben, und die haben dann meistens auch keinen Sub.
Diejenigen Tops, die in erfolgreichen, dauerhaften SM-Beziehungen stecken, sind meiner Ansicht nach überwiegend stabile und selbstreflektierte Menschen mit Verantwortungsgefühl. Auch die oft geschmähten »Szenetops«, denen die leckeren Subs zum Neidwesen viele Szenegänger nur so zufliegen, sind meiner Meinung nach deshalb so begehrt, weil sich herumspricht, dass sie eben gut spielen.

Werner: Ich glaube, dass man dieses Problem nicht verallgemeinern kann. Es gibt sicher Menschen, die gefährdet sind. Meist erlebe ich das übrigens bei Leuten, die ausschließlich virtuelle SM-Beziehungen ausleben. Da sind sehr viele dabei, die einfach völlig durchknallen in meinen Augen. Die lesen mal was von 24/7 und meinen, sie könnten jetzt alle Frauen, die ihnen gefallen, belästigen und für sich vereinnahmen.
Im wirklichen Leben ist das etwas anderes. Da kann man durchdrehenden Partnern die gelbe oder rote Karte zeigen, also sich trennen. In meiner Bekanntschaft ist mir momentan niemand bekannt, dem seine dominante Rolle zu Kopf gestiegen ist. Wobei ich denke, dass die Gefahr bei Dominas vielleicht größer ist. Ich kenne eine, die ihre Sklaven im Prinzip nur für Hausarbeiten ausnutzt.
Von außen kann man hier kaum eingreifen, da die Betreffenden in den allermeisten Fällen nicht einsehen, dass sie dieses Problem haben. Sie halten sich ja für normal. So was kann nur von einem selbst ausgehen. Das Problem ist auch, dass die Grenzen ziemlich verwischt sind – was für den

einen ein völlig normales Vorgehen eines Tops ist, kann für den anderen schon viel zu viel sein.
Grundsätzlich denke ich, dass *alles* okay ist, wenn *alle* Beteiligten grundsätzlich einverstanden sind. Auch wenn für Dritte das Ganze zu weit geht.

Michael: Ich habe durch SM viel über mich gelernt, das ich im Alltag nutzbringend einsetze. Etwa den bewussten Umgang mit Macht (mit der Macht, die von mir ausgeht, aber auch mit der Macht, die von anderen ausgeht) und allgemein den Umgang mit Menschen und mit deren Gefühlen. Allerdings spiele ich keine Rolle. Daher kann sie auch nicht – kontrolliert oder unkontrolliert – überschwappen. Ich handle an mein Gegenüber angepasst. Im Bett, im Spiel, im Leben. Es gibt Zeiten und Situationen, die Führung zu übernehmen, es gibt Zeiten loszulassen und es gibt Zeiten, sich zu fügen.
Meiner Beobachtung nach gibt es eine große Zahl von Menschen, die sich bei der Einschätzung einer Situation nach diesem Kriterium schwer tun, Sowohl innerhalb als auch außerhalb von Unterwerfungszusammenhängen, vermutlich sogar noch öfter außerhalb.
Aber das ist kein spezifisches Problem unserer Szene. Es ist eher umgekehrt, dass Menschen, die allgemein ein solches Problem haben, meinen, in der SM-Szene ein Umfeld vorzufinden, in dem sie diese Entscheidung nicht treffen müssen, und einfach immer und ohne Ansehen der Person und der Situation dominant auftreten bzw. sich jeder Frau vor die Füße werfen. Diesen Menschen lege ich professionelle Hilfe ans Herz. Ich hatte bisher keine Partnerin, die in diesem Sinne lebensuntüchtig war.

Julia: Ich denke, verhindern kann man das nur mit klaren Absprachen. Natürlich muss jeder selbst wissen, inwiefern er diese Rollen in den Alltag übernimmt, und sofern beide damit glücklich sind, ist es in Ordnung. Was da natürlich wieder unheimlich wichtig ist, ist das Vertrauen der Partner: Wenn der Top sich in die Rolle im Alltag 'reingedrängt fühlt, weil der Bottom sich ständig unterwirft, aber mitspielt, weil er nicht weiß, wie er die Situation beenden kann, ohne seinem Bottom auf die Füße zu treten, ist schon mal etwas absolut falsch gelaufen. Es muss so viel Vertrauen und Rücksichtnahme in der Beziehung da sein, dass jeder dem anderen sagen kann, was ihm gefällt und was nicht.

Betty: Kritische Selbstbeobachtung, was anderes fällt mir als Gegenmittel nicht ein. Na ja, was hilft, ist, glaub' ich, auch der Gang in die Szene, wo man Rollenvorbilder (im pädagogischen Sinn) trifft, die einem zeigen, dass man nicht gleich überall kuschen muss, wenn man sexuell devot ist. Wenn diese Modelle fehlen, kann man sich gegebenenfalls als unerfahrener Neueinsteiger leicht von den genannten Dummdoms über den Tisch ziehen lassen. Oft sind sie ja leider gar nicht sooo dumm, sondern können ziemlich geschickt manipulieren.

Felix: Verhindern kann man nur dann etwas, wenn ein entsprechendes Problembewusstsein vorhanden ist. Und gerade bei solchen Pseudo-Machtmenschen fehlt dies ja, denn wenn sie in sich schauen würden, würde ihnen ja die große Versagensangst bewusst werden, die sie zu diesem »Überlebenstrick« (etwas anderes ist es in meinen Augen nicht) verführt. Diese, man könnte es auch: »Gewinnformel« nennen, entwickeln Menschen ja nicht erst, wenn sie mit dem Thema SM in Berührung kommen. Da gibt es sicher frühe Macht-/Ohnmachterfahrungen in Kindheit und Jugend und die soziale Lernerfahrung, mit einem bestimmten Stil des Auftretens Erfolg zu haben. Niemand springt aus der Looserrolle innerlich unvorbereitet in die Rolle des Herrn und Meisters, der Herrin und Göttin. Und nur, wenn man das schon geübt hat, erzielt man auch die entsprechenden Wirkungen bei anderen. Insofern bin ich nicht der Meinung, dass so etwas unvermittelt ausbricht. Fouché von Stefan Zweig wäre ein gutes Beispiel dafür, wie jemand aus der Rolle des Unbedeutenden zum Machtmenschen wird, aber eben auch nur durch systematisches Üben »nützlichen« Verhaltens.
Erst wenn so etwas wie ein inneres Erschrecken einsetzt oder ein Sich-in-Frage-Stellen, dann kann man etwas tun. Ob die so gewordene Beziehung dann allerdings noch zu retten ist, ist eher fraglich. Vorbeugend: Wer als Top weiß, dass er/sie zu rauschartigem Machtmissbrauch neigt, sollte einen großen Bogen um alle schüchternen Mäuschen machen, die schon von vornherein devot dahergekrochen kommen. Das ist ein zu leichtes Spiel, zumindest auf den ersten Blick. Im täglichen Leben selbstbewusste Menschen, die aber in ihrer Sexualität die passive Rolle bevorzugen, sind ein guter Schutz gegen das Überziehen. Denn die lassen Grenzüberschreitungen auf Dauer kaum durchgehen. Dem Devoten, der so einen Partner unbewusst gesucht und gefunden hat, ist ebenfalls so lange nicht zu helfen, wie er das offenbar genießt. Und wenn es im Fall einer gewünschten Trennung zu Problemen kommen sollte, gibt es sicher Unterstützung in den SM-Gruppen. Schwieriger ist es für solch einen Menschen, nach innen zu schauen und Ursachenforschung zu betreiben, wieso er/sie sich eigentlich von diesem Theaterdonner so gefangen nehmen lässt, welcher Schmerz, welche Verletzung hinter der Sehnsucht nach derartiger Selbstaufgabe liegt. Und dann reicht auch eine Beratung nicht mehr, da ist, wenn wirklich ein Leidensdruck entstanden ist, eine Therapie zu empfehlen. Den Devoten sei also geraten, sich genauestens VOR einer SM-Beziehung darüber klar

zu werden (so weit man das aus der bloßen Vorstellung heraus kann), welchen Umfang eine Unterwerfung haben darf und wo die persönliche Tabuzone beginnt.
Ein Warnsignal sind entsprechende Annoncen, die nichts über die inserierende Person aussagen, aber natürlich eine Kette von Forderungen an eine(n) Sub beinhalten, so als hätte es dem/der Sub völlig egal zu sein, was für ein Mensch der Dominante ist.
Natürlich stellt sich das in der jeweiligen realen Konstellation alles noch mal viel differenzierter dar, als ich es hier hypothetisch beantworten kann.

Sara: In dem Moment, wenn Sub oder Femdom nicht mehr zwischen ihren verschiedenen Realitäten unterscheiden können, bekommen sie Probleme. Und da kenne ich einige Menschen, denen es offensichtlich schwer fällt, aus ihrer Rolle wieder auszusteigen. Die Probleme, die sie dadurch bekommen, hängen von der Ausprägung ihres Rollenverhaltens sowie von ihrem Umfeld ab. Eine sexuell unterwürfige Frau kann sicherlich länger und umfassender in ihrer Rolle bleiben als ein unterwürfiger Mann. Da gewinnt die gesellschaftliche Akzeptanz bestimmter traditioneller Geschlechterrollen Bedeutung.
Wenn ein unterwürfiger Mann immer und überall in seiner Rolle leben möchte, ein soziales Umfeld hat, das ihn dadurch nicht ausgrenzt – bitte, wenn's ihm Spaß macht! Ich kenne jedoch keinen, der das machen kann und nicht als sozial auffällig mit der Konsequenz der gesellschaftlichen Ausgrenzung leben muss.
Neulich habe ich die erste dominante Frau »abstürzen« sehen, die offensichtlich auch nicht mehr aus ihrer Rolle aussteigen konnte. Diese Frau unterrichtet in der Erwachsenenbildung und kam gerade von einem ihrer Kurse. Sie war völlig verzweifelt über den Umstand, dass sie ihren Kursteilnehmern deutlich sagen musste, was sie von ihnen möchte, und dass diese eben nicht wie ein »gut erzogener Sub« auf bereits kleinste Andeutungen reagierten. Diese Femdom ist über diesen Umstand in echte Verzweiflung versunken und hat als Konsequenz ihren Kurs aufgegeben.
Irgendwie amüsiert mich so was – immerhin werden die Psychiatrien auch von Menschen bewohnt, die sozial auffällig wurden, weil offensichtlich zuwenig Leute akzeptierten, dass sie Moses oder die Königin von England sind...
Ich denke, man kann diese Entwicklung vermeiden, wenn man reflektiert und sich immer bewusst ist, dass die eigene Neigung in einem abgegrenzten Bereich ausgelebt wird, in dem eben besondere, mit bestimmten Menschen abgesprochene Regeln gelten. Mein Herrscherinnenstatus gründet sich auf die Absprache mit meinem Sklaven. In der Beziehung zu ihm bin

ich es immer, außerhalb dieser Beziehung bin ich es nicht und will es auch nicht sein. So wie er außerhalb unserer Beziehung niemandes Sklave ist und seine Stärken und Kompetenzen ganz anders leben kann als in seinem Sklavenstatus mir gegenüber. Und auch wir steigen ja immer wieder aus unseren Rollen und besprechen sowohl unsere Neigungsthemen wie auch andere Sachen als gleichwertige Menschen.
Ich habe mir noch nie Vorwürfe gemacht, was ich meinem Sub antue. Dazu sehe ich zu deutlich, was für ein Gewinn es für ihn ist, wie er fliegen kann, wenn ich ihn demütige, wie glücklich er ist, wenn er dienen kann und ich ihn dominiere. Ich nehme deutlich wahr, dass er seine Neigung mit mir ausleben kann – und das macht frei und stark für den Alltag. Würde es ihn schwächen, wäre es etwas ganz anderes.
Und trotzdem hatte ich eine große Krise: Ich war im Spiel mit meinem Sklaven versunken, hatte ihn eben erst geohrfeigt, beschimpfte ihn und tat ihm weh – dann gab es den Moment, in dem ich in mich selber blickte. Ich war fürchterlich erschrocken – ich sah in einer Deutlichkeit meinen Sadismus, meine Geringschätzung dieses Mannes vor mir, meine Aggression und meine Gewaltbereitschaft.
Der Schreck war wie ein Schlag in mein Gesicht – ich hatte das davor noch nie so deutlich gesehen; ich war fassungslos über mich selber. All diese Eigenschaften, die ich in meinem Alltag nicht lebe, die ich zutiefst ablehne, die (so dachte ich) gar nichts mit mir zu tun haben, waren in einer echten und unglaublichen Vehemenz in mir selbst vorhanden. Mein Entsetzen über mich selbst war grenzenlos.
Ich erinnere mich noch gut an das Gefühl der Panik, das in mir aufkam und sich breit machte.
In den Tagen und Nächten danach durchforschte ich das Internet nach Aufsätzen über den dominanten Part beim Unterwerfungsspiel, sprach jeden Freund, jede Freundin darauf an, erzählte es, wo immer ich konnte.
Auf diese Weise erführ ich, dass andere dominante Menschen ähnliche Gefühle haben; es entlastete mich aber nicht. Mir machte diese fürchterliche Wahrheit in mir zu schaffen. Das war kein Spiel mehr. Ich war davon überzeugt, dass das, was ich in mir gesehen habe, in keinem meiner Freunde und Freundinnen in derselben Ausprägung vorhanden war.
Die Lösung brachte mir erst die theoretische Auseinandersetzung mit Gewalt und Aggression. Ich las Alberto Godenzi, »Gewalt im sozialen Nahraum«, und verstand: Ich bin von der Grundannahme ausgegangen, der Mensch sei von Geburt an gut. »Gut« hier in dem Sinne, dass ihm zunächst keine Aggressionen innewohnen, damit dann auch keine Gewaltphantasien und ähnlich destruktiv scheinende Impulse. Auf der Grundlage dieser An-

nahme machten mir meine Gewaltphantasien dann Angst, denn sie schienen ungesund, unnatürlich und damit dann auch unmenschlich.
Von seiner Natur her ist Aggression jedoch ein lebensnotwendiger Impuls mit überlebensnotwendigen Funktionen wie zum Beispiel dem »Überlebenswillen« und dem »Selbstbehauptungstrieb«. Also, ich musste weg von der Vorstellung, der Mensch habe den Eintritt in den Status des »Nicht-mehr-Tier-Seins« mit dem Verlust seiner (aggressiven) Instinkte bezahlt. Das hat er nämlich nicht!
Und da Aggression in unserer Natur verhaftet ist, muss gewalttätiges Verhalten ebenso Teil der menschlichen Art sein und demnach dann auch aggressive und gewalttätige Phantasien.
Ich konnte mich also entspannt zurücklehnen: Meine Phantasien, die mir Angst machten, sind in der menschlichen Natur begründet und damit normal und »pathologisch« gesehen völlig unbedenklich. Jeder Mensch hat sie, und bezüglich der Phantasien ist die Frage nach gut oder schlecht unsinnig. Ich könnte dann genauso fragen, ob es gut oder schlecht ist, nur zwei Beine zu haben.
Was uns dann aber vom Tier unterscheidet, liegt in der Fähigkeit, uns selbst zu erkennen, klug und rational sein zu können. Wir Menschen entscheiden, was wir mit unseren Impulsen machen, ob wir jemanden umbringen oder lieber uns selbst oder womöglich niemanden, ob wir für eine gute Sache kämpfen oder in den Krieg ziehen...
So viel zu der Erkenntnis damals. Die Veränderung für mich war unbeschreiblich. Seitdem ich diese gewalttätigen Impulse in mir als »gesund, normal und unbedenklich« angenommen habe, hatte ich nie wieder Schwierigkeiten, meine Dominanz zu leben. Seitdem bekomme ich auch von mir fremden Subs die Rückmeldung, dass meine Macht für sie spürbar ist, sie meine Authentizität beeindruckend finden. Und ich bin authentisch – in jeder Sekunde, denn ich lebe das, was in mir ist, nichts anderes. Das macht mich frei und glücklich. Und ein Monster bin ich trotzdem nicht.

Eine weitere zentrale Frage, die sich hier bereits leicht abzeichnet, lautet: Wann beginnt eigentlich Missbrauch in einer Unterwerfungsbeziehung? Wo verläuft die Trennlinie?

Saskia: Kriterien für eine gesunde SM-Beziehung sind meiner Auffassung nach die folgenden:

- Alle Beteiligten bleiben seelisch und körperlich gesund.
- Alle Beteiligten sind in der emotionalen und praktischen Lage zu gehen, wenn sie entdecken sollten, dass sie nicht mehr körperlich und

seelisch gesund sind. Sie sollten also nicht bleiben, wenn sie körperlich oder seelisch krank werden.

- Alle Beteiligten bewahren den Bezug zur äußeren Realität, verlieren also nicht ihre sozialen Kontakte – zumindest nicht den Großteil. Denn es gibt schon einen gewissen Schwund, wenn nicht alle alten Freunde einsehen, dass SM okay sein kann, und die Freundschaft deshalb nicht mehr weiterführen wollen.
- Alle Beteiligten erhalten ihre materielle Lebensgrundlage. Sie versinken also in ihrer Beziehung nicht so sehr, dass sie das Interesse an allem anderen verlieren und ihre Arbeit oder ihr Studium in einem bedrohlichen Ausmaß vernachlässigen.

Michael: *Dominance and submission* ist das spielerisch gelebte Machtgefälle. Idealerweise ist dieses Machtgefälle bereits aufgrund des Charismas des Tops vorhanden und muss sich nicht erst auf Rollen gründen. Wichtig ist meiner Meinung nach, dass dieses Machtgefälle nicht in Missachtung ausartet. Dass zumindest nach einer Session wieder zwei erwachsene Menschen einander gegenüber stehen, die einander achten, schätzen und im Idealfall auch lieben. Speziell im Fall von Erniedrigung und Entpersönlichung muss dem auch intensive Zuwendung und Wertschätzung folgen.
Für mich besteht diese Form von Unterwerfung mehr aus einer Einstellung zueinander, die sich weniger (aber auch) in Spielen ausdrückt als in Gesten, in der Art, miteinander umzugehen. Doch, ja, wenn wir uns Zeit für ein Kerzenscheindinner nehmen, wenn sie auf dem großen Samtkissen nackt neben mir kniet, mir den Wein reicht, wenn wir uns beide in die Stimmung fallen lassen, die sich daraus entwickelt, so ist das wohl mit dem Titel Spiel belegbar. Mir gefällt der Ausdruck »Inszenierung« aber deutlich besser.
Aber ist es ein Spiel, wenn ich beim Einkauf von Kleidung und Schuhen das letzte Wort habe? Wenn ich im Restaurant für sie bestelle? Wenn ich ihr sage: »Verwöhn mich!«? Wenn ich dabei etwas von ihr einfordere, das sie nicht so ohne weiteres leisten kann oder will, und ich sie mit einem »Tu es für MICH!« anlächle?
Es mag ein Spiel sein, Subs Grenzen zu schieben, sei es die Scham-, Schmerz- oder körperlich-seelische Leistungsgrenze. Wenn das aber nur dazu dient, ein Machtgefälle herzustellen, das sonst nicht vorhanden ist, wird es allzu leicht zum Selbstläufer und birgt die Gefahr des »Du bist nicht gut genug« in sich – ein Merkmal destruktiver Beziehungen.
Denn wenn ich von einem Menschen stets fordere, außerhalb seiner Grenzen zu agieren, heißt das, dass er mir so, wie er ist (innerhalb seiner Gren-

zen), nicht lieb und wert ist. Die Zuneigung wird nur durch Liefern erworben.
Und wieder: Es ist alles erlaubt, wenn sich beide danach gut damit fühlen. Und besonders für den, der »oben« ist, ist das vor allem dann erfüllt, wenn der andere aus sich heraus handelt.
Sollte das einmal nicht der Fall sein, hilft es, darüber zu reden und daraus zu lernen. Es hinunterzuschlucken, weil »ein guter Dom keine Fehler macht« oder »weil ein gutes Subbie alles aushält«, rächt sich bitter.

Sara: Eine funktionierende SM-Partnerschaft zeichnet sich eben durch die Partnerschaft aus. Beide Partner kennen jenseits der Rollenverteilung im Zusammenhang mit Unterwerfung Zeiten, in denen sie sich gleichwertig und miteinander in einer Atmosphäre des gegenseitigen Respekts über ihre Beziehung und ihre Gefühle offen und ehrlich austauschen können.
Solange das gegeben ist, ist die Wahrscheinlichkeit, dass die Beziehung ins Destruktive abrutscht, sehr gering. Destruktive Beziehungen können nur entstehen, wenn ein gleichwertiges Miteinander nicht mehr möglich ist.
Die größte Gefahr bilden die so genannten 24/7-Beziehungen, die von beiden Partnern unreflektiert gelebt werden. Hier können Selbstbilder verrutschen, das heißt die Femdom läuft Gefahr, Opfer eines »Größenwahns« zu werden, und der Malesub verliert an Selbstwertgefühl. Für beide sind die Auswirkungen schmerzhaft: Das irrationale Selbstbild führt letztlich zu einem Verlust sozialer Kompetenzen – Schwierigkeiten im Alltag häufen sich, und das Leiden beginnt.
Kennzeichen und Signale einer destruktiven Beziehung sind immer das Leiden mindestens eines der Partner. Depressionen, Sucht, psychosomatische Beschwerden, Verringerung der sozialen Kompetenz und damit sozial auffälliges Verhalten... Die Persönlichkeit verändert sich, und das ist für Außenstehende, die die Partner kennen, durchaus wahrnehmbar.

Andrea: Erwähnenswert finde ich in diesem Zusammenhang, dass eine devote Person sehr wohl eine dominante Person durch Übertragung von zuviel Verantwortung missbrauchen kann.

Mehrere der von mir Befragten waren sich einig, dass es für Außenstehende extrem schwierig ist zu erkennen, ob es sich bei einer Unterwerfungsbeziehung bereits um Abhängigkeit, Hörigkeit oder Missbrauch handelt.

Chris: Es gibt keinerlei zuverlässigen Kennzeichen oder Signale. Dafür sind die Beziehungen und die Menschen einfach zu unterschiedlich. Es

scheitert bereits an der Definition von Abhängigkeit und Missbrauch. Ich frage mich gerade, ob ich von meinem Hund abhängig bin, denn ich kann mir ein Leben ohne ihn gerade wirklich nicht vorstellen. Von meiner Schallplattensammlung bin ich auf jeden Fall abhängig, das ist definitiv. Und Missbrauch? Wenn ich eine aufregende Arbeitskollegin sehe und abends von ihr träume, während ich onaniere, ist das Missbrauch? Vermutlich. Und wenn ich als dominanter Spielpartner meinen »Sklaven« Kaffee kochen lasse, und zwar nur weil ich zu faul bin, ist das Missbrauch? Schwer. Abhängigkeit und Missbrauch sind Begriffe, die negativ belegt und nicht klar abgegrenzt sind. Jeder legt also seine eigenen Maßstäbe an, und das erschwert eine Vergleichbarkeit. Schwieriger wird das Ganze noch durch den Konflikt Manipulation contra eigenen Willen. Ich steh auf schlanke Frauen. Ob das mein eigener Wille ist, oder ob ich zum Beispiel durch Werbung dahin manipuliert wurde, ist für mich nicht zu ergründen. Ob jemand, der etwas im SM- oder Unterwerfungskontext als »eigenen Willen« deklariert, das wirklich aus eigenem Willen tut, ist in gleicher Weise unmöglich zu bestimmen. Man spricht deshalb abstrakt von »Konsensfähigkeit«. Wenn ich vor der geilsten Domina der Welt stehe, und die sagt mir »Ich erfüll dir alle deine Wünsche, aber du musst nur kurz eben meinem Mann den Schwanz lutschen«, halte ich die Wahrscheinlichkeit, dass ich aus freiem Willen meine Bisexualität entfalte, für sehr gering.
Der Schwierigkeit, Abhängigkeit und Missbrauch zu erkennen, folgt dementsprechend die Schwierigkeit, Grenzen zu erkennen. Ich setze in diesem Fall auf gute Freunde, gemischt mit gesundem Menschenverstand. Mit anderen Worten: Wenn ich als Freund das Gefühl habe, es ist irgendwas nicht okay, bin ich verpflichtet, denjenigen zu fragen. Das kann nervig sein, wenn jemand mit extremen SM-Neigungen Freunde aus dem Soft-SM-Bereich hat, aber ich denke, mit ein paar doofen Fragen zuviel kann man besser leben als mit ein paar angeknacksten Seelen. Wenn man Freunde hat, die erst mal vorbehaltlos zuhören und nicht gleich böse werden, wenn man ihren »guten Rat« ausschlägt, wenn man Freunde hat, bei denen man auch Negatives oder Problematisches offen ansprechen kann, ohne eine Maske tragen zu müssen, dann hat man, glaube ich, eine gute Grundlage. Der Anstoß zur Grenzziehung kommt dann zumeist von außen à la »Hör mal, du bist nicht mehr so wie früher«. Die richtigen Schlüsse ziehen kann man nur selber.

Sven: Ab wann eine Beziehung ins Destruktive gleitet, lässt sich so pauschal nicht sagen. Was für den einen oder anderen bereits ein klarer Fall von Missbrauch ist, ist für jemand anderen immer noch eine völlig intakte, weil gewollte Unterwerfungsbeziehung.

Indikatoren, die mich zumindest aufhorchen lassen, sind zunächst die klassischen:

- zwangsweise (oder subtil manipulierende) Entfremdung der/des Betroffenen von Familie und Freundeskreis
- Einschränkung des Zugangs zu Geld (wenn das nicht ausdrücklich und gewollt vereinbart ist)
- Beeinträchtigung der beruflichen Tätigkeit oder der Kindererziehung (damit ist nicht der blaue Hintern gemeint, der ab und zu das Sitzen im Büro schwer macht)
- spontane, nicht als SM-Handlung einsortierbare Gewalttätigkeit (schwierig zu unterscheiden!), also partnerschaftliche Gewalt, die unter dem Deckmantel einer SM-Beziehung läuft, mit dieser aber nichts zu tun hat
- spürbare, relativ rasche und negative Veränderung der Persönlichkeit eines der Beteiligten, nachdem er/sie eine solche Beziehung eingegangen ist

SM-spezifisch wird's noch ein bisschen schwieriger, weil unter Umständen ein Metakonsens über genau die Dinge herrscht, die eigentlich eine destruktive Beziehung anzeigen.

- Destruktiv (aber nicht unbedingt von einer Seite missbräuchlich oder absichtlich benutzt) sind häufige oder regelmäßige Abstürze von Sub. Diese können
  - vom Sub inszeniert sein, um den Top mit Schuldgefühlen an sich zu binden
  - vom Top im Interesse der eigenen Befriedigung billigend in Kauf genommen werden
  - vom Top im Sinne real sadistischer Gewalt bewusst hervorgerufen werden
- Alarmierend ist auch eine stets oder häufig vorhandene Uneinigkeit darüber, wo die Grenzen zwischen Spiel und Realität verlaufen.

Sei noch angemerkt, dass ich von mir aus nur in ganz schweren Fällen (Suizidgefahr, Gefahr für Leib und Leben, offensichtliche Verwahrlosung von Kindern) bei anderen eingreifen würde, ohne gefragt worden zu sein. Das Thema mal ansprechen ja, aber mehr nicht.

Werner: Das ist immer dasselbe Problem: Reale Gewalt und Missbrauch ist ein subjektiver Begriff. Was für den einen Missbrauch ist, ist für den anderen noch lange keiner und umgekehrt. Ich denke, dass in der heutigen Zeit mit dem Begriff »Missbrauch« viel zu viel Missbrauch getrieben wird. Aus eigener Erfahrung (ich hatte vor einigen Jahren eine Hausdurchsuchung wegen des Vorwurfs der Verbreitung von Kinderpornographie) weiß ich, was da passieren kann. Wenn man sich für jedes Foto seiner eigenen Kinder verantworten muss, kann irgend etwas nicht stimmen.
Missbrauch ist eine reine Kopfgeschichte. Vieles, was als Missbrauch bezeichnet wird, ist keiner oder wird durch das heutige Getue erst zu einem hochstilisiert. Lies mal Gerichtsurteile in Missbrauchsprozessen, wie vielen Menschen (meist Männern) durch derartige Vorwürfe ihr Leben zerstört wurde – das ist unglaublich. Ich will damit nicht sagen, dass man nichts gegen wirklichen Missbrauch tun sollte, aber nicht so, wie das in der heutigen Zeit gehandhabt wird.

Diese Unklarheit, von außen ein zutreffendes Urteil fällen zu können, was eine Beziehung angeht, macht es Freunden und Bekannten naturgemäß etwas schwierig zu entscheiden, ob man ab einem bestimmten Punkt besser eingreifen sollte – und wenn ja: ab wann?

Werner: Das ist eine schwierige Frage, die ich mir des öfteren stelle. Grundsätzlich greife ich niemals ein. Dieses »Grundsätzlich« lässt allerdings Raum für Ausnahmen. Ich kenne eine Frau, die bei jedem Orgasmus ohnmächtig wird: Wie oft habe ich erlebt, dass haufenweise besorgte Leute anströmen und vermeintlich gute Ratschläge geben. Für die meisten ist es okay, wenn man sagt, dass sie das immer hat und dass das auch nicht weiter schlimm ist, aber manche wollen dann unbedingt etwas tun, und das zerstört die Stimmung des Spiels.
Ich denke, ich kann meine moralischen oder ethischen Vorstellungen einfach nicht auf andere übertragen. Natürlich: Wo ist die Grenze zu unterlassener Hilfeleistung? Ich denke trotzdem: Lieber nicht eingreifen. Etwas anderes ist es, wenn ich einen Dritten mit meiner Freundin spielen lasse. Dann kläre ich vorher ab, dass ich jederzeit eingreifen kann. Aber bei Fremden? Ich weiss doch nicht, wo deren Grenzen sind!
Um es auf den Punkt zu bringen: Auf Grund meiner Erfahrungen tendiere ich eher dazu, mich nicht in andere Angelegenheiten zu mischen, bei denen ich nicht sicher weiß, was dort los ist. Mir ist dabei klar, dass ich dadurch vielleicht ein Opfer »übersehen« könnte. Allerdings geht es hier um erwachsene Menschen, und die sollten in der Lage sein, selbst zu ent-

scheiden, was sie tun. Wenn ich das Gejaule von Leuten höre, die sich mit irgendwelchen Chat-Bekanntschaften in Hotels treffen und sich dann wundern, dass es Probleme gibt – ich weiß nicht... Ich denke, die sind zu einem Großteil selbst schuld.

Sara: Destruktive Beziehungen bestehen immer aufgrund gegenseitiger Abhängigkeiten. Ab einem gewissen Zeitpunkt ist es wenig effektiv, den Partnern zur Trennung zu raten... Wenn sie diese Möglichkeit real hätten, wären sie ja nicht in dieser Beziehung gefangen.
Sinnvoller ist es da, präsent zu sein, sich als Gesprächspartner anzubieten, nicht zu werten und die Partner so zu stützen, dass sie die Stärke wieder entwickeln können, die notwendig ist, über eine Trennung überhaupt nachzudenken.
Notwendig ist es auch, den Partnern deutliche Rückmeldungen zu geben, wie ihre Beziehung von außen wahrgenommen wird. Schön, wenn dann ein Gespräch möglich wird.
Kommt eine Trennung für die Partner nicht in Frage, sondern ist das Ziel, die Beziehung wieder für beide positiv zu gestalten, würde ich raten, für eine gewisse Zeit keine Unterwerfungsspiele mehr zu leben. Stattdessen sollten sich die beiden in ihrer Partnerschaft neu – mit allen persönlichen Stärken und Schwächen – wieder kennen lernen: Die Femdom darf Schwächen zulassen, und der Malesub darf seine Stärken leben. Erst wenn sich die beiden wieder sehen können, wie sie wirklich sind, ist ein gefahrloses Unterwerfungsspiel möglich, ohne dass die Beteiligten gleich wieder in destruktive Verhaltensweisen abrutschen.

Sven: Als Außenstehender kann man nur dann sinnvoll reagieren, wenn die Hilfe tatsächlich nachgesucht wird oder wenn schwer wiegende gesetzliche Gründe dafür sprechen (Kindesmisshandlung, -verwahrlosung etc.).
Wenn jemand Hilfe sucht, hängt es entscheidend von der Situation ab: Ist man als Freund beiden Beteiligten verpflichtet und nimmt eine neutrale Stellung ein, oder erklärt man sich mit einer der Parteien solidarisch und leistet hier alle mögliche Unterstützung?
Im ersten Fall kann man eher im Sinne der Mediation, also (Interessen) ausgleichend wirken. Im zweiten Fall gibt's die ganze Bandbreite von psychischer und physischer Hilfeleistung.
Oft genügt es, Mut zu machen, damit jemand diesen Weg auch geht, der aus so einem Schlamassel heraus führt. In solchen Fällen ist dem/der Betroffenen längst selbst klar, was getan werden müsste, es fehlt nur der Mut für den ersten Schritt und gegebenenfalls die Kenntnis über die legalen und finanziellen Optionen, die man in diesem Falle hat. Auch SMerInnen blei-

ben aus finanziellen Gründen bei der besseren Hälfte, weil sie nicht wissen, was ihnen im Falle einer Trennung auch von Nichtverheirateten zusteht.

Chris: Das alte Sprichwort »Gut gemeint ist das Gegenteil von gut gemacht« trifft bei Menschen mit Helfersyndrom und weißen Rittern besonders zu. Ein weißer Ritter ist jemand, der einem Opfer hilft, auch wenn es gar keine Hilfe will, und in seiner Überzeugung, für das Gute zu kämpfen, den Blick für die Grenze verliert. Oft ist damit auch übersteigerte Täterverfolgung verbunden. Paradebeispiel: Ich habe ein Fehlspiel und weine mich bei einem Freund aus. Der wittert Missbrauch und informiert die ganze Gruppe (zum Beispiel den Stammtisch oder Chat) über den angeblichen Täter. Dort finden sich dann üblicherweise schnell ein, zwei Leute, die diesen verteidigen, und schon hat man ein wundervolles »Erzähl-die-ganze-Wahrheit-mit-allen-Details-sonst-können-wir-uns-kein-Urteil-erlauben«-Dilemma, welches unglaublich schnell explodiert. Oder man hat einen hilfreichen Rat für jemanden mit Problemen und ist unglaublich beleidigt, wenn er nicht angenommen wird. Oft wollen Leute unbedingt helfen, die selber Verletzungen erlitten haben. Dann fallen Aussagen wie »Ich werde dafür sorgen, dass das nicht noch jemandem passiert.« Und oft genug hört man dem Hilfesuchenden auch gar nicht richtig zu, weil man seine eigene Geschichte durchlebt. Das sind alles nur Beispiele, nicht repräsentativ für Statistiken, aber allesamt vorgekommen.

Aber wie ist es, wenn man glaubt, in der eigenen Beziehung Merkmale für destruktive Züge zu erkennen – wie kann man darauf sinnvoll reagieren?

Chris: Ich würde mal überlegen, ob es Dritte gibt, denen ich mich anvertrauen kann. Die beste Freundin, die Caritas, der Pfarrer, ein Chat oder eine Mailingliste, ein Therapeut. Die Kernfrage »Komme ich da alleine 'raus oder brauche ich professionelle Hilfe?« gehört dazu, wobei ich die Phobien gegen Therapeuten nicht verstehen kann. Bei einer Grippe versuche ich auch nicht, erst mal vier Wochen herumzuprobieren, sondern gehe gleich zum Arzt. Man muss nicht erst dann zum Therapeuten gehen, wenn es die letzte Lösung ist und man sich unsäglich krank fühlt. Jeder Mensch hat Baustellen, und wenn ein guter Profi das Bearbeiten der Baustellen erleichtert, sehe ich daran nichts Peinliches. Der beste Freund ist gut geeignet, weil er die Zusammenhänge oft über einen längeren Zeitraum gesehen hat. Er ist aber auch schlecht geeignet, weil er nie neutral sein kann.
Was kann man sonst tun? Außer das Thema anzugehen (z. B. durch ein Gespräch mit dem Partner) kann man es auch ruhen lassen. Man kann zum

Beispiel bei SM bewusst eine Auszeit nehmen und sagen »Wir lassen das jetzt mal ein halbes Jahr«. Wenn man glaubt, in der eigenen Beziehung destruktive Züge zu erkennen, muss man sich auch fragen, ob böser Wille im Spiel ist oder ob es »einfach so passiert ist«. Wenn man glaubt, einem bösen Spiel aufgesessen zu sein, also dass der andere einen in die destruktive Beziehung drängen *wollte*, muss man sich anders schützen, als wenn man davon ausgeht, dass der andere es gut gemeint hat.
Wenn man nun destruktive Tendenzen feststellt und kein böser Wille im Spiel ist, würde ich alles, was mit Schuldzuweisung zu tun hat, in die Tonne treten. Egal ob man die Schuld bei sich oder bei dem anderen sucht.

Sven: Als Betroffene(r) kann ich viele Dinge tun, vom Gespräch über eine zeitweilige Distanzierung bis hin zur Trennung. Eine weitere Möglichkeit wäre zum Beispiel, eine Paartherapie oder eine professionelle Beratung vorzuschlagen (das wird oft sehr aggressiv beantwortet). Häufig wirkt es sehr heilsam, sich einfach selbst in eine Therapie zu begeben.
Hilfreich (nicht nur bei der Bewältigung von Paarkonflikten) ist die Sache mit der Ich-Aussage und den Konsequenzen. ICH fühle mich so und so, wenn diese und jene Situationen passieren... ICH werde in Zukunft dieses und jenes tun, wenn wieder eine Situation xyz da ist. Das setzt allerdings Selbstbewusstsein, Konsequenz und Kommunikationsfähigkeit voraus. Menschen, die über so etwas verfügen, geraten nicht so leicht in destruktive Beziehungen. (Weshalb ja auch viele der gängigen Ratgeber völliger Quatsch sind. Sie bestärken diejenigen, die sie nicht nötig haben...)
Aus dem Standardrepertoire der Paareberater gibt es natürlich noch eine Menge Anhaltspunkte:

- Sich mal hinsetzen und aufschreiben, was ich überhaupt von der Beziehung/dem anderen will (setzt Problembewusstsein voraus)
- Streiten lernen (sehr schwierig in Unterwerfungsbeziehungen), ausreden lassen, die Worte »immer«, »nie«, »damals« etc. verbannen
- SM-Pause

SM-Beziehungen unterscheiden sich meiner Ansicht nach nicht wirklich von Vanilla-Beziehungen. Manche SM-Beziehungen machen es leichter, in eine destruktive Beziehung abzugleiten. Wenn es erst einmal so weit ist, unterscheidet sich das Muster nicht mehr von jeder andere destruktiven Beziehung. Allenfalls ein paar äußere Aspekte sind SMig.

Ein anderes psychologisches Problem ist der sogenannte »Absturz« während eines Spiels.

Sven: Ein Absturz ist für mich eine sich ins Spiel einschleichende oder plötzlich auftretende, deutliche negative Veränderung der Stimmung hin zu Trauer, Verletztheit, Panik, Angst, Niedergeschlagenheit, Scham oder Wut. Ein Absturz trifft meistens, aber nicht immer Sub.
Es gibt in meinen Augen drei große Gruppen, in die sich Abstürze einsortieren lassen:

1. Vertrauensverlust und/oder (gegebenenfalls selbst gemachte) Überforderung im Spiel.
Das ist die häufigste Ursache. Durch das Überschreiten psychischer oder physischer Grenzen verliert Sub das Vertrauen in Top, die Situation oder sich selbst. Der Absturz führt zum Spielabbruch, oft einhergehend mit Schuldgefühlen und oder einem schlechten Gewissen gegenüber Top, was die Sache zusätzlich verschlimmert. Das ist der »normale« Absturz, der auch schon mal passieren kann, wenn Sub oder Top einen schlechten Tag haben oder ganz geplant eine Grenze überschreiten, die sich dann doch als *hard limit* erweist.
Ein Sonderfall ist die Panikattacke, zum Beispiel aufgrund einer vorher nicht besprochenen Nadelphobie. Ein weiterer Sonderfall ist der Absturz von Top (Topdrop), der sich oft weniger intensiv äußert und in aller Regel damit zu tun hat, dass Top Probleme damit hat, den anderen zu quälen.

2. Flashback (kommt praktisch nur bei Unterwerfungs- und/oder sehr intensiven Spielen vor). Ein in der Psyche verankertes traumatisches Erlebnis (oder Kette von Erlebnissen) wird durch die Spielsituation derart angetriggert, dass das Trauma und die damit verbundenen Gefühle erneut durchlebt werden. Hierzu findest du in der Traumaforschung jede Menge Material. Es handelt sich um ein in der Psychologie gut bekanntes und beschriebenes Phänomen.

3. Absturz als Spielziel: Manche Subs (insbesondere solche mit Problemen bei der Beziehungsfähigkeit, zum Beispiel Borderline-Patienten) spielen mit dem Ziel des Absturzes, um Top anschließend über Schuldgefühle an sich zu binden. Sie sind sich dabei dieses Ziels in der Regel nicht bewusst. Klassische Situation, zu der zwei gehören.
Last not least: Ein Absturz ist in der Regel kein Weltuntergang. Es ist eine manchmal nicht sofort und einfach zu bewältigende Situation, es ist aber auch nicht das Gefährlichste, was SM zu bieten hat, außer vielleicht für psychisch labile Menschen.

Alexander: Ich denke nicht, dass es *den* Absturz gibt, genausowenig wie es *den* SM gibt. Er äußert sich auf verschiedene Weise, und ich habe auch schon verschiedene Arten erlebt, ohne zu wissen, ob das denn alle sind... Ich kenne den Abbruch wegen eines zu harten Schlages, von dem aus man dann nicht mehr zurückfindet in die Session, die Ablenkung von außen (zum Beispiel bei einer Party oder Outdoor-Session), die zu übertriebene Forderung, die zu einem Abbruch führt, oder aber die Überforderung in einer Session. Ich kenne den Absturz in Form von Weinen und in Form des Abbruchsignals.

Chris: Das Wort »Absturz« wird auf vielfältigste Weise verwendet. Von »leichtem Unbehagen« beim Spiel bis zum echten Nervenzusammenbruch ist da alles dabei. Und so vielfältig, wie die Abstürze sein können, können auch die möglichen Reaktionen sein. Ein Beispiel für einen Absturz: Zwei Spielpartner finden verbale Demütigungen super. Bei einem »Und jetzt bekommt dein dicker Hintern, was er braucht« ist die Verzweiflung des Passiven aber auf einmal echt. Weil mit der Anspielung auf sein Übergewicht versehentlich sein schwacher Punkt getroffen wurde und sämtliche Selbstzweifel auf einmal überschwappen.
Leider gibt's für Abstürze kein allgemeingültiges Rezept. Nicht mal bei gleichgelagerten Situationen. Es kann richtig sein, das Spiel abzubrechen und erst mal vier Wochen in Urlaub zu fahren. Es kann richtig sein, sich den ganzen Tag im Arm zu halten und sich zu versichern, dass das alles nur Spiel und nicht ernst gemeint war. Es kann richtig sein, das Spiel weiterzuführen und so den Partner spüren zu lassen, dass es nur Spiel war. Es kann richtig sein, einen Therapeuten zu suchen, mit einem Freund zu quatschen, was auch immer. Einen Hinweis gibt die Frage »Was tue ich sonst, wenn ich scheiße drauf bin?«. Ich zum Beispiel greife gerne zu meiner Gitarre. Wenn ich also abstürze, würde ich meinen Partner wohl bitten, mich in Ruhe zu lassen, und mich so lange in Musik versenken, bis ich wieder der Alte bin.

Sara: Unter einem emotionalen Absturz des Subs verstehe ich seinen psychischen Zusammenbruch: hemmungsloses Weinen, tiefe Verzweiflung, aufbrechende (irrationale) Ängste, Wut – intensive schlechte Gefühle eben, die nichts mehr mit einem »erotischen Spiel« zu tun haben, sondern dadurch nur ausgelöst werden.
Nun, meiner Meinung nach müssen emotionale Abstürze nicht gleich eine Katastrophe bedeuten. SM findet mitunter auf einer sehr tiefen emotionalen Ebene statt – gerade auch, wenn an Grenzen entlang gespielt wird, Grenzen

erweitert werden. Wenn sich Sub wirklich fallen lässt, dann gibt er (Selbst)-Kontrolle auf, und damit können dann auch alte (vielleicht belastende) Erinnerungen aktiviert werden.
Das fühlt sich für Sub natürlich ziemlich schlecht an, ist aber, wenn Femdom dann auffängt und Sub behutsam in die Realität zurückholt, kein Weltuntergang. Es kann ja durchaus sein, dass alte Erinnerungen im Gespräch danach auch so verarbeitet werden können, dass sich das dann auch jenseits des SM-Kontexts als entlastend auswirkt.
Besteht der emotionale Absturz nicht aus einer alten Erinnerung, die plötzlich wieder präsent ist, sondern sind es einfach schlechte Gefühle, ohne dass Sub weiß, woher das kommt – dann ist es wieder nicht schlimm: abbrechen, trösten, im Arm halten – und darüber reden.
Ich finde schon, dass »emotionale Abstürze« dazu gehören. Ganz ausschließen oder sicher vermeiden wird man sie kaum können, wenn man »tiefe« Spiele mag.
Häufen sie sich jedoch oder können die Partner nicht konstruktiv damit umgehen, würde ich Konsequenzen ziehen: entweder nicht so tief ins Spiel eintauchen oder aber das Spielen ganz bleiben lassen. SM soll schließlich gut tun, stärken und vor allem Spaß machen.
Ganz anders würde ich übrigens emotionale Abstürze bewerten, die entstehen, weil Grenzen ignoriert oder leichtfertig übergangen werden. Das ist ganz eindeutig Verschulden von Femdom.
An Subs Grenzen hat Femdom sich sehr umsichtig, konzentriert und achtsam zu bewegen. Macht oder kann sie das nicht, dann liegt es an Sub zu überlegen, ob es wirklich sinnvoll ist, mit so einem Menschen SM zu leben. Darüber hinaus: Ich würde niemals mit einen psychisch instabilen Menschen SM leben wollen. Das wäre mir zu riskant. Ich möchte schließlich an SM Spaß haben und nicht permanent mit irgendwelchen alten schlechten Erfahrungen von Subbie konfrontiert werden – schließlich bin ich eine Femdom und keine Therapeutin.

Patrick: Nachdem ich auf meiner ersten SM-Fete gewesen war, waren meine Gefühle sehr aufgewühlt und ambivalent. Es war erstaunlich schön, aber es schwang dieses Gefühl der Entfernung zu den Erlebnissen und Eindrücken dieser Fete mit, als wäre es noch nicht richtig Bestandteil von mir selbst.
Es war auch mehr oder anders als nur ein sexuelles Gefühl. Allerdings war es vielleicht gerade doch sexueller, als ich annehme, da mein sexuelles Leben davor nicht immer erfüllt war. Ich habe nur nicht gewusst, dass da mehr drin ist. Inzwischen habe ich aber erlebt, dass meine eine oder andere Partnerin geweint hat. Das ist aber definitiv positiv. Natürlich befindet sie

sich hier in einem Glückszustand. Und auch hier braucht sie die Nähe desjenigen, der ihr das »angetan« hat, gerade auch dann! Man kann sich als Aktiver natürlich sehr glücklich schätzen, wenn das geschieht.
Wenn es doch ein Absturz ist, ist das Auffangen durch Nähe und Körperkontakt wichtig, etwa durch In-den-Arm-Nehmen. Es muss darüber gesprochen werden, so dass der Absturz sich erklären lässt und eventuelle Fehler beim nächsten Mal nicht mehr gemacht werden. Ich persönlich würde möglichst bald neu starten. Glückliche Gefühle, die erneut gezeugt werden, lassen alte schneller verschwinden. Wir dürfen nicht vergessen, dass diese Spiele Gefühle noch stärker fördern als unser sonstiges Liebesleben. Deshalb schadet es nicht, den Umgang mit diesen Gefühlen zu lernen und Situationen, in denen mal etwas schief geht, pragmatischer zu sehen.
Dass ein Hieb zu fest ausgeführt wird oder daneben geht, kann passieren. Hier muss der Top seinem Sub sofort signalisieren, dass er seinen Fehler bemerkt hat. Dann dürfte keiner mehr abstürzen, das Spiel kann weitergehen, und der Sub spürt die Einfühlsamkeit des Tops. Ich umarme meine Partnerin oder berühre sie intensiver, streichle die Stelle, die es erwischt hat, und nehme sie an der Hand (auch wenn sie gefesselt ist). Natürlich kann es auch sein, dass die Grenzen des Subs nicht so hoch waren, wie dieser geglaubt hatte. Wenn jeder weiß, was in einem Spiel auf ihn zukommen kann, ist der Umgang mit der Situation um so leichter, falls doch etwas passiert.
Keiner der beiden Partner darf den anderen beschimpfen und ihm seine Fehler vorwerfen. Kritisieren ja, aber mit Verständnis. Ein schlechtes Gewissen zu erzeugen ist nicht förderlich.
Hier ist besonders das Einfühlungsvermögen des Subs gefragt, denn Top zu sein ist tatsächlich ein schwierigerer Job, der viel Verantwortung, Geschick, Kreativität und Können erfordert. Und das muss alles erst mal mit Erotik in Einklang gebracht werden.

Sven: Bei einem Panikanfall gelten die üblichen Regeln der Ersten Hilfe:

- Kontext ändern, also Licht an, Musik wechseln, Fenster auf.
- Atmung regulieren. Wenn möglich, das Opfer ein paar Male in eine Tüte atmen lassen, um die Hyperventilation zu bremsen.
- Gesunder Menschenverstand: Eine 55-Kilo-Domme sollte den tobenden 110-Kilo-Sub vielleicht nicht sofort losbinden…

Bei einem »normalen« Absturz hilft meistens Auffangen in Form von Kuscheln, Zuhören, Dasein, Keine-Vorwürfe-Machen. Manche Subs können

damit in diesem Moment nichts anfangen. Die wollen einfach in Ruhe gelassen werden. Wichtig ist in so einem Fall, dass Top klar macht, dass er/sie erreichbar ist und sich auch wieder kümmert, wenn Nähe wieder möglich ist.
Wichtig ist auch, nach ein bis zwei Tagen noch einmal darüber zu reden, was zu dem Absturz geführt hat. Fatal und definitiv auf Dauer beziehungsfeindlich ist die Situation, wenn der/die Abgestürzte am Ende auch noch Top pflegen muss, weil Top nicht damit klar kommt, was er/sie »angerichtet« hat.
Beim Flashback kommt es auf die Intensität und inhaltliche Ausrichtung an. Einen Flashback zu einer Vergewaltigungsszene kriegt man mit Streicheln und Anfassen ganz sicher nicht aus der Welt, während das Wiedererleben einer Strafsituation durch »Trösten« manchmal durchaus gemildert wird.
Bei einem Absturz als Spielziel kann ich persönlich nur zu viel Beziehungsarbeit raten. Ich habe solche Situationen als Top ein paar Mal erlebt und halte mich inzwischen davon fern wie der Teufel vom Weihwasser. Diese Art zu spielen ist in meinen Augen für beide Beteiligten einfach nur schädigend.
Wenn sich beide/alle Beteiligten über die Spielsituation im Klaren sind, sind Abstürze eher selten. Wer sich als Top mit labilen Menschen einlässt, und sei es nur aus reiner Gutmütigkeit, muss damit leben, dass Abstürze vorkommen.
Minimieren lässt sich das Risiko mit Hilfe der üblichen Verdächtigen:

- Kommunikation,
- Ehrlichkeit,
- realistische Erwartung an Spiel und Partner.

Saskia: Dass SM-Spiele bei einem böse Erinnerungen aufwühlen, kennt wohl jeder. Je nach Schwere der »Störung« gehört das in der Beziehung durchgesprochen, oder wenn es schwerer wiegt, in die Therapie. Ich halte wenig vom dominanten Partner als Psychiater. Meiner Ansicht nach ist es gefährlich, wenn jemand ohne entsprechende Ausbildung und Erfahrung an der Seele eines anderen herumdoktert. Natürlich gibt es Dinge, die schon fast verdaut sind, die nur noch mal gut durchgesprochen gehören, dann ist es erledigt. Aber wenn es etwas Gravierendes ist, sollte ein verantwortungsvoller Dom seine Sub in die Therapie schicken. In Extremfällen kann dies zur Trennung führen, z. B. wenn die Veranlagung gar keine ist, sondern nur eine andere Ausdrucksform von verdrängter Misshandlung. So

etwas kann bei einer Session herauskommen. Dann sollte man erst mal nicht weiter in die Folterkammer, sondern zum Arzt. Sollte die Neigung nach der Therapie noch vorhanden sein, dann nur zu, aber SM ersetzt keine Behandlung.
Eine Therapie ist oft allerdings schwierig, weil mancher Psychologe gleich auch die SM-Neigung mit wegtherapieren will. Es dürfte schwierig sein, einen sm-freundlichen Therapeuten zu finden.

Zu dem von Saskia zuletzt angesprochenen Aspekt hat Chris eine Erwiderung parat.

Chris: Ob ein Therapeut für einen geeignet ist oder nicht, hängt von so vielen Faktoren ab, dass SM nur ein Teil davon ist. Die Chemie zwischen Therapeut und Klient ist viel wichtiger als bei praktischen Ärzten. Dazu kommt die Frage, welche Art von Therapie die richtige ist: Verhaltenstherapie? Gesprächstherapie? Oder eine der vielen anderen Formen?. Ich würde, egal welchen Therapeuten ich aufsuche, erst mal davon ausgehen, dass es ein Fehlversuch ist – so wie man sich auch mehrere Autohäuser anguckt, bevor man einen Neuwagen kauft. Die meisten Therapeuten bieten sogar »Probesitzungen« an, um sich zu beschnuppern. Eine andere Frage ist auch die Länge der Warteliste. Therapieplätze sind knapp, und was nützt dir der optimale Therapeut, wenn du keinen Platz hast?
Ich würde es mit der Wahrheit versuchen. Die ist bei einem Therapeuten eh angesagt, denn Lügen sind in jeder Therapie wohl kontraproduktiv. Also: Hingehen und sagen, was man will und was man vor allem nicht will, nämlich wegen SM behandelt zu werden. Nach meiner Erfahrung sind Therapeuten, die selbst keine Sadomasochisten sind, oft eine gute Wahl, weil sie SM ohne eigene Leidenschaft beobachten können. SM ist eine sexuelle Neigung, soweit sehe ich das auch. Dass aber SM so gar nichts mit dem zu tun hat, was der Seele sonst noch widerfährt, halte ich für Szenepropaganda.

In diesen Zusammenhang gehört die häufig vertretene These, dass erotische Rollenspiele auch einen therapeutischen Charakter haben können und man mit ihnen möglicherweise seelische Konflikte bearbeiten kann. Es gibt allerdings auch Fachleute, die diesen Ansatz für sehr problematisch halten.

Sven: Viele SMer nutzen SM für sich therapeutisch; Morgenthaler hat schon vor 25 Jahren postuliert, dass SMer vielfach das Spiel als Kompensationsmechanismus nutzen, insbesondere zur Traumabewältigung.

Für mich selbst kann ich sagen, dass ich SM ganz klar therapeutisch nutze. Meine Kindheit war nicht ganz so perfekt, wie ich das im Nachhinein gerne gehabt hätte, und vieles arbeite ich über SM immer wieder auf. Meine Persönlichkeit ist eine mit vielen Haken und Ösen, unbewältigten Konflikten und deutlichen Schwankungen des Selbstwertgefühls. SM hilft mir, einen klaren Kopf zu kriegen und mich sozusagen immer wieder richtig zu sortieren.
Viele (übrigens auch in der »Erziehungs-« und Spankingszene) spielen mit dem Ziel der Katharsis, dem reinigenden Höhepunkt, oft mit einem Aspekt der »Vergebung« oder dem Reinwaschen von echter oder eingebildeter Schuld. Wer im Leben sonst nicht loslassen kann, kann hier alle Pforten öffnen und sich so mit neuer Energie versehen. Ich finde das nach wie vor sehr reizvoll. Als »therapeutisch« im weitesten Sinne würde ich das auf jeden Fall bezeichnen.
Bei der Traumabewältigung kann Sub das im Normalfall äußerst schwierige und belastende Wiedererleben des traumatischen Geschehens in kontrollierter Umgebung absolvieren und in der Regel in lustvolles Erleben umwandeln. Häufig wird nicht das traumatische Geschehen »nachgespielt«, sondern etwas, was sozusagen »in der Nähe« ist. Das Trauma wird auf diese Weise irgendwann internalisiert. Das bedeutet, dass es als zu einem gehörig empfunden wird, präsent ist, wenn es aufgerufen wird, aber nicht mehr zu belastendem Wiedererleben oder Flashbacks führt. Man lernt einfach, mehr oder weniger gut mit dem Trauma zu leben.
Leider lässt sich manchmal nur schwer unterscheiden, wo SM im positiven Sinne als Kompensationsmechanismus eingesetzt wird und wo man die SM-Handlungen eher dem selbstverletzenden (Sexual-)Verhalten beispielsweise bei Borderline-Patienten zuordnen muss. In letzterem Falle ist die Wirkung langfristig eher negativ (ganz ähnlich wie bei den Schnitterinnen – der Schnitt bringt zwar die gewünschte Erleichterung oder »Erdung«, ist aber mit Scham und Schuldgefühl belegt und langfristig kontraproduktiv).
Einige moderne Sexualwissenschaftler und Psychologen gehen so weit zu sagen, dass SMer(innen), die SM als Kompensationsmechanismus nutzen, nur dadurch sozial integriert und emotional einigermaßen stabil leben können. Sie vermuten, dass diese Menschen Psychosen entwickeln würden, wenn sie nicht SM »therapeutisch« für sich nutzten.
Wichtig ist, sich erst einmal darüber klar zu sein, dass man hier SM im Sinne einer Therapie einsetzt. Die Erwartungen an so etwas dürfen nicht zu hoch sein, und beide sollten sehr aufmerksam sein während des Spiels. Ein ungewolltes Flashback-Erleben (im psychologischen Sinne) ist sehr belastend und kann bei psychisch labilen Menschen erhebliche Folgen haben

(etwa in Form von Triggern einer depressiven Episode oder eines Essstörungsanfalls, um nur zwei Beispiele zu nennen).
Top hat im Zweifelsfall den Griff an der Notbremse, insbesondere dann, wenn er/sie den Eindruck hat, dass es hier eben doch eher um selbstverletzendes Sexualverhalten denn um Therapie geht.

Lady Wanda: Ein Unterwerfungsspiel KANN therapeutisch sein – auf verschiedene Weisen:

1. Bewusstseinserweiterung. Das ist so eine Art Loslösung – meditativ vielleicht – von allen weltlichen Belangen. Dies kann geschehen über extremen Schmerz oder aber auch über das Gefühl, sich völlig fallenlassen zu können. Ich nenne es die totale Geborgenheit.

2. Katharsis. Du durchwanderst die Hölle und fühlst dich danach geläutert und wie neugeboren. Frei nach dem Motto: Schreie und heule dich aus, ich gebe dir den Grund dazu, und danach fühlst du dich insgesamt besser.

3. Entlastung vom »Druck der Perversion«. Befriedigung ist angenehmer als Verdrängung, denke ich.

4. Aufarbeitung von Vergangenheitserlebnissen. Für mich ein fragwürdiger Punkt. Bei Terence Sellers klingt es fast so, als sei das der einzige Sinn ihrer Sessions. Aus Erfahrung kann ich sagen, dass die meisten nicht in der Lage sind, ihre Neigung auf etwaige Schlüsselerlebnisse zurückzuführen, und dass deshalb eine Verarbeitung oder Aufarbeitung im therapeutischen Sinne unwahrscheinlich wird. Die Menschen sind sich nur in Ausnahmefällen der Situationen bewusst, die sie angeblich »so« haben werden lassen.

Außerdem basiert diese Zielsetzung auf der Prämisse, dass bei uns allen in der Kindheit grundlegend etwas falsch gelaufen ist: Wir sind also »gestört«. Bereits das kann man für sich ablehnen.
Für mich aber wichtiger ist doch die Tatsache, dass ich für niemanden irgendeine traumatische Situation nachspielen möchte – das ist nicht meine Aufgabe. Es soll hier um Lustgewinn oder um ein besseres Lebensgefühl gehen.

Sara: Traumabearbeitung in der Session – und dann noch durchgeführt von Hobbypsychologen! – halte ich für grob fahrlässig! Emotionale Abstürze können natürlich, wenn sie gut aufgefangen werden, den Charakter einer therapeutischen Sitzung haben. Es macht für mich jedoch einen großen Unterschied, ob ein »Absturz« ungeplant geschieht oder ob er wissentlich

von Laien herbeigeführt wird. Bei jeder planmäßigen Reaktivierung alter Traumata besteht die Gefahr der Sekundärtraumatisierung – und die wollen Laien ausschließen können? Das glaube ich nie und nimmer.
Die moderne Traumaarbeit geht sowieso anders vor: Da wird zuerst stabilisiert, danach werden bestimmte (Entspannungs-)Techniken erlernt und erst wenn die beherrscht werden, wird in ganz wenigen Stunden das Trauma bearbeitet. Das ist etwas völlig anderes als das »Durchleben alter schmerzhafter Erfahrungen« in einer Session (die eben auch die Gefahr der Sekundärtraumatisierung in sich birgt)... Und da hört es ganz schnell auf, spaßig zu sein. Traumaopfer führen kein leichtes Leben.
Um keine Missverständnisse aufkommen zu lassen: Ich finde nicht, dass emotionale Abstürze in der Session eine Katastrophe sind. Sie passieren, weil wir Menschen sind und jede(r) von uns schmerzhafte Erfahrungen gemacht hat, die wir dann irgendwo in uns »verbunkert« haben. Sie können nun mal aufbrechen, genauso wie vergessene positive Erinnerungen plötzlich da sein können. Schließlich »spielen« wir auch mit der Psyche. Bei einem psychisch gesunden Menschen braucht man/frau davor keine Angst haben. So etwas lässt sich auffangen und bewältigen – ohne dass Narben zurückbleiben.
Die planmäßige Reaktivierung alter Traumata ist etwas ganz anderes. Ich würde nicht einmal ausgebildeten Psychologen über den Weg trauen, die noch nach diesem überholten Modell des »totalen Durchlebens« arbeiten... und schon gar nicht SMigen Hobbypsychologen.
Erlebte Vergewaltigungen durch SMige Nachstellungen bearbeiten zu wollen ist einfach irre! Und wenn dir irgend jemand von tollen Erfolgen durch dieses Vorgehen erzählt, dann würde ich sehr genau hinsehen, ob das »geheilte Opfer« nicht einfach nur neue, effektivere (aber dennoch destruktive) Bewältigungsstrategien entwickelt hat.
Da kommen wir aber auch zu einer ganz anderen Frage: Warum können so viele sexuell unterwürfige Menschen von extremen Gewalterfahrungen berichten? Natürlich bietet sich SM an, belastende Erfahrungen zu wiederholen – immer in der Hoffnung, diese alte belastende Situation quasi im Nachhinein bewältigen zu können... Das funktioniert so aber nicht. Diese Re-Inszenierungen sind letztlich eine Bewältigungsstrategie – keine Lösung. Traumabearbeitung gehört in fachkundige Hände.

Nicht zuletzt besteht die Gefahr, dass der Top überfordert wird, wenn er in die Funktion eines Therapeuten gerückt wird, ohne aber dessen Kenntnisse zu haben.

Sven: In »gesunden« Beziehungen wird das in aller Regel kein Problem sein, zumindest dann nicht, wenn die beiden sich über ihre Gefühle beim Spiel austauschen. Da muss nicht einmal die Tatsache des Therapierens an sich erwähnt oder auch nur von einer/einem der beiden reflektiert sein. Es genügt, dass sich beide über das, was das Spiel mit ihnen macht, bewusst sind. Ein von einer insgesamt positiven Lebenssituation begleitetes »Es tut mir gut« oder »Ich fühle mich anschließend besser« ist manchmal viel gesünder, als die Sache therapietheoretisch tot zu reden.
Destruktiv wird es dann, wenn Sub an Top die unausgesprochene (oder sogar uneingestandene) Erwartung richtet, dass Top heilen, gut machen oder das verkorkste Leben richten soll. Das überfordert die allermeisten Tops, auch wenn sich so mancher zunächst mit Wonne auf diese Aufgabe stürzt. Das Scheitern ist vorprogrammiert, denn ganz schnell sind die beiden an dem Punkt, wo Top für das Wohlbefinden und vor allem auch für die schlechten Phasen verantwortlich gemacht wird, obwohl eigentlich ein Trauma oder eine psychische Störung der Grund dafür ist. Ein wacher, erfahrener Top wird hier ganz schnell die Grenzen ziehen, auch wenn das nach außen hin zunächst erst einmal herzlos aussehen mag.
In einer solchen Situation, insbesondere dann, wenn Sub Borderliner(in) ist, kommt es nicht selten dazu, dass Top nach einiger Zeit beginnt, psychische Störungen zu entwickeln. Top wird sich nicht selten zu fragen beginnen, was mit ihm/ihr nicht stimmt. Die manipulativen Fähigkeiten von Borderliner(inne)n sind oft phänomenal, da sie in einer lang andauernden Phase wiederholter kindlicher Traumatisierung zur Überlebensstrategie wurden.
Ich hatte ja schon geschrieben, dass es Subs gibt, die mit dem Ziel des Absturzes spielen. Das wäre genau so eine Situation, wo der Versuch des Therapierens garantiert schief geht.
Ich sehe das Therapiespiel durchaus kritisch, was nichts daran ändert, dass viele Subs und manche Tops das mehr oder weniger bewusst genau so einsetzen und zumindest leidlich damit zurecht kommen.
Die Frage ist halt immer auch die nach der Alternative. Ginge es den Beteiligten ohne SM besser? Aus den letzten 27 Jahren Erfahrung glaube ich eines sicher sagen zu können: Den Wunsch nach SM zurückzudrängen gelingt selten bis nie und ist den meisten, die es versucht haben, nicht wirklich bekommen.

Herrchen gesucht – wie finde ich einen Partner für Unterwerfungsspiele?

Schon für Menschen ohne außergewöhnliche sexuelle Vorlieben ist es heutzutage schwierig, einen passenden Partner zu finden. Noch mehr Hindernisse gibt es für diejenigen von uns, die wegen ihrer speziellen Neigungen in einem eingeschränkten Spektrum suchen. Auch hierzu habe ich die unterschiedlichsten Menschen nach ihren Erfahrungen, Tipps und Ideen befragt.

Frank: Tja, wie findet man nun einen Partner, einen SMigen noch dazu? Ich weiß, dass das eines der wichtigsten Themen in Chats, Foren und Mailinglisten ist. So wichtig, dass es praktisch niemand mehr hören mag und in der Regel jeder Versuch, darüber zu sprechen, abgewürgt wird. Zumeist sind es die selbsternannt devoten Männer, die nicht fündig werden auf der Suche nach der Herrin. Dann folgen auch schon die dominanten Männer, die so gar kein Fickstück finden können. Auf der anderen Seite die dominanten Damen, die sich beschweren, kein wirklich devotes Sklavenschwein finden zu können, und die devoten Damen, die nur an Spinner geraten. Irgendwie kommt es mir so vor, als wenn der Markt voller Angebote wäre, und niemand will haben, was da ist.
Was es so an Kontaktmedien gibt – im Laufe der Zeit hab ich sie wohl fast alle ausprobiert. Entweder passiv oder aktiv. Ich habe Anzeigen in Kontaktmagazinen beantwortet, ich habe im Internet Anzeigen aufgegeben, und ich habe Chats unsicher gemacht. Um es gleich vorweg zu nehmen: Alle Möglichkeiten haben letztendlich funktioniert. Es ist immer nur eine Frage der Zeit. Meine letzten Kontaktversuche habe ich aufs Internet konzentriert. Das war bedeutend einfacher zu handhaben als Chiffrebriefe und so ein Kram.
Wie kommt man nun zu erfolgreichen Kontakten? Nun, ich habe, wenn ich suchte, immer nach Menschen geschaut, und wenn ich gesucht habe, dann habe ich versucht, wenigstens ein wenig Mensch zu bieten. Also weder das ganze Kopfkino ausgebreitet und sabbernd eine mehrseitige Story eingebaut, noch irgendwelche Forderungen gestellt. Schließlich ist es extrem unwahrscheinlich, mit einem Kopfkino genau die Gelüste des Gegenübers zu treffen. Also zurück zu den Regeln des Anstands: Wer bin ich, klar auch meine Neigung, aber nur kurz und knapp, und dann habe ich immer offengelassen, was werden soll: Mailkontakt, Treffen, Sex oder einfach nur

drüber reden. Mit verblüffendem Erfolg. Hat man erst mal eine Komunikation zustande bekommen, ist es meist einfacher herauszufinden, was sich gemeinsam machen lässt. Schafft man mit der Anzeige schon Tatsachen, die dem Gegenüber nicht gefallen, dann bekommt man gar nicht erst eine Chance.
Ich denke auch immer, dass die Suchenden sich allzu oft einen gewaltigen Erfolgsdruck selbst gebastelt haben. Nun müssen sie endlich ran an das Fleisch, und zwar möglichst noch am gleichen Tag. Das geht fast zwangsläufig schief. Ebenso gehen die meisten Kontakte mit den supererfahrenen Partnern schief. Die erkranken meist plötzlich, haben eine Kohlenmonoxidvergiftung durch defekte Klimaanlagen oder ihr halbes Haus fällt einer Gasexplosion zum Opfer. Kein Witz, diese Begebenheiten beruhen auf echten Aussagen. Meine Partnerin kann da sicher noch mehr Ausreden aufzählen. Der Ausschuss ist recht groß. Aber der ganz kleine Rest, der ist dann das Entscheidende.
Im Chat ist es recht einfach, erst mal einen intensiven Kontakt herzustellen. Das dürfte fast jedem gelingen, der nicht gleich mit der Tür bzw. einem Nick wie "JürgenBln34bidevDWT" in den Raum stürzt und im Main nach der Herrin zu suchen beginnt. Also auch hier: Ruhe bewahren. Erst mal reden, denken und dann ficken.
Hat man erst mal den Kontakt und ist vom Chat- oder Mailkontakt zum Telefonkontakt übergegangen, dann besteht eine hohe Wahrscheinlichkeit, dass es auch zum Treffen kommt. Passt das dann, und der andere wohnt nicht in unerreichbarer Ferne, dann bleibt nur noch der Faktor der oben genannten Ausfallerscheinungen. Ist der auch noch überwunden, ist mir jedenfalls noch nie jemand schreiend davongelaufen.

Arlene: Ich hab schon einige Gespräche mit Kumpels geführt, wo Sätze fielen wie: Komisch, als ich früher normale Partnerschaften hatte, da hielten sie über Jahre und waren okay. Aber seit ich mich mit SM befasse und dazu einen Partner suche, hält es höchstens noch ein paar Monate. Es gibt löbliche Ausnahmen. Ich denke, die Grundproblematik ist wirklich der Facettenreichtum des SM und dass jeder so seine eigenen Vorstellungen und Phantasien hat, die nicht immer mit denen des Partners konform gehen. Ich wüsste noch nicht mal, was für einen Tip ich da geben sollte, außer dass man sich vorrangig erst einmal mit dem Mensch als Partner auseinandersetzt und nicht vorrangig als Dom oder Sub. Hier ist es doch wie in allen anderen Partnerschaften, dass man sich auch in vielen anderen Dingen des alltäglichen Lebens schmecken können muss – und nicht nur auf der reinen SM-Schiene.

Ich habe meinen Partner in einem SM-Chat kennengelernt. Aber eigentlich mehr auf die Art, dass wir uns gegenseitig als »Partner« nie wirklich auf dem Plan hatten. Sicher haben wir beide unterschwellig nach dem passenden Pendant gesucht, aber es floss nie in unsere Gespräche ein. Nach einiger Zeit im Main-Chat merkten wir, dass sich unsere Ansichten, unser Humor und verschiedenes andere einfach zu treffen schienen. Und so hatten wir auch privat miteinander einige (manche würden sagen: belanglose) Chats, in denen wir einfach lachten, unsere Sprüche rissen, über Gott und die Welt am Schreiben waren, nur am wenigsten über SM an sich. Frag mich nicht, warum das so war, aber erst bei unserer realen Begegnung schnitten wir das kurz an... auch da nicht lange. Es mag einfältig und naiv klingen, aber irgendwie war es für mich nie wirklich eine Frage, ob es da auch passen könnte. Denn wir verstanden uns auf jeder anderen Basis so gut und gingen in so vielen Meinungen konform, dass es für mich eben wirklich außer Frage stand, dass es ausgerechnet da nicht passen könnte. Und voilà: Genau so kam es auch.
Ja, es war ein Glückstreffer. In der Welt des Internets ist es jedenfalls geboten, Geduld mitzubringen, denn hier heißt es, sehr viel Spreu von sehr wenig Weizen trennen zu müssen – vor allem wenn man sowohl im Web als auch in der SM-Szene neu ist. Sonstige Szenetreffs wie Parties... na ja... Geh mal als Frau da alleine hin. Klar kommst du rein, aber dann hast du den ganzen Abend über einen nach dem anderen an dir kleben. Empfehlenswert wäre es, mit einer Clique dorthin zu gehen. Eine Freundin von mir ging mit mir auf ihre erste Fetischparty und ist nun seit drei Jahren mit dem zusammen, den sie dort kennengelernt und mit dem sie den ganzen Abend über gequatscht hatte. Ich gehe ab und an alleine oder mit ein paar Kumpels auf Parties (weil mein Partner kein großer Szenegänger ist), und es hat sich bewährt, dort nicht offensichtlich subbig aufzutauchen.

Angela: Was die Online-Möglichkeiten angeht, habe ich festgestellt, dass viele Männer (und sicher auch Frauen) Schwierigkeiten haben, eine erste Mail abzufassen, mit der man auch etwas anfangen kann. Deswegen folgt hier eine kleine Aufzählung der Dinge, die mir wichtig gewesen wären und anderen Empfänger/innen sicherlich auch.

1. Unpersönliche Anschreiben kommen nie gut! Steht kein Name in der Kontaktanzeige, reicht sicherlich auch ein »liebe Unbekannte« oder ähnliches!

2. Ihr seid nicht sicher, isses ne Dommse, die gesiezt werden will?! Die erste Mail im »Sie-Stil« abzufassen, sollte sicher kein größeres Problem darstellen. Man kann ja nachfragen, wie die Dame es gerne hätte.

3. Fallt nicht gleich mit der Türe ins Haus, es sei denn, es würde in der Kontaktanzeige darum gebeten, die bisherigen Erfahrungen anzugeben!

4. Alter, Gewicht, Augen- und Haarfarbe, vor allem der WOHNORT, Größe... sollten NIEMALS fehlen! Wie soll man sonst entscheiden? Ach ja, und auch noch eine Angabe, ob ihr gebunden seid und nur eine Spielerei wollt oder ob ihr womöglich nach dem Menschen fürs Leben sucht.

5. Ein Bild! Du möchtest keines beim ersten Mail beifügen, okay, dann stelle eines in Aussicht (und dann habe es auch zur Verfügung!) Wenn Bild, dann bitte BEKLEIDET! »Das beste Stück« interessiert eine ernsthaft inserierende Frau erst sehr viel später. Das Bild sollte nicht zu alt sein, außerdem ist es sicherlich von Vorteil, wenn es nicht bei der letzten Party im volltrunkenen Zustand aufgenommen wurde.

6. Rechtschreibung! Kinners, bei so mancher Mail hat es mich gegruselt. Fehler unterlaufen jedem mal, aber diese erste Mail ist quasi eure Visitenkarte, da solltet ihr euch anstrengen.

7. Dreizeiler sagen wenig aus, ohne Bild gleich gar nichts! Aber auch ellenlange Mails hinterlassen keinen wirklich guten Eindruck. Mein gedachtes »Maximum« liegt bei einer halben DIN-A-4 Seite, darin kann man einiges unterbringen.

8. Ehrlichkeit! Keine Angaben, die nicht stimmen! Habt ihr mit Angaben Probleme, lasst sie aus bzw. vertagt sie auf später (erkenntlich).

9. Nehmt die Kontaktanzeige auf, geht darauf ein, so kurz sie auch sein mag. Wenn sie nichts hergibt und ihr trotzdem schreiben wollt (was ich wiederum nicht verstehen kann), nehmt die Mailadresse als Aufhänger, sofern sie erkennbar ist. Standardangaben können auch immer wieder verwendet werden. Es ist ja recht selten, dass es gleich beim allerersten Versuch funktioniert. Aber – wenn in der Kontaktanzeige gewisse Dinge angesprochen werden, nehmt euch die Zeit, darauf auch noch einzugehen. Wenn ich Mails sehe, die mit meiner Kontaktanzeige ungefähr so viel zu tun haben wie ein Vegetarier mit Fleisch, dann fliegt sie in den Papierkorb!

10. Antwortet erst gar nicht auf eine Kontaktanzeige, die erkennbar andere Suchkriterien hat, als ihr erfüllen könnt! Wenn jemand zwischen 30 und 40 gesucht wird, bitte – liebe 20jährige und 50-jährige, spart euch das Anschreiben, es macht keinen Sinn! Abweichungen von ein bis zwei Jahren sind tolerierbar (für die meisten), aber darüber hinaus verstopft ihr nur die Mailkästen und verärgert den Empfänger. Dies gilt

auch für verkehrte Vorzeichen in der Suche. Was bitte will ein dominanter Mann bei einer dominanten Frau im Postfach, wenn er nicht plötzlich seine devote Ader entdeckt hat? Sie umdrehen? Träumer! Und auch an die gebundenen Herren, die meinen, Frau würde sich mit allem zufrieden geben, wenn er nur Schwanz trägt: Wenn sie ungebunden sucht, sucht sie auch UNGEBUNDEN!

Sara: Ganze Bände könnte ich zu diesem Thema füllen! Erst mal: An der Kontaktanzeige kommt eine Femdom wie ich einfach nicht vorbei. Meine Wünsche sind so speziell, dass die Wahrscheinlichkeit, den passenden Lebenspartner auf irgendeiner Fete zu treffen, äußerst gering ist. Also muss ich inserieren, und damit habe ich im Laufe der Jahre viel Erfahrung sammeln können.
Mein größter Anfangsirrtum war zu glauben, frau bekommt auf einen vernünftigen und ehrlichen Text ausreichend viele Antworten. Das war eine vollkommen falsche Annahme, denn auch sehr rationale Menschen haben offensichtlich parallel zum Lesen von Anzeigentexten irgendwelche Hormonausschüttungen, die sie für »zu vernünftige« Texte unempfänglich werden lassen.
Folglich muss ich mich in meiner Anzeige direkt auf eine Spielebene beziehen und auf dieser dann die Neigung des Wunschkandidaten ansprechen. Gelingt mir das, dann kann ich mit bis zu 400 Antworten in zwei Monaten rechnen und habe damit eine realistische Chance, den passenden Partner zu finden.
Ich bin unter anderem Fußerotikerin. Nur das zu schreiben ist zuwenig und zu abstrakt. Jedoch zu schreiben: »Ich möchte deine Zunge an meinen Füßen und Schuhen spüren« ist ansprechender und bringt garantiert das Zigfache an Zuschriften. Wenn ich Wert auf niveauvolle Zuschriften lege, dann muss ich niveauvoll inserieren. Die »Spinner« melden sich zwar trotzdem, aber eben auch potentielle Partner.
Und ich muss wissen, dass suchende Malesubs jede Menge schlechte Erfahrungen haben: Sie bekommen zuhauf 0190er-Nummern oder Zuschriften von Frauen mit finanziellen Interessen zugesandt. Es ist also ganz normal, dass sie im ersten Anschreiben eher zurückhaltend sind. Aber Stil und Neigung wird trotzdem deutlich, und dann kann frau ja nachfragen.
Bei meiner letzten Anzeige hatte ich ein sehr enges Raster. Ich hatte mir vorgenommen, keine Kompromisse in der Auswahl zu machen und wirklich nur mit den Männern Kontakt aufzunehmen, die meinem »Wunschprofil« entsprechen. Von 300 Antworten kamen 15 in die engere Auswahl und von diesen 15 Männern habe ich mich mit fünf getroffen. Und ich hoffe sehr, dass das für die nächsten Jahre meine letzte Anzeige war.

Arne: Wie groß der Anteil der SMler an der Bevölkerung ist, schwankt von Umfrage zu Umfrage, aber er ist in jedem Fall so groß, dass man mit hinreichender Wahrscheinlichkeit im Alltag auf welche trifft. Je offener man mit seinen Neigungen umgeht, desto wahrscheinlicher wird es, dass Mitmenschen zu erkennen geben, dass auch sie der Sache nicht abgeneigt sind.

Insbesondere auch wenn man einen neuen Partner kennenlernt, kann ausreichende Offenheit dazu führen, dass man gemeinsam experimentiert und der Partner feststellt, dass auch er/sie Spaß an vielen Variationen von SM hat. Sollte sich durch die Offenheit hingegen ergeben, dass man in einem so wichtigen Bereich wie der Sexualität nicht kompatibel ist, ist es besser, sich frühzeitig wieder zu trennen. Das Ersparen von Komplikationen überwiegt in jedem Fall den momentanen Verlust.

Auf jeden Fall ist man gut beraten, dort hinzugehen, wo man andere SMer trifft: Stammtische, Parties etc.. Dort kann man ganz unverbindlich mit anderen SMern das Gespräch suchen und Leute kennen lernen. Wer über Charme verfügt, redegewandt ist und Geduld mitbringt, wird früher oder später auch einen passenden Partner finden. Je eingeschränkter die eigenen Phantasien, Vorstellungen und Kriterien der Partnerwahl sind, desto beschränkter ist natürlich auch die Auswahl – genauso wie im übrigen Leben.

Tendenziell ist jemand, der eingesteht, gerade unsicher zu sein, seine Gefühle verbalisieren und über sich selbst lachen kann, der bessere Partner. Jemand, der vorgibt, erfahren zu sein, jede Situation im Griff und keine Grenzen zu haben, ist eher mit Vorsicht zu genießen – wobei selbstbewusstes Auftreten und eine dominante Ausstrahlung des Aktiven dem Spiel schon sehr zuträglich sind.

Marion: Natürlich kann man Kontaktanzeigen aufgeben, auf SM-Parties gehen und so weiter. Aber um einen dauerhaften Partner für SM zu finden, muss man als Person für den anderen interessant sein. Und das heißt, man muss immer wieder zum SM-Stammtisch latschen oder viel chatten, sich viel unterhalten, ein angenehmer Mensch sein, sich gut benehmen... Und dann lernt man Leute kennen, und darunter sind dann auch welche, die bereit sind, Sex oder SM mit einem zu machen. So einfach und so schwierig ist es.

Martina: Ist man mutig und will sich unverbindlich mit anderen SMern treffen, kann ich einen Besuch des örtlichen oder übernächststädtischen (um keine Bekannten und Verwandten zu treffen...) Stammtisches empfehlen. Meistens ergeben sich dort Möglichkeiten zur näheren Kontaktpflege.

Blöd an Stammtischen ist nur, dass es oft einen Oberhengst/eine Oberstute gibt, die sich erst mal um das »Frischfleisch« kümmert, und dass man dort Gefahr läuft, bei einem Menschen zu landen, der alle Neulinge in SM »einführt« und auf SM-Lust testet.

Felix: Natürlich könnte ich jemandem, der einen Partner sucht, eins, zwei, fix die Szenetreffpunkte aus den SCHLAGZEILEN heraussuchen sowie ihn/sie auf diverse Online-Anzeigenmärkte und Chats aufmerksam machen. Aber Männern würde ich gleichzeitig die Hürden nennen: Es ist ein mühsames Unterfangen, eine Partnerin zu finden, denn auf eine annoncierende Frau kommen zehn annoncierende Männer. Und umgekehrt ertrinken Frauen in Fluten von Mails. Chats sind besser, wenn man sich gut, klar und taktvoll ausdrücken kann, aber da lauern die vielen Fakes, die sich einen Spaß daraus machen, jede beliebige (weibliche) Rolle zu spielen, und die oft erst dann im virtuellen Nirwana verschwinden, wenn sich ein Telefonat nicht mehr vermeiden läßt. Eine interessante Selbstdarstellungs-Webseite kann eine Hilfe sein.
Die altbewährte Reality-Lösung: Innerlich gut vorbereitet zu Szenetreffpunkten gehen.
Was heißt das?

1. Werde dir zuerst klar über das, wer du bist, was du bist und willst.

2. Setz dich nicht unter Erfolgsdruck: Wenn es sexuell drängt, gibt es andere Lösungen.

3. Beobachte aufmerksam und unaufdringlich und ergreife sich bietende Chancen mit klarer Haltung, aber ohne erzwingende Absicht.

4. Sei als freundlicher, interessierter Mensch präsent.

5. Wahre den nötigen Abstand, aber bleibe erreichbar.

Und nachdem ich das geschrieben habe, weiß ich auch, wie schwer das ist und dass man das eigentlich üben müsste, wenn man nicht der Prototyp des kommunikativ begabten Erfolgsmenschen ist. Der stellt aber solche Fragen nicht...

Natalia: Finde heraus, wer du bist, und sei authentisch! Auf jeden Topf passt ein Deckel, aber wenn der Milchtopf ständig nur nach Schnellkochtopfdeckeln Ausschau hält, dann wird er immer wieder enttäuscht werden. Und wenn der Milchtopf sich immer wieder als Schnellkochtopf verkleidet, wird der passende Deckel ihn niemals finden.

Viele Subs versuchen, sich so darzustellen, wie sie glauben, dass sie als Subs sein sollten. Und um »irgendwen« zu finden, der sie »in die Welt des SM« einführt, verbiegen sie sich in der Kennenlernphase. Das kann nur zu Enttäuschungen führen. Ich finde es wirklich faszinierend, wie viele »tabulose Sklaven« nach einer »strengen Herrin« suchen... Das sind meist genau die Leute, die sich niemals wirklich Gedanken darum gemacht haben, was sie eigentlich wollen und was nicht, denn wirklich »tabulos« ist eigentlich niemand. Ich glaube, viele sind sich nicht mal darüber klar, ob sie wirklich den Schritt in die Realität machen wollen. Sie finden das Spiel mit dem Feuer reizvoll; es gefällt ihnen, Kontakt aufzunehmen, aber sobald von der anderen Seite ein echtes Interesse erwacht, haben sie Angst, sich die Finger zu verbrennen, und brechen den Kontakt kommentarlos ab. Das ist nicht fair dem anderen gegenüber.
Es ist also schon wichtig zu wissen, was man eigentlich sucht. Dabei sollte man aber dennoch offen bleiben. Wer eine junge, schlanke Lederherrin mit jahrzehntelanger Erfahrung, einer Vorliebe für Spanking und umwerfender Ausstrahlung will, der muss lange suchen – und sollte sich überlegen, warum diese Dame sich dann auch noch gerade für ihn interessieren sollte.

Beate: Normalerweise sieht man es ja niemandem an, ob er SMer ist. Aber es gibt gewisse Erkennungszeichen. Wenn ich zum Beispiel irgendwo in Leder auftauche, hält man mich manchmal für eine Motorradfahrerin oder für eine Alt-68erin. Aber Insider bemerken vielleicht die Minihandschellen an meinem Rucksack, und außerdem trage ich ja auch noch den »Ring der O«. Das ist ein schlichter Szenering aus Stahl mit einem beweglich angeschweißten kleineren Ring. Das heißt: Normalerweise ist er aus Stahl. Ich weiß allerdings von mindestens zwei Leuten, die sich diesen Ring aus Gold haben machen lassen. Und jetzt tragen sie ihn als Ehering – ist halt bloß ein bißchen teurer als das Original...
Wo man den Ring trägt, spielt auch eine Rolle. Steckt man ihn an die linke Hand, zeigt das anderen SMern, dass man dominant ist, und Subs tragen ihn rechts. Es gibt aber mit dem Ring ein Problem: Inzwischen wird der nämlich nicht mehr nur über die SCHLAGZEILEN verkauft, die ihn als erste angeboten haben, sondern man kriegt Billigkopien in Tattoo- und Piercingläden. Selbst in den Läden meiner verstorbenen Namensvetterin werden sie angeboten. Die Qualität dieser Ringe ist zwar nicht unbedingt schlechter als die der Originale. Aber welche Bedeutung der Ring hat, weiß eben nicht jeder, und beim Verkauf wird die Erklärung auch nicht immer mitgeliefert. Also verlasst euch lieber nicht auf den Ring als alleiniges Erkennungszeichen! Es könnte nämlich ziemlich peinlich sein, wenn man sich da vertut...

Ihr könntet aber auch in stinknormalen Tageszeitungen eine Bekanntschaftsannonce aufgeben. Wobei ihr den Begriff SM vermeiden solltet. Denn so liberal sind die wenigsten Blätter, dass sie das ohne weiteres akzeptieren würden. Wenn ihr allerdings einen anpassungsfähigen und -willigen Mann nach einer wirklich selbstbewussten Frau suchen lasst, dürfte das schon durchgehen, und andere SMer werden diesen Code verstehen. Bei Stadtmagazinen wie dem »Journal Frankfurt« müsst ihr weniger Hemmungen haben. Da könnt ihr ziemlich offen formulieren, was ihr sucht. Noch einfacher haben's die Berliner; in deren Zitty-Journal gibt's sogar eine eigene SM-Rubrik!

Aber was ist, wenn ich trotz allen Suchens den Richtigen nicht finde?

Natalia: So hart es klingt: Nach meiner Erfahrung gibt es dafür immer einen guten Grund. Wer nach langer Suche keinen (Spiel-)Partner gefunden hat, der kann entweder verzweifeln oder verbittern, oder er kann herausfinden, woran es liegt. Das ist meist mit schmerzhafter Selbsterkenntnis verbunden. Um diese zu entwickeln, kann man SM-Bekannte um ein ehrliches Feedback bitten, man kann seine Bewerbungsschreiben von einer netten Chat-Bekannten gegenlesen lassen oder selber versuchen, den eigenen Fehlern auf den Grund zu gehen. Viele machen es sich leicht und behaupten einfach, es gäbe keine echten Dommes, oder die Damen, die man kennengelernt habe, seien den eigenen Ansprüchen nicht gerecht geworden. Meist ist das Selbstbetrug. Andere verlegen sich darauf, mit den eigenen Unzulänglichkeiten zu kokettieren und sich selbst fertig zu machen – mit dieser Strategie haben sie natürlich noch weniger Chancen. Letztendlich liegt es oft daran, dass die Suchenden zu ich-bezogen sind, überhöhte Ansprüche oder ein zu schlechtes Selbstwertgefühl haben, dass sie zu profillos oder gar unhöflich sind oder schlicht eigentlich keine echte dominante Frau, sondern eine Wunscherfüllerin suchen. All das spürt eine Frau! Manche sind schlicht zu nachlässig: Sie machen sich nicht mal die Mühe, die Anzeige gründlich zu lesen, ihre Bewerbung ordentlich zu verfassen, pünktlich zum Treffen zu erscheinen. Andere suchen einfach am falschen Ort, trauen sich nicht zum Stammtisch oder wundern sich, in einem Fetisch-Chat keine Unterwerfungsspieler zu treffen.
Es heißt zwar immer, dass auf eine Domme zu viele Bewerber kommen. Fakt ist aber auch, dass sehr viele Dommes über mangelnde *passende* Bewerber klagen. Wirklich gute Subs, die wissen, wo sie suchen müssen, die echt und authentisch sind und die zu ihrer Neigung stehen, haben immer eine Chance.

Chris möchte das Problem der Partnersuche noch einmal von einer etwas anderen Warte aus betrachten.

Chris: Nach meiner Erfahrung ist es leichter, einen Partner zu finden und ihm SM nahezubringen, als einen SMer zu finden, der Partner sein könnte. SM ist bei vielen dann ein drängendes Thema, wenn es nicht ausgelebt wird. Hat man seinen Traum-SM-Partner gefunden, reguliert sich das schnell, und oft wird SM nebensächlich. Dann kommen die üblichen Partnerschaftskriterien um so gewichtiger zum Vorschein. Ich zum Beispiel bin völliger Musikfetischist. Eine Partnerin, die nicht auf SM steht, wäre völlig okay für mich. Eine Partnerin, die nichts mit Musik anfangen kann, wäre undenkbar. Eine Partnerin, die nicht sagt, was sie denkt, wäre ebenfalls undenkbar. SM als »partnerschaftlicher Wert« ist für mich völlig unbedeutend geworden. Über Kontaktanzeigen haben sich aber auch schon mehr Paare gefunden, als man so glaubt, oft auch nur Spielbeziehungen. Es gibt ein völliges Ungleichgewicht zwischen Mann und Frau. Auf jede weibliche Anzeige kommen 80 Antworten, ein Mann bekommt maximal drei, in der Regel jedoch gar keine Antwort. Ich selbst war sowohl beim Antworten als auch beim Aufgeben recht erfolgreich und habe sehr nette Spielbekanntschaften und Freundschaften geschlossen. Tipps gibt's im Internet viele. Einige, die ich für brauchbar halte, sind: Erzähl, was du bietest, und nicht, was du suchst. Und: Keiner will einen Verlierer.

Angenommen, man hat eine Beziehung mit einem Nicht-SMer aufgebaut – wie kann man dann seinen Partner am besten dazu bewegen, es doch einmal mit Unterwerfungsspielen auszuprobieren?

Arlene: Dazu wurde ich schon von einigen befragt und empfehle folgendes Szenario:
Mal wieder einen schönen Abend, eventuell bei Kerzenschein... Als kleines Utensil einen Seidenschal oder eine Feder... Leg deine Partnerin aufs Bett, beginn sie zu streicheln, lass den Seidenschal leicht über ihren Körper gleiten. Wenn sie mag (das erfährst du, indem du sie flüsternd fragst), verbinde ihr mit einem zweiten Schal die Augen und mache weiter. Versuche, ihr spielerisch die Hände mit dem Schal zu binden und sie damit zu fesseln. Wenn sie bis hierher noch nicht entsetzt davon gelaufen ist (was nun die wenigsten Frauen wirklich tun), dann kannst du ein wenig experimentieren, indem du ihre Reaktionen auf gewisse Reize studierst: Macht es sie an, wenn du dies oder das tust, oder wirkt sie eher befremdet? Hier gleich das volle Programm zu fahren wäre kontraproduktiv. Mach langsam, lass es

behutsam angehen. Wenn das vorüber ist, nimm sie in den Arm und sprich mit ihr über das neu Erfahrene. Viele Frauen, mit denen ich darüber gesprochen habe, waren erstaunt, wie angemacht sie von den Vorstellungen waren und dass sie es nie und nimmer in die SM-Schiene gepackt hätten: »Es ist halt ein bisschen was anderes, aber so pervers wie die SMer bin ich ja niemals.«
Ich denke, es ist ein sehr softer Weg, wenn man dahingehend bei seinem Partner vorstoßen will. Klar kommt es auch vor, dass es der Partner absolut nicht mag und damit überhaupt nichts anfangen kann, aber dann hat man wenigstens Klarheit.

Claudia: Nach vielen Telefonaten und persönlichen Gesprächen mit anderen musste ich feststellen, dass viele Menschen Angst haben, ihre Wünsche ihrem Partner mitzuteilen. Sie beschäftigten sich schon eine Zeitlang mit diesem Thema, entwickelten ihre Phantasien, sind vom Anfang aber weit entfernt. Und nun sollen sie ihre Phantasien auf einmal bei ihrem Partner anbringen.
Mein persönlicher Rat dazu: Denke daran, wie es dir am Anfang ging, was dir alles abstoßend, ungewöhnlich, beängstigend vorkam, was du aber jetzt als normal empfindest. Deinem Partner geht es nicht anders. Wenn du jetzt gleich mit ungewöhnlichen Phantasien ankommst, wird er sich erschrecken, sich unter Umständen zurückziehen.
Beginne mit dem Anfang, versuche herauszufinden, ob du auf Resonanz stößt. Wenn ja, schön, freu dich auch darüber. Für das Ungewöhnliche ist später Zeit, wenn ein grundsätzliches Vertrauen aufgebaut werden konnte. Dann wird auch dein Partner die nötige Sicherheit haben, mit dir darüber reden zu können, ob das auch für ihn möglich ist oder nicht.
Meist sind es eher harmlose Phantasien wie zum Beispiel Augenverbinden, mal ein wenig die Hände fesseln. Dinge, die vom Partner gut akzeptiert, ja vielleicht sogar heimlich gewünscht werden. Sprechen wir doch mal darüber, dass es darum geht, die Hände des Partners zu fixieren. Zwei Varianten bieten sich da an. Zum einen: Ich rede mit meinem Partner ganz offen darüber. Wenn er einverstanden ist, dann kann gefesselt werden. Zum anderen: Ich trau mich nicht, vorher darüber zu reden. Dann gilt, beim nächsten Sex die eigene Geilheit zurückzunehmen, für die Lust des anderen zu sorgen und dann einfach mal so seine Hände festzuhalten und dabei zu beobachten, wie er darauf reagiert. Ein anschließendes Gespräch wird danach notwendig sein, aber das kann ja auch einen Anfang bedeuten.
Ich weiß aus Gesprächen mit wirklich vielen Frauen, dass sie durchaus auch mal gerne die Hure sein mögen. Warum ihm das nicht in ihrer eigenen

Begierde auch mal sagen, zeigen, spüren lassen? Auch da gilt wieder, die eigene Geilheit zurückzunehmen, um beobachten zu können.
Fazit: Egal ob vorher geredet wurde oder ein Überraschungsangriff stattfand – während dieses Versuchs sollte der Aktive sich selbst unter Kontrolle halten, muss beobachten können, um anschließend mit seinem Partner darüber reden zu können.
Durchaus wichtig finde ich auch, dem Partner zu sagen, dass es einen erregt, dass es große Freude bereitet und dass man ihn auch in dieser Unterwerfung liebt. Das erweckt einfach positive Gefühle. Aber Vorsicht, der Schuss könnte auch nach hinten losgehen. Zu oft musste ich mir leider berichten lassen, wie sich nach vielen Wochen, gar Monaten, herausstellte, dass die Frau nur mitmachte, weil ihr Partner das halt so wollte. Eine arg bittere Erfahrung ist das dann.

Max K.: Eine sehr gute Methode, einander seine geheimen Phantasien mitzuteilen, ist es auch, sich zu schreiben, eigene Geschichten zu verfassen, aus denen der andere dann über einen lesen und lernen kann. Wir haben auch eine dritte, fiktive Person geschaffen, Madame X. Sie existiert als E-Mail-Addresse, und wir beide haben Zugang dazu. So kann jeder mal quasi an eine anonyme Person Wünsche, Vorstellungen und Ideen schreiben. Der andere bekommt die Mails und kann es aufnehmen. Ganz wichtig ist Geduld und sich Zeit zu lassen! Nie etwas übers Knie brechen wollen, es gibt für alles die richtige Zeit.

Sabine: Wir haben zusammen im Internet Bilder dazu angesehen, ohne dass er wusste, dass ich das gerne ausprobieren würde. Zunächst konnte er nichts damit anfangen. Es war also sicher nicht das, wovon er auch geheime Phantasien hatte. Später sagte ich ihm, dass ich das gerne zusammen mit ihm machen möchte, und stieß auf Ablehnung. Nach einiger Zeit, nach weiteren Bildern hat es ihn dann doch gereizt – und wir haben es erfolgreich ausprobiert.
Ich versuche nicht, jemand anders zu irgend etwas zu überreden oder gar zu überrumpeln. Um so mehr freut es mich, wenn mein Partner dann doch »mir zuliebe« etwas Neues probiert und es ihm dann auch Spaß macht.

Martina: Nichts fordern, lieber erklären. Den Partner nicht angreifen oder direkt verletzen nach dem Motto »Es hat mir eh nie Spaß gemacht und ich habe mir beim Sex mit dir einen abgequält und die ganze Zeit an meinen Fetisch gedacht, sonst hätte ich eh nie gekonnt«. Das ist völlig falsch!
Wenn man betont, dass man trotz seiner Gelüste alle Sinne beisammen behält und kein Psychopath ist, gewinnt man schon ein wenig Boden. Die

Betonung auf Normalität trotz Perversentum halte ich bei solchen »Outings« für sehr wichtig. Für Ahnungslose »schlimme« Details sollte man besser weglassen. Lieber mit dem Einfachen anfangen. Im Fernsehen ist einiges zu sehen, mit dem man sogar einen Vanilla in Richtung SM bekommen kann. Schmutzige Wörter sagen sich scheinbar auch einige Vanillas ins Ohr. Den Schritt zu laut gesagten schmutzigen Wörtern und Bezeichnungen kann man vorsichtig erarbeiten. Vom Fesseln mit Halstüchern kann man langsam zu Handfesseln übergehen.
Wer Spanking mag, kann seinen Vanilla-Partner vielleicht mal zu einzelnen Popoklatschern überreden, und wenn es gefällt, puzzelt man weiter dran.

Nun kann allerdings auch das Problem eintreten, dass man einen Partner für Unterwerfungsspiele gefunden hat und dieser plötzlich ein Problem damit bekommt. Wie sollte man sich in diesem Fall verhalten?

Eva: Der größte Fehler ist es jedenfalls, ihm deswegen auch noch Vorwürfe zu machen. Denn er macht sie sich wahrscheinlich schon selbst, da er das Gefühl hat, deinen Bedürfnissen nicht genügen zu können. Vorwürfe machen das Ganze nur noch schlimmer und lenken vielleicht vom eigentlichen Problem ab.
Allerdings dürfte es nicht für jeden immer offensichtlich sein, dass sich sein Partner in Selbstzweifeln verheddert. Wahrscheinlicher ist, dass man zwar merkt, dass dem anderen etwas fehlt, aber nicht genau erkennt, was es ist, vor allem wenn der Betreffende sich selbst noch nicht im Klaren ist, wo genau sein Problem liegt. Oder wenn er sich nicht sicher ist, wie er es seinem Partner beibringen soll.
Am wichtigsten ist, dem anderen zu zeigen, dass man seine Probleme ernst nimmt. Wobei man aber gerade in solch einer Situation leicht über das Ziel hinausschießt. Denn ein interessiertes Nachfragen, was eigentlich los ist und wie man vielleicht helfen kann, kann von jemandem, der in einer Zwickmühle steckt, leicht als Drängelei aufgenommen werden, auch wenn es nicht so gemeint ist. Denn in unserer Gesellschaft ist das Erwähnen von einem Problem ziemlich negativ belegt. Man ist daran gewöhnt, dass man Probleme schnell und effektiv beseitigen soll. Wenn man das nicht kann, kommt leicht das Gefühl auf zu versagen.
Man sollte also auf jeden Fall signalisieren, dass einem der Partner an sich wichtig ist – auch unabhängig von SM. Es ist wahrscheinlich auch hilfreich abzumachen, dass bis zur Lösung des Problems definitiv kein Spiel stattfindet. Wenn diese Phase länger andauert, kann das allerdings zu neuen

Schwierigkeiten führen. Genauso wie viele Menschen nicht auf Dauer auf einen Orgasmus verzichten können, ohne missmutig, aggressiv und unproduktiv zu werden, geht es manchen ähnlich, wenn sie ihr SM nicht ausleben können. Oder wenn sie sogar dauernd darauf achten müssen, dass sich noch nicht einmal entsprechende Elemente in ihren Alltag hineinschleichen, um eben keinen Druck auf den Partner auszuüben. Die Wahrscheinlichkeit ist allerdings recht hoch, daß sich jemand dadurch, dass er seinen Partner leiden sieht, erst recht unter Druck gesetzt fühlt.
Hier ist es von Mensch zu Mensch bzw. von Beziehung zu Beziehung unterschiedlich, was helfen dürfte. Manchen könnte es etwas bringen, wenn sie eine weitere Spielbeziehung aufnehmen. Tückisch und kontraproduktiv ist es natürlich, wenn dadurch nur Eifersucht aufkommt und das Gefühl, nicht gut genug für den anderen zu sein. Für manche Paare könnte eine befristete Auszeit eine Hilfe darstellen. Für andere würde sie wahrscheinlich das Ende der Beziehung markieren. Eine Alternative dazu könnte ein Tapetenwechsel, zum Beispiel ein Urlaub zu zweit oder getrennt voneinander sein. Entweder ist man da so beschäftigt, dass SM sowieso kein Thema ist und man einfach als Paar eine schöne Zeit gemeinsam verbringen und sich zeigen kann, dass man auf jeden Fall noch gemeinsam Spaß haben kann. Oder die Umstände sind so sehr von dem sonstigen gewohnten Kontext entfernt, dass der neue Rahmen auch einen Neuanfang im Spiel bedeuten kann. Schließlich schaffen es viele Menschen, im Urlaub ihre normalen Moralvorstellungen auszublenden und einfach das zu tun, wonach ihnen ist.
Wenn man es sich vorstellen kann, auch auf der anderen Seite zu spielen, könnte das eine gute Alternative sein: Der vorher Devote übernimmt dann also die dominante Rolle und umgekehrt. Oft tritt dann das entsprechende Problem nicht auf, und man kann die Welt des Rollenspiels weiterhin genießen. Wenn das gut läuft, ist die Chance groß, dass sich das Problem auf Dauer von selbst erledigt, da man in der anderen Rolle oft eine ganz andere Sicht auf die Dinge bekommt und sich dadurch der Wirrwarr im Kopf in Luft auflöst. So ein Rollentausch klappt aber nicht bei allen Paaren. Viele Menschen verbinden mit ihrem Partner eine ganz klare Rolle oder können der anderen Seite einfach nichts abgewinnen.
Eine weitere Idee wäre, zu einer Paar-Therapie zu gehen. Allerdings nur, wenn die therapierende Person mit dem Thema SM umgehen kann. Das kann außerdem nur dann funktionieren, wenn es beide Partner für angebracht halten. Wenn sich eine Seite – aus welchen Gründen auch immer – dagegen sträubt, kann man es wahrscheinlich gleich sein lassen.
So hart es klingt, aber ich denke, dass es nicht in jeder Beziehung immer sinnvoll ist, auf Teufel komm raus daran zu arbeiten, wieder zueinander zu

finden. Gerade wenn es sich nur um Spielbeziehungen und keine Lebenspartnerschaften handelt und man auf Dauer unter der Situation leidet, ist es meiner Meinung nach nur gesund, sich diese Frage für sich selbst zu stellen. Es ist nämlich keinem geholfen, wenn man die ganze Zeit miteinander nur unglücklicher wird. Man sieht oft Paare, die offensichtlich nicht mehr glücklich miteinander sind. Viele trauen sich nicht, über ein Ende ihrer Beziehung nachzudenken, unternehmen halbherzige Rettungsversuche oder tun so, als würden sie die Schieflage ihrer Beziehung nicht bemerken. Bei den wenigsten Paaren klappt das auf Dauer. Bei einigen ist es aber erstaunlicherweise so, dass beide Partner nach dem Ende ihrer Beziehung wieder aufblühen und Spaß am Leben bekommen. Und zwar auch an Dingen, die sie mit dem früheren Partner nur noch angeödet haben. Manche finden sogar nach einer Zeit wieder zueinander und schaffen es, wieder glücklich miteinander zu sein und eine selbstbewusstere Beziehung zu führen, ohne wieder in die alten Muster hineinzufallen. Ich beispielsweise finde es immer noch schade, dass die Beziehung zu meinem ersten Top zu Ende ist. Ihm geht es ähnlich.

Dennoch sehen wir beide jetzt im Nachhinein, dass es uns jetzt sehr viel besser geht als früher. Wenn man merkt, dass man sich an einem Problem aufreibt und es sich zum zentralen Element der Beziehung verwandelt, dann könnte eine Trennung die beste Wahl sein.

Das alles gilt natürlich nicht nur für SM-Beziehungen. Aber viele Menschen, die in einer SM-Beziehung stecken, haben Angst, sie aufzugeben, weil sie sich nur schwer vorstellen können, wieder auf einen Menschen zu treffen, der für sie interessant ist und auch noch etwas mit diesen speziellen Dingen anfangen kann. Schließlich ist es deutlich einfacher, in Erfahrung zu bringen, ob jemand auch Schach spielt oder Spielzeugelefanten sammelt, als was für ihn Erotik ausmacht. Und es ist sehr viel einfacher, einen Menschen zu finden, der zwar nicht auf Schach steht, aber nichts dagegen hat, wenn man mit anderen Leuten Schach spielt… Darum neigen gerade SMer dazu, sehr viel länger, als für sie gesund wäre, in eigentlich schon kaputten Beziehungen zu bleiben.

Wie kann man mit SM-Durststrecken in einer Beziehung umgehen?

Eva: Wie man mit Durststrecken umgehen kann, die durch moralische Bedenken eines Partners entstanden sind, habe ich schon beschrieben. Für anderweitig verursachte SM-Durststrecken, etwa wegen Überlastung bei der Arbeit, unregelmäßigen Wochenendbeziehungen, frischem Kindersegen, Krankheit oder ähnlichem oder einfach nur Stress, gibt es aber noch viel mehr Möglichkeiten.

Wenn es sich um absehbar befristete Durststrecken handelt und man genügend Zeit hat, kann man zum Beispiel mit viel Vorfreude neues Spielzeug basteln, spannende Locations für Spiele suchen, Geschichten und Bilder als Anregung studieren oder sich einfach intensiv über eine interessante Technik informieren. Man kann sich so eine gewisse Spannung erhalten und hat nicht das Gefühl, diese Zeit ohne SM zu verschwenden, denn man tut ja effektiv etwas, um die Zukunft wieder schöner zu gestalten. Das hilft zwar nicht so gut wie ein richtiges Spiel, kommt dem aber so nahe wie möglich.

Man darf allerdings nicht erwarten, dass man diese Dinge gleich beim nächsten Mal einsetzen kann und dieses Spiel perfekt sein wird. Womöglich werden diese Bemühungen vom Partner auch nicht ganz so begeistert gewürdigt, wie man es sich wünscht. Zumindest wenn man sie nicht vorher miteinander abgesprochen hat. Andererseits kenne ich viele Tops, die irgendwann von ihrem Sub mit einer selbstgemachten Peitsche beschenkt worden sind und sich jedes Mal aufs neue freuen, wenn sie sie benutzen.

Eine Alternative bei Zeitmangel ist es, per Telefon, SMS, Mail oder Brief Spielphantasien auszutauschen, sich gegenseitig erotische Geschichten zu schreiben oder kleine Befehle auszutauschen. Alles was immer wieder an die Spielkonstellation erinnert, kann helfen. Kommen über längere Zeit aber nur diese Erinnerungen, verbunden mit den entsprechenden Pflichten, ohne eigentliches Spiel, dann kann das Ganze aber auch ins Gegenteil umkippen. Dann kann das Gefühl aufkommen, nur viel Energie in eine Sache hineinzustecken, ohne jemals etwas herauszubekommen. Grundsätzlich gibt es hier aber viele Möglichkeiten, SM-Liebkosungen auszutauschen, ohne viel Zeit darauf investieren zu müssen oder sich häufig zu sehen.

Sind Krankheiten, eine Schwangerschaft oder ähnliches der Grund dafür, dass man sich nicht mehr zu spielen traut und deswegen Hunger leidet, sollte man sich überlegen, ob man nicht gerade diesen Zustand als Anregung für eine neue Art des Spielens nehmen kann. Man sollte nicht versuchen, diese Dinge aus dem SM auszublenden, sondern lieber den ganzen Menschen mit allen seinen Möglichkeiten ins Spiel einzubinden versuchen. Ein gebrochener Schlag- und Strafarm des Top mag vielleicht erst mal entmutigend sein, kann aber zu einer ganz neuen Form der Bedienspiele mit »erzwungener« Selbstgeißelung werden. Eine längere Bettlägerigkeit des Sub kann so inszeniert werden, dass Sub die ärztlich angeordnete Gymnastik zum Erhalt der Muskeln und der Beweglichkeit zusätzlich vom Top vorgeschrieben bekommt, der zugleich die korrekte Durchführung kontrolliert. Das fördert zum einen die Gründlichkeit bei den Übungen, zum anderen machen sie dann auch viel mehr Spaß. Funktioniert das nicht, könnte der Sub zum Beispiel aufgefordert werden, Spielzeuge zu basteln oder eine längere Geschichte für den Top zu schreiben.

Das Entscheidende ist, sich immer wieder zu überlegen, wie man seine Bedürfnisse mit der gegebenen Situation vereinbaren kann. Manchmal hilft es einfach, eine »Phantasiekiste« zu basteln, in die der Sub eigene Ideen und Phantasien auf kleinen Zetteln einwerfen kann und auf die der Top später zurückgreifen kann. Gerade wenn zwischen der Formulierung der Idee und ihrer Ausführung ein gewisser Zeitraum liegt, empfindet man es nicht als ein sub-gesteuertes Spiel.

Eines der größten Probleme ist, dass mit wachsender Dauer der Durststrecke auch die Erwartungen immer höher werden – oft so hoch, dass das Spiel von vornherein zum Scheitern verurteilt ist. Gerade bis ins Detail in der Phantasie ausgetüftelte Spiele werden wahrscheinlich nicht funktionieren. Hier heißt es, sich bewusst die Ziele niedriger zu legen und sich an allem zu freuen, was darüber hinaus geht. Und vor allem: Nicht den Mut verlieren. Das nächste Mal wird bestimmt besser.

Nicht ohne meinen Schutzengel – wie man sich vor sexuellen Übergriffen bewahren kann

Wenn Sie sich zum ersten Mal mit einem Ihnen noch nicht oder kaum bekannten Partner treffen möchten, dann gibt Ihnen die Praktik des sogenannten Coverns größere Sicherheit. Hierbei geben Sie einem guten Freund oder Bekannten die Adresse des Ortes, wo das geplante Treffen stattfinden soll. Außerdem vereinbaren Sie einen Rückruf bis spätestens zu einer festgelegten Uhrzeit. Wenn dieser Rückruf nicht erfolgt, ist das für Ihren »Schutzengel« ein Alarmsignal.

Es gibt unterschiedliche Einschätzungen, was Ihr Bekannter dann tun sollte. Sicherlich hängt es auch davon ab, wie er die Sachlage beurteilt. Möglicherweise wird er nicht als erstes die Polizei verständigen, sondern erst mal bei der Adresse anrufen, die Sie ihm angegeben haben. Vielleicht haben Sie ja vor lauter Leidenschaft und Wonne nur den Rückruf verpennt und wissen nicht so ganz, was Sie jetzt den Polizisten erklären sollen, die plötzlich vor der Tür auftauchen. Die führende deutsche SM-Info-Plattform Datenschlag (im Web unter www.datenschlag.org) rät von einem Rückruf allerdings eher ab und stattdessen mit Nachdruck dazu, beim Ausbleiben der »Entwarnung« unbedingt die Polizei zu verständigen: »Vom Schutzengel wird neben der ständigen Erreichbarkeit eine bedingungslose Bereitschaft verlangt, bei Ausbleiben des Anrufs die Polizei zu verständigen. Wie alle Abschreckungsstrategien funktioniert die des Schutzengels nur dann, wenn allen Beteiligten klar ist, dass der entscheidende Anruf **automatisch** erfolgt. Der Schutzengel versucht **nicht**, bei dem Fremden anzurufen. Im Ernstfall kann das den Fremden in Panik versetzen und bei falschem Alarm hat der Beschützte jede Standpauke der Polizei verdient. Die Polizei selbst ist mit diesem Verfahren vertraut und immer bereit, eine Streife vorbeizuschicken – nicht zuletzt deswegen, weil ihnen einige hundert Fehlalarme lieber sind als ein Mordfall. Sollte es sich beim Beschützten um einen Sadomasochisten handeln, kann **nicht** empfohlen werden, das der Polizei mitzuteilen. Es geht dabei nicht um die Frage, ob die Polizei einen Hilferuf von einem vermeintlich Perversen ernst nimmt oder nicht. Da Polizisten mit schöner Regelmäßigkeit zu völlig harmlosen Situationen gerufen werden, wo es wieder einmal jemand geschafft hat, sich selbst nicht mehr aus der eigenen Fesselung befreien zu können, besteht die Gefahr, dass der

Anruf in diese Richtung missverstanden wird. Damit riskiert man, dass Beamte mit völlig falschen Vorstellungen in eine möglicherweise lebensbedrohliche Situation geschickt werden.«

Es spricht überhaupt nichts dagegen, Ihrem neuen Spielpartner mitzuteilen, dass Sie sich covern lassen, im Gegenteil: Erwähnen Sie es bei einer passenden, möglichst frühen Gelegenheit und lassen Sie ruhig einfließen, dass Ihr Bekannter etwas nervös und außerordentlich besorgt ist. Sie sollten keine Angst haben, dass Ihr neuer Lover das als Misstrauen wahrnimmt. Mindestens sollte ihm daran gelegen sein, dass Sie sich so sicher wie nur irgend möglich fühlen, wenn Sie sich in seine Hände begeben. Es kann natürlich sein, dass er anfangs erst mal überrascht ist; das wäre ich auch. Von sich selber weiß man ja, dass man harmlos ist. Aber wenn er ernsthaft anfängt zu protestieren, ist für Sie so oder so Vorsicht geboten: Entweder führt er tatsächlich etwas im Schilde oder er hat nur unzureichenden Respekt vor Ihren emotionalen Bedürfnissen in dieser Beziehung. Eigentlich sollte er froh sein, jemanden gefunden zu haben, der sich kompetent um seine Sicherheit kümmert.

Chris von der Hilfsorganisation Mayday weist in diesem Zusammenhang ausdrücklich darauf hin, dass auch Männer Opfer sexueller Gewalt werden können.

Chris: Damit ist allerdings ein ganzer Haufen Probleme verbunden. Fangen wir beim »normalen« Missbrauch an. Vergewaltigte Männer, egal ob sie von Männern oder von Frauen vergewaltigt wurden, haben es noch schwerer als Frauen (auch wenn eine Steigerung von schwer in dem Zusammenhang sehr makaber ist). Sie werden noch weniger ernst genommen, es gibt keine Hilfsangebote, keine Ansprechpartner und oft genug glaubt man ihnen auch einfach nicht. Selbstzweifel, Impotenz und Depression ist da die Regel, Selbstmord häufig. Die Dunkelziffer ist riesig; ich kenne fast keine gemeldeten Fälle. In meinem persönlichen Bekanntenkreis finden sich aber bereits mehrere Betroffene.

Um den Bogen zu SM zu spannen: Es ist furchtbar leicht, ein Opfer für seine sadistischen Triebe zu finden. Das hat dann nichts mit Einvernehmlichkeit zu tun und schon gar nichts mit der Sorte lustvollem SM, die wir so sehr lieben. Aber dass es »gar nichts mit SM zu tun hat«, halte ich für propagandistische Scheuklappen. Damit wären wir bei dem Fall, dass eine sadistische Frau per Kleinanzeige einen notgeilen Passiven findet, ihn festkettet und dann erst richtig loslegt, wenn er schon am Ende ist. Besonders brisant ist die Tatsache, dass er ja SM wollte, aber Gewalt erfahren hat, was du keinem normalen Richter auf der Welt unterscheidbar erklären kannst. Missbrauchsmechanismen, die weniger drastisch sind und ein ge-

wisses Geschick erfordern, sind ebenfalls bekannt: Man quält den »Sklaven« über sein Einverständnis hinaus und macht ihm klar, dass er froh sein soll, so eine tolle Herrin oder so einen tollen Herrn zu haben. Mit dem entsprechenden Zuckerbrot zur Peitsche bekommst du jeden Menschen in die Klapsmühle, wenn du es drauf anlegst. Manipuliertes Einverständnis ist eines der gefährlichsten Dinge.
Bei normalen Sicherheitsmechanismen (Covern, Safeword etc.) denken viele automatisch an Frauen als Zielgruppe. Man liest schon mal so etwas wie »Frauen sollten sich covern lassen, aber ich (männlich) brauch das nicht«. Unabhängig davon, ob Covern oder Safeworte nun sinnvoll sind oder nicht: Alle Sicherheitsmechanismen gelten für Frauen und Männer gleichermaßen. Wer als Mann überzeugt ist, die Sache schon im Griff zu haben, ist schlicht blauäugig. Das gilt außerhalb von SM genauso.
Klar geht es oft gut, ich würde sogar sagen meistens. Aber du erfährst nur von den Fällen, wo es gut ging, und nie von den Fällen, in denen es nicht gut ging.
Für mich persönlich habe ich als Spielvoraussetzung nicht mehr die Frage »Will sie mit mir einen heißen Abend verbringen«, sondern »Will sie sich um mich sorgen? Ist es ihr wichtig, dass es mir gut geht?« Damit sind die »Behandel-mich-schmutzig-und-grausam«-Phantasien schwerer umsetzbar. Aber dafür bin ich bislang auch noch ohne eigene Gewalterfahrungen.

Auch falls Sie keinen Bekannten haben, der Ihnen für Coverdienste zur Verfügung steht, können Sie an einen Schutzengel gelangen, und zwar durch einen kostenlosen (!) Dienst namens »Blinddate-Security«, der von zwei Freunden von mir begründet wurde und im Internet unter www.blinddate-security.com zu finden ist. Meines Wissens ist er der einzige noch existierende Dienst dieser Art im deutschsprachigen Raum. Er funktioniert grundsätzlich genau so wie das von mir soeben erklärte Prinzip, nur mit dem Unterschied, dass der Schutzengel ein Mitarbeiter von »Blinddate« ist. Details und Sonderwünsche können Sie der Situation entsprechend mit diesem Sicherheitsdienst vereinbaren. Blinddate hält es ebenfalls für am sinnvollsten, einem neuen Lover von Anfang an mitzuteilen, dass man gecovert wird, weil dies eine vorbeugende Wirkung hinsichtlich Übergriffen darstellen kann. Per Mail und Kontaktformular (auf der Website) können Sie problemlos mit Blinddate in Kontakt treten – es erfolgt lediglich ein kurzer Rückruf zur Überprüfung, ob sie nicht in Wahrheit irgendein Spaßvogel sind, der sich einen Scherz erlaubt. Der Schutzengel für Frauen ist übrigens grundsätzlich weiblich. Viele weitere Einzelheiten über diesen Dienst sind auf der Website nachzulesen.

Als nichtkommerzieller Dienstleister, der alle Kosten selbst tragen muss, ist Blinddate-Security für Sponsoren immer dankbar.

Für dieses Buch habe ich Markus Lau-Christen und Jolanda Wyss von Blinddate ein paar Fragen gestellt.

Arne H.: *Wie viele Leute nehmen euren Dienst in Anspruch und wie viele Schutzengel arbeiten für euch?*
Jolanda: Wir betreuen im Monat etwa 30 Leute, mal mehr, mal weniger. Es konzentriert sich vorwiegend auf die Wochenenden zu. Insgesamt hatten wir bislang um die 600 Aufträge. Für uns sind 30 freiwillige Helfer tätig, davon drei in der Schweiz, sieben in Österreich und 20 in Deutschland.
Arne H.: *Wie rekrutiert ihr sie?*
Jolanda: Bis anhin haben wir sie persönlich gekannt oder sie wurden uns von guten Bekannten empfohlen. Weißt du, sie müssen absolut zuverlässig sein, auch mal ein Wochenende opfern, weil sie vielleicht über zwei oder drei Tage »covern« müssen. Von daher versuchen wir, keine wildfremden Menschen zu rekrutieren. Wir kennen immer auch den Hintergrund von diesen »Schutzengeln«. Es ist immer von Vorteil, wenn wir einen Menschen gewinnen, den wir gut kennen und dem wir vertrauen. Bis jetzt hat das immer sehr gut geklappt und sich auch bewährt!
Arne H.: *Laut euer Website wird euer Angebot ausschließlich Frauen unterbreitet. Wir drei machen aber bei Projekten der Männerbewegung darauf aufmerksam, dass sehr wohl auch Männer Opfer von sexuellen Übergriffen werden. Warum sprecht ihr diese bisher noch nicht an?*
Markus: Wir covern auch Männer. Nur: Wir arbeiten mit ehrenamtlichen Schutzengeln. Diese müssen eine Verpflichtung zum Datenschutz unterschreiben und an uns senden. Und hier genau ist das Problem. Wenn sich ein Mann covern lässt, hat dies aus unserer Sicht schon einen eher sexuellen Hintergrund, der klar im SM-Bereich liegt. Was machen wir also, wenn sich nun jemand bei uns als Schutzengel bewirbt, diese Verpflichtungserklärung unterschreibt und dann die Personalien des Mannes bekommt, der sich covern lassen will? Theoretisch wäre hier doch denkbar, dass dieser Schutzengel diese Person erpresst; nicht jeder will sich ja geoutet wissen. Wenn sich aber im Gegensatz dazu eine Frau covern lässt, heißt das nichts. Diese kann sich auch einfach nur zu 'nem Kaffee treffen. Genau dieser Umstand hat uns dann bewogen zu sagen, dass Männer ausschließlich von uns Hauptverantwortlichen bzw. von unseren Freunden gecovert werden. Und genau hier sind uns Grenzen gesetzt. Allgemeine Schutzengel können wir jederzeit neu anwerben. Da gibt es genug, die sich dafür interessieren. Nur: Freunde und Bekannte, die dafür auch Zeit und Lust haben, sind eben begrenzt. Trotzdem haben wir noch nie einen Mann abgelehnt (werden wir

auch in Zukunft nicht) und diese auch immer gecovert. Es geht hier ja ohnehin nur um den schlimmsten annehmbaren Fall. Denn dass der Blind-date-Partner Böses vorhat, ist nicht gerade das Gängige. Trotzdem wird meine Projektpartnerin Jolanda die Site in Kürze noch mal überarbeiten und geschlechtsneutral verfassen. In vielen Bereichen ist das jetzt schon so.
Jolanda: Der Dienst ist für Menschen, die Schutz suchen – nicht ausdrücklich für Frauen, das war er nie. Es ist eben nur so, dass es zu 99 % Frauen sind, die diesen Service in Anspruch nehmen. Aber wir covern durchaus auch Männer! Sollte sich herausstellen, dass wir vermehrt Männer aus der SM-Szene haben, die diesen Service in Anspruch nehmen wollen, dann können wir reagieren, indem wir zusammen neue Schutzengel rekrutieren. Die sollten dann vorzugsweise auch aus dieser Szene kommen. Denn Menschen, die sich im selben Umfeld bewegen, die kennen die Gefahren besser und können in solchen Situationen mit viel mehr Insiderwissen agieren und reagieren.
Arne H.: *Wie gut läuft die Zusammenarbeit mit den Behörden?*
Markus: Grundsätzlich ist es bei uns so, dass wir den Schutzengeln ausdrücklich davon abraten, wenn sie im Notfall die Polizei anrufen, dieser zu sagen, dass sie von Blinddate-Security sind und dies ein Coverauftrag ist. Stattdessen sollte der Wortlaut etwa folgender sein: »Hallo, mein Name ist xy, eine Bekannte von mir, die Frau yx, hat sich über das Internet mit einem Mann verabredet und mich gebeten, sie in bestimmten Abständen anzurufen. Sie meinte, sie habe zwar einen sehr guten Eindruck von ihrem Blinddate-Partner, jedoch wirklich kennen würde man niemanden über dieses Medium. Ich habe nun versucht, sie telefonisch zu erreichen, doch leider meldet sie sich nicht. Da ich sie als zuverlässigen Menschen kenne, mache ich mir jetzt schon sehr große Sorgen, ob da vielleicht etwas passiert ist.« Der Schutzengel kontaktiert nach diesem Anruf umgehend uns und wir setzen uns danach mit der Polizei in Verbindung und klären die Hintergründe. Anlass für diese Vorgehensweise war ein Telefonat, das ich mit einem Polizisten geführt habe. Es ging mir darum, mit der Pressestelle der Polizei in Verbindung zu kommen, damit sie unseren Dienst intern bekannter macht. Es war aber ein Fiasko, weil dieser Typ anfangs gar nichts blickte. Er meinte »Sie betreiben also einen Kuppler-Service und wir sollen, wenn es brennt, die Kohlen aus dem Feuer holen. Und am Ende liegt die Dame vergnüglich im Bett und hat den Termin einfach nur verpennt!« Aus diesem Grunde haben wir unsere Schutzengel dahingehend instruiert, dass sie keine Erklärungen zu Blinddate-Security abgeben – das machen wir dann, wenn die Streife schon auf den Weg geschickt wurde.

Arne H.: *Sind eure Leute auf Städte oder Regionen verteilt?*
Jolanda: Wir covern ja nur telefonisch, also kann ein »Schutzengel« aus Berlin auch ein »Date« in Köln überwachen. Vorbereitung ist alles: Die zu schützende Person muss uns vorher schon angeben, wo sie sich treffen wird, wie der Abend verlaufen wird, alle wichtigen Details. Jeder Lokalwechsel muss sofort gemeldet werden! So können wir auch schon im Vorfeld auf gefährliche Aktionen hinweisen und Empfehlungen abgeben. Sollte sich eine Person in eine Situation begeben wollen, wo wir nicht wirklich die Möglichkeit haben einzugreifen, wenn etwas geschieht, dann raten wir davon ab und covern nicht. Wir schlagen dann für das erste Treffen Alternativen vor und besprechen gemeinsam, wie man das sicher gestalten könnte.
Markus: Wir hatten zum Beispiel schon Coveraufträge, da wollte sich die Frau mit dem Mann auf einem Weinfest treffen. Was aber, wenn die Frau sich zum abgesprochenen Zeitpunkt nicht meldet? Sollen wir dann die Polizei anrufen und sagen, dass eine mittelgroße Frau mit blauen Jeans irgendwo mit einem Mann auf dem Weinfest ist und sie doch bitte danach suchen sollen? Du erkennst die Problematik: Solche Aufträge sind einfach nicht realisierbar. Anders sieht es aus, wenn sie sagt, dass sie sich dort treffen, es bestünde aber die Möglichkeit, dass sie danach noch einen Kaffee bei ihr zu Hause trinken. Dann wird vereinbart, dass sie den Schutzengel anruft, wenn sie sich auf den Weg nach Hause macht, und dann erfolgen auch in abgesprochenen Zeiträumen die Kontrollanrufe. Diese sind jedoch absolut variabel. Sie kann also beim Kontrollanruf durchaus sagen, dass sie keinen mehr für heute möchte – weil sie vielleicht die vertraute Zweisamkeit genießen will. Das erfragen wir aber natürlich nicht. Wichtig ist, dass jeder Coverauftrag mit einem Kontrollanruf am nächsten Tag endet. Wenn wir hier mitgeteilt bekommen, dass alles gut zu Ende gegangen ist, löschen wir alle Daten aus unserem Datenbestand.
Arne H.: *Ist es bei euch denn schon mal zu einem ernsthaften Zwischenfall gekommen?*
Markus: Nein, passiert ist bei uns noch nichts. Wir wurden nur einmal von der Computerzeitschrift e-Media getestet. In diesem Fall verständigten wir die Polizei, und diese wurde dann von einem Fotografen und einer Journalistin empfangen. Die Zeitschrift resümierte daraufhin: Es funktioniert.

»Du kommst nie drauf, wie wir es miteinander treiben!« – Outing ohne Gesichtsverlust

Eine weitere Frage, die sich viele Menschen stellen, für die erotische Unterwerfung einen großen Teil ihres Lebens ausmacht, ist, ob und wie sie sich mit dieser Vorliebe vor Freunden und Bekannten outen sollten. Auch hierzu gibt es ganz unterschiedliche Ansichten und Erfahrungen.

Alexander: Eigentlich oute ich mich nicht. Ich habe das Gefühl, dass viele SMer eine missionarische Eigenschaft haben und der ganzen Welt mitteilen müssen, was sie so alles im Schlafzimmer anstellen. Ich habe ja früher auch nicht erzählt, ob ich es meiner Freundin (oder meinem Freund) von vorne oder von hinten besorge. Damit bin ich eher zurückhaltend, verstecke mich aber auch nicht, sondern beantworte Fragen. Bisher war es so, dass bei Bekannten mal die Sprache darauf gekommen ist, und da habe ich gesagt, dass mir das Thema nicht fremd ist. Dann wird der Gesprächsfaden entweder aufgeknüpft, oder man redet wieder über was anderes. Ich hatte aber noch nie schlechte Erfahrungen, wenn ich jemanden mit meiner Neigung konfrontiert habe. Das gilt sowohl für das Bi-Sein als auch für SM.

Andrea: Als ich an einem Stand des Christopher Street Days mitgewirkt habe, habe ich mich zum ersten Mal in einem ungeschützten Bereich als Sadomasochistin geoutet – und in derselben Zeit auch im Bekanntenkreis, um mögliche Überraschungen zu minimieren. Der Kreis meiner Begleiter reduzierte sich dadurch stark. Emanzen und andere sehr konservative Menschen waren sehr entsetzt. Manche waren auch ängstlich. Trotzdem finde ich mein Outing positiv, weil es ein Versteckspiel in mehrfacher Hinsicht beendet hat. Die Gefahr dabei ist allerdings, dass man von da ab auf eine Art »SM-Instanz« reduziert wird. Deshalb empfehle ich, nicht jedem auf alle Fragen zu antworten, insbesondere nicht auf die intimen. Fragt lieber zurück: »Was genau machst du eigentlich im Bett?« Auch bekennende Sadomasochisten haben das Recht auf eine Privatsphäre.

Claudia: Meist hat man ein recht gutes Gespür dafür, ob der Moment gerade passt oder nicht. Man macht hin und wieder eine Bemerkung, beob-

achtet, wie das Gegenüber reagiert, und schon kann's losgehen, wenn es darauf einsteigt. Man sollte jedenfalls dem anderen die Möglichkeiten geben, nachzufragen, und diese Fragen sachlich, sehr offen und mit einer großen Selbstverständlichkeit beantworten. Dann gelangt das Erzählte gar nicht in die Schmuddelecke.
Wenn ich als Antwort erhalte »Ich könnte nie SM machen«, dann frage ich, was der Betreffende denn darunter versteht. Die Antworten sind meistens alle gleich: Das hat doch mit Schmerzen zu tun. Nun, ich frage zurück, ob derjenige es kennt, mal beim Sex ein wenig fester gehalten zu werden, vielleicht die Augen ganz bewusst geschlossen oder gar verbunden. Meist erfolgt ein Ja zur Antwort. Dann erkläre ich ganz unschuldig, dass hier bereits SM anfängt. Und schon ist man mitten im Thema... Ein Frage- und Antwortenspiel beginnt.
Wenn ich wirklich zu meiner Sexualität stehen kann, werde ich mich selbst auch nicht so schnell überfordern. Sollte mich jemals jemand angreifen diesbezüglich, werde ich höflich, aber bestimmt das Gespräch beenden, ihn wissen lassen, dass ich es so mag und dass mir seine Meinung über mich in dieser Hinsicht egal ist.

Deidra: Im Berufsumfeld sollte man es lassen, es sei denn, es handelt sich um sehr gute Freunde, die auch vertrauenswürdig sind und wo man durch Vortasten weiß, wie sie drauf sind. Zu schnell wird das Wissen zur Waffe, wenn es um Hierarchien, Karriere oder auch nur das Bleiben im Job geht. Ein Sadomasochist, der sich in Berufen mit Kundenkontakt outet (Banken, Versicherungen, aber auch angestellte Ärzte), muss sehr vorsichtig sein. Zu schnell kann es sein, dass der jeweilige Mitarbeiter als unternehmensschädlich eingestuft wird.
Im Freundeskreis sollte man vorher bei aller Freundschaft erst mal vorsichtig anklopfen, wie's denn um die Toleranz steht. Unterwerfungsspiele sind nicht jedermanns Sache, und viele sehen es immer noch als »pfui und Teufel auch«. Meinen Eltern könnte ich es sagen, weil sie mir eh alles zutrauen, aber wer sehr moralisch erzogene Menschen im Umfeld hat, könnte sich damit lang erarbeitetes Vertrauen zerstören.

Felix: Hilfreich kann es sein, wenn ich meine Sprache an das Vorstellungsvermögen des anderen anpasse. Begriffe wie Peitsche, Fessel, Schlagen, Schmerzen, Knebeln sind in der Vorstellungswelt von Nicht-SMern durchweg negativ besetzt und gehören »eigentlich« nicht in die Sexualität, sondern in den Folterkeller, ins Mittelalter und so weiter.
Was man aber ausdrücken kann, sind die lustspendenden Zustände: Die Sehnsucht nach und das Erleben von Intensität. »Ich fühle mich gern dem

anderen so richtig ausgeliefert.« Solch einen Satz kann man leicht einfühlen. Denn Macht/Ohnmacht-Erfahrungen haben irgendwann alle Menschen gehabt. In diesem Satz steckt zudem Hingabe.
Und erst wenn die Frage zu beantworten wäre, mit welchen Mitteln dieser Zustand hergestellt wird, kann man über Fesseln oder Handschellen reden. Also – *erst* das Verständnis herstellen, *dann* die Mittel erläutern und nie umgekehrt, denn die falschen Vorstellungen, die mit den Gegenständen oder Techniken verbunden sind, blockieren sonst die Bereitschaft im Gesprächspartner, überhaupt zuzuhören.
Das ist auch der Fehler, den Menschen oft machen, die ihren Partner für bestimmte »Spiele« gewinnen wollen – sie überfordern ihn mit den falschen Begriffen.
Wichtig ist darüber hinaus, so zu reden, als wäre es die selbstverständlichste Art der Welt, Sexualität oder Beziehung zu leben. Jeder Anflug von Verlegenheit weckt im Gegenüber den Verdacht, dass mit dem SMer irgend etwas nicht in Ordnung ist.

Werner: Ich hab's in der Firma und meinem Freundeskreis immer gesagt. Die Reaktionen waren unterschiedlich. Manche sagten gar nichts, wenige meinten, ich spinne, und die allermeisten haben nachgefragt, was ich da mache, was mich daran interessiert.
Ein interessantes Erlebnis vielleicht in diesem Zusammenhang: Ich war mit Freunden essen und hatte am selben Abend aber noch Stammtisch. Also bin ich zum Essen gegangen und sagte meinen Freunden, dass ich nach dem Essen zum Stammtisch gehen würde. Sie fragten nach, und ich sagte, sie könnten gerne mitkommen, was sie dann auch taten. Am Stammtisch haben wir erst etwas Dart gespielt (ich hab wie üblich verloren), als ein paar Leute zu spielen anfingen. Für mich war das völlig normal, aber meine Freunde schauten immer wieder hin. Einer sagte »Werner, ich wusste gar nicht, dass das so geil macht« und ich – ich hab endlich mal beim Darten gewonnen, weil meine Freunde so abgelenkt waren…
Ich habe die Erfahrung gemacht, dass man oft Andeutungen machen kann, und häufig springen die Leute dann auch drauf an. Und dann kann man eben so erzählen – von Parties, von dem, wie man selbst SM sieht und betreibt und so weiter.

Sven: Ich würde mich als erstes fragen, warum die Frage nach einem Outing vor Dritten überhaupt auftritt. Ich mache mal eine Strichaufzählung, auch wenn das so unprosaisch daherkommt:

- Will ich mir einfach dieses tolle Gefühl von der Seele reden, weil ich mir endlich eingestanden habe, SMer(in) zu sein?

- Will ich Anerkennung erlangen oder als etwas Besonderes gelten?
- Will ich nach x Jahren meine bessere Hälfte endlich mit meiner »dunklen« Seite bekannt machen?
- Nimmt SM in meinem Leben einen so großen Raum ein, dass das Verstecken mühselig und lästig ist?
- Will ich einfach nicht mehr lügen müssen und damit das Vertrauen zwischen mir und den Menschen, die mir nahe stehen, zerstören?
- Will ich eine Unterwerfungsbeziehung leben, obwohl Kinder im Haus sind?
- Will ich für die Anerkennung von SM als Lebensform in der Öffentlichkeit wirken?

Nachdem die Motivation geklärt ist, kommt die Abwägung zwischen Schaden und Nutzen. Den »moralischen« Schaden kann man getrost vergessen. Es interessiert wirklich niemanden, ob zwei sich hauen oder fesseln. Wenn »Freunde« sich nach einem Outing empört abwenden, dann waren es keine. Dass so etwas mal vorkommt, habe ich auch schon gehört; im näheren Umfeld ist das allerdings noch nicht passiert. Was sehr wohl passieren kann, ist, dass man sich nach einem Outing selbst Freunde in neuen Gefilden sucht, weil einem die alten intellektuell oder emotional zu eng werden.

Die eigenen Ängste richtig einzuordnen ist nicht immer leicht. Die meisten von uns haben gruseligste Vorstellungen davon, was passieren würde, wenn sie sich im Dorf und bei den Nachbarn zu erkennen geben. Ich kann nur von mir selbst sprechen und feststellen, dass ich in einem kleinen Dorf auf dem platten Land nur wenige Probleme hatte. Ganz im Gegenteil, einige Nachbarn wurden plötzlich sogar ganz zutraulich.

Den beruflichen Schaden kann jeder nur für sich einschätzen. Ich selbst war bisher an jedem Arbeitsplatz geoutet, habe ein einziges Mal deshalb einigen Ärger bekommen, ansonsten aber eher positive Reaktionen. Wer mit Kindern arbeitet oder in einer katholischen Einrichtung, der sollte vielleicht davon Abstand nehmen, sich im beruflichen Umfeld zu outen. Ansonsten denke ich, dass viele ihre eigenen Ängste auf das Ergebnis eines möglichen Outings projizieren. Last not least – wer den anderen etwas zum Klatschen gibt, erfüllt auch eine soziale Aufgabe.

Oft genug ist es geradezu antiklimatisch: Da hat frau sich endlich dazu durchgerungen, ES jemandem zu erzählen, und Gegenüber winkt nur lässig ab, weil das Thema grad gar nicht interessant ist.

Wie man es 'rüberbringt, hängt von der Situation ab. Beiläufig, mit einem offenen Lächeln oder zelebriert mit »Setz dich, hier, ein Glas Wein, und nun muss ich dir was erzählen...«
Wichtig ist, wie man selbst wirkt bei so etwas. Wer mit hochrotem Kopf verschämt vor sich hin druckst, dass er/sie ja auch, aber nur ganz harmlos natürlich, ein bisschen auf SM-Spiele steht, wird eine ganz andere Reaktion bekommen als jemand, der/die einfach offen dazu steht. Das fällt selbst mir nicht immer leicht, aber ich versuche jedesmal, doch locker und selbstsicher zu wirken, wenn ich es jemandem, den ich nicht so gut kenne, auf die Nase binde.

Anstelle eines Nachworts: An wen kann ich mich mit ganz persönlichen Fragen und Problemen im Zusammenhang mit solchen Spielen wenden?

Zum Ende dieses Buches gibt es noch ein besonderes abschließendes Kapitel. Ich möchte nämlich gerne, dass Sie mit diesem Ratgeber so umfassend wie möglich versorgt werden. Nun sind Sie aber vielleicht noch ganz neu auf dem Gebiet der Unterwerfungsspiele, und Sie haben noch dazu sehr individuelle Probleme, die Sie in den von mir gesammelten Auskünften nicht beantwortet finden. Wenn das so ist, dann stellt es für Sie vielleicht eine Hilfe dar zu wissen, dass in der SM-Szene verschiedene Beratungsmöglichkeiten existieren. Ich möchte ihnen hier fünf wesentliche Angebote dieser Art vorstellen, mit deren Leitern ich zum Teil seit Jahren in persönlichem Kontakt stehe.

Beispielsweise existiert unter der Internetadresse http://mayday.bdsm-info.de (Mail: mayday@bdsm-info.de) das sogenannte »Mayday-Projekt«. Dieses führt nicht nur in ganz Deutschland, sondern zum Teil auch in den angrenzenden Nachbarländern Adressen von Therapeuten, Ärzten, Rechtsanwälten und anderen Helfern, die bei dem Thema erotischer Herrschaft und Versklavung keinerlei Berührungsängste haben und bei Notlagen angesprochen werden können. Einige Namen und Adressen werden auf der Website selbst genannt, andere Anschriften können Sie auf eine konkrete Anfrage hin erhalten. Diese Site enthält auch einige lesenswerte Artikel beispielsweise darüber, wie Sie sich verhalten sollten, wenn Sie als außenstehende Person von einer destruktiven und möglicherweise gefährlichen Beziehung erfahren und helfen möchten. Das Mayday-Projekt arbeitet darüber hinaus eng mit einem Notruftelefon zusammen, dessen Ansprechpartner eine Schulung durch einen Mitarbeiter des »Schwulenverbands Deutschland« mitgemacht haben. Zuletzt gibt es Links zu weiteren Hilfsangeboten im Netz. Das Notfalltelefon von Mayday ist jeden Montag von 19.00 bis 23.00 Uhr unter (07 00) 62 93 29 76 erreichbar.

Chris von Mayday erläutert das Konzept dieses Angebotes wie folgt: *»Wir helfen in Notfällen. Öfters per E-Mail, aber auch am Telefon. Die Art der Hilfe ist sehr individuell, je nach Gestaltung. Wir machen aber ausschließlich Opferbetreuung und keine Täterverfolgung. Leute mit Aussagen à la ›da ist jemand unterwegs, der macht böse Dinge und den müsst ihr aus dem Verkehr ziehen‹ sind bei uns also an der falschen Adresse. Oft sind es Notfälle aus dem Bereich von Fehlspielen und von unglücklich beendeten Partnerschaften.*

Die Mitarbeiter des Primärinterventionsteam haben eine Wochenendausbildung hinter sich, aber das ist nur der kleinere Teil von Mayday. Der

größere Teil von Mayday besteht wie bei anderen Gruppen auch aus Leuten, die ihre speziellen Fähigkeiten einbringen. Wir haben zum Beispiel eine Frau, die sich mit Marketing auskennt. Die kümmert sich um Neukontakte mit Therapeuten und anderen Fachkräften. Eine Frau kennt sich mit Webseiten aus und ist deshalb unsere Webmasterin (und macht auch nur das). Voraussetzung für die Mitarbeit bei Mayday ist also nicht eine spezielle Ausbildung im seelisch/psychologischem Bereich, sondern in erster Linie der Wunsch, bestimmte Dinge nicht mehr zu übersehen. Mitarbeit im Primärinterventionsteam erfordert aber eine Ausbildung, mindestens die genannte Wochenendausbildung.
Mayday ist auf dem ersten Gruppensprechertreffen vor drei Jahren von mir und Gerhard gegründet worden. Davor hatte ich bereits das Notfalltelefon von Smart-Rhein-Ruhr initiiert, welches mittlerweile auch bei Mayday angegliedert ist. Die Aufgabe von Mayday besteht darin, den Themenbereich ›seelische Notlagen von Sadomasochisten‹ in allen Facetten zu bearbeiten. Dazu gehört neben Missbrauch auch Prävention oder Zusammenarbeit mit Organisationen außerhalb der SM-Szene. Ziel ist auch, die Menschen, die immer wieder mit Hilferufen überschüttet werden, zu unterstützen und vor Überlastung zu schützen sowie Leute mit Helfersyndrom und weiße Ritter abzudämpfen.
Praktische Erfahrung mit Notrufen haben wir einige. Die meisten erreichen uns per E-Mail. Einige rufen auch per Telefon an, und manche werden auch direkt angesprochen. Das Bearbeiten von Notrufen ist aber nicht unser Hauptzweck, sondern das machen wir ›hilfsweise‹. Ziel ist eher, SM-Gruppen und andere Organisationen zu schulen, also dort, wo die Notfälle als erstes bekannt werden.«

Als einer der kompetentesten Männer der deutschen SM-Szene gilt Matthias T. J. Grimme, Mitherausgeber und -redakteur der bekannten deutschen SM-Zeitschrift »Schlagzeilen« und Autor zweier auflagenstarker Klassiker zu diesem Thema (»Das SM-Handbuch« und »Das Bondage-Handbuch«). Auch Matthias bietet Hilfesuchenden telefonische Beratung an. Er teilte mir auf meine Anfrage hin mit: *»Das Beratungstelefon ist eigentlich immer erreichbar, wenn ich da bin (wochentags von 11.00 bis 18.00). Offizielle Zeit: mittwochs von 15 bis 18 Uhr. Durchwahl: 040 – 31 79 36 50. Am Telefon sitzt dann ein gelernter Sozialarbeiter mit langjähriger Beratungserfahrung. Als unsere Redakteurin Bikkya noch nicht im Mutterschutz war, konnten wir auch eine Frau anbieten. (Sie ist ebenfalls gelernte Sozialpädagogin.) Probleme können uns natürlich auch per Mail geschildert werden: mtjg@schlagzeilen.com – und zwar von ›Wo gibt es gute Rohrstöcke?‹ über ›Mein Mann hat was mit Sadomaso zu tun‹ und ›Wo bekomme ich als Anfänger Infos?‹ bis hin zu ›Meine Domina verlangt von mir, dass ich* *meine Wohnung aufgebe und zu ihr ziehe, ist das gut für mich?‹. Bei Problemen, die sich nicht per Telefon klären lassen, ist auch schon mal ein persönliches Gespräch in unserem Hamburger Büro möglich. Wenn das Problem zu groß ist, verweisen wir an uns bekannte Therapeuten (die aber mit SM nichts zu tun haben).«*

Eine noch umfassendere Beratung für Menschen, die sich mit ihrer sadomasochistischen Sexualität auseinandersetzen möchten, bietet Andrea Schneiders SM-Coaching. Andrea leitet das renommierte Online-Magazin »Lustschmerz«, beschäftigt sich seit vielen Jahren sehr tiefgehend mit diesem Thema und hat genauso lange Erfahrung mit Coachings in den Bereichen Körpersprache, Selbstdarstellung und Selbstmotivation. Bei dem von ihr angebotenen SM-Coaching erhalten Einsteiger, Interessierte und Menschen mit aktuellen Problemen in individuell gestalteten Einzelseminaren persönliche Hilfe in einem angenehmen, freundlichen und vertraulichen Rahmen. Jedes dieser Seminare dauert etwa drei Stunden. Es gliedert sich zum einen in ein Coaching, in dem die eigenen Bedürfnisse, Ängste und Verhaltensmuster des Ratsuchenden herausgefunden und bearbeitet werden, um danach Lösungsmöglichkeiten zu ergründen, und zum anderen in ein Beratungsgespräch, in dem konkrete Fragen gestellt und Unklarheiten beseitigt werden können. Hier erstreckt sich das Themenspektrum von sinnvollen Regeln zur Vermeidung von emotionalen Abstürzen über die Vorstellung verschiedener Praktiken bis zu Sicherheitstipps: *»Ein wichtiger und beliebter Teil der Beratung sind Gespräche über Eigenbild und Fremdwirkung, Körpersprachanalyse sowie rollenspezifische Merkmale und Bedürfnisse: Wie empfindet der aktive/passive Part? Welche Kicks und Vorlieben existieren? Welche möglichen Phantasien machen für die andere Seite den Reiz aus? Welche Praktiken unterstützen/hemmen spezielle Erlebniswelten? Wie geht man mit schwierigen Situationen um? Wie lernt man, eigenes und fremdes Kraftlimit richtig einzuschätzen? Wie wirke ich in meiner aktiven/passiven Rolle? Was erwartet mein möglicher Partner und welche Erwartungen kann/will ich wirklich erfüllen?«* Sinn dieses Coachings ist es, dass jeder Interessierte auf ihn zugeschnittene konkrete Antworten erhält, damit sein ansonsten vielleicht schmerzvollerer Weg der Selbstfindung verkürzt und erleichtert werden kann, statt dass er von Klischeevorstellungen und Halbwahrheiten in die Irre geführt wird. Jedes Coaching kostet um die 200 Euro; die Hamburger Kontaktadresse steht im Internet unter www.sm-coaching.de.
»SM-Coaching ist eine Geschichte, die nun seit Jahren erfreulich gut läuft und die ihre Qualität auch über die Bezahlung findet«, berichtet mir Andrea auf meine Anfrage. *»Mag seltsam klingen, ist allerdings so, daß Interessierte nur mit beiden Ohren dabei sind, wenn es sich um einen klar defi-*

nierten Beratungsauftrag handelt. Die Distanz ist ausschlaggebend und garantiert die Offenheit. Komplexes Gebiet, aber ebenso spannend wie ergebnisreich. Am liebsten gebe ich Paar-Coachings, die sind am effektivsten.«
Dass Diskriminierung gegen Sadomasochisten auch in unserem vermeintlich aufgeklärten Zeitalter noch immer ein Problem darstellt, wird anhand von Andreas ehemaliger Coaching-Partnerin deutlich, die mit Sitz in Frankfurt den süddeutschen Raum betreut hatte: Sie musste ihre Coaching-Beratungstätigkeit aufgeben, da sie mit beruflichen Konsequenzen konfrontiert wurde, wie sie unschöner nicht sein können. SM-Coaching ist deshalb leider nur noch in Hamburg vertreten.

Auch auf Felix' Beratungsangebot unter www.sm-beratung.de (siehe Vorspann dieses Buches) sei hier noch einmal hingewiesen.
Einen relativ neuen Beratungsservice, der speziell auf Jugendliche zugeschnitten ist, bietet seit Ende 2000 die »SM-Jugend« an (im Internet unter www.smjg.org). Ihre Mitglieder sind im Alter zwischen 19 und 24 Jahren und wissen dadurch aus eigener Erfahrung sehr gut, welche Probleme Teenager und Heranwachsende mit einer Neigung für Unterwerfungsspiele heute immer noch haben. Zwar stellen sich auch ihnen die größten Fragen während ihrer Pubertät und danach – also in jenem Alter, in dem sie so wie alle anderen ihre Sexualität entdecken. Anders als bei den meisten anderen Menschen verschärft das deutsche Recht aber ihre sexuelle Unsicherheit und damit möglicherweise verbundene Krisen nur noch mehr. Beispielsweise können sie sich wegen der gesetzlichen Bestimmungen oft nur unzureichend mit aufklärenden Zeitschriften und anderer Literatur aus der SM-Szene versorgen, sondern sind stattdessen auf die häufig reißerischen Klischees und Vorurteile aus den allgemeinen Medien angewiesen, die ihre Ängste oft eher noch verstärken. Anlaufstellen und Beratungsangebote für Minderjährige, die im homosexuellen Bereich inzwischen selbstverständlich sind, gibt es für Sadomasochisten aufgrund dieser heiklen Rechtslage bislang nirgends. Auch die existierenden SM-Gruppen gewähren aus demselben Grund nur Volljährigen Zutritt. Dem Bedarf junger Menschen an Information und Hilfe möchte sich die SM-Jugend nun gezielt widmen.
»Es war uns wichtig, weil es vor uns keine Plattform gab, die sich an die jungen Sadomasochisten auch unter 18 gerichtet hat«, berichtet mir Eva, ein Mitglied der SM-Jugend. *»Wir wollen den Jugendlichen sagen, dass sie mit ihren Neigungen nicht alleine sind, und ihnen auch klar machen, dass es nicht ›krank und pervers‹ ist, diese Neigungen zu haben. Da wir uns selbst noch recht gut an die Phase erinnern können, in der man erkennt, dass man irgendwie anders ist und solche Neigungen hat, wissen wir, wie*

gut es tut zu sehen, dass man nicht der einzige mit diesen Gedanken und Gefühlen ist.«
Teenager erhalten von der SM-Jugend Antworten auf die unterschiedlichsten Fragen, wobei die Suche nach neuen Kontakten (also Kontakten zur Szene sowie Partnersuche) einen Schwerpunkt darstellt. *»Wir bekommen ein paar Mal im Monat Mails von jungen Sadomasochisten, die Hilfe und Beratung suchen«*, berichtet Eva. *»Bei besonders drastischen Fällen – was aber selten vorkommt – können wir dank besonderer Kooperationen an qualifiziertes Fachpersonal weiterverweisen. Beratung findet aber nicht nur per Mail statt, auch das Forum (www.smjg.org/board) ist eine Plattform, auf der Fragen gestellt und auch beantwortet werden. Da natürlich nicht nur von uns Admins, sondern dort erfolgt auch ein reger Gedankenaustausch der Leute untereinander. Da sadomasochistisch ausgerichtete Jugendliche auch ganz ›normale‹ Probleme haben wie etwa Verhütung, Geschlechtskrankheiten etc., kooperieren wir zusätzlich mit dem Jugendaufklärungsprojekt ›Klartext-Jugend‹ (www.klartext-jugend.de), das auch verschiedene Aufklärungsrubriken in unserem Forum leitet. Die Beratung per Telefon ist schon in Planung, aber noch nicht verwirklicht.«*
Schwierigkeiten mit dem Gesetzgeber sind erfreulicherweise nicht zu verzeichnen: *»Es gibt keine Probleme, solange man den minderjährigen Leuten nichts zugänglich macht, was gegen die Jugendschutzgesetze verstoßen würde. Deshalb gibt es auf unserer Homepage auch keine SM-Bilder, bei unseren Treffs liegen keine ›Schlagzeilen‹ oder Spielzeug 'rum und wir achten auch darauf, dass die Jugendlichen bei den Treffen keine gebrannten alkoholischen Getränke trinken oder rauchen, sofern sie nicht alt genug sind.«*
Es existieren noch einige weitere regionale Beratungsangebote und letztlich kann man über zahlreiche Ortsgruppen Informationen, Meinungen und Ratschläge von Menschen einholen, die mit dieser Form von Sexualität schon langjährige Erfahrungen gemacht haben. Das Internet und seine Suchmaschinen sind hier eine große Hilfe, um an die benötigten Kontaktadressen zu kommen. Darüber hinaus sollte man die traditionellen Beratungsstellen wie Pro Familia nicht vernachlässigen, deren Mitarbeiter in der Regel auf dem neuesten Stand der Sexualforschung sind und deshalb auch gegenüber Unterwerfungsspielen aufgeschlossener sein sollten als noch vor zehn Jahren. Lediglich die Erotik-Ratgeberseiten verschiedener Zeitschriften anzuschreiben, kann sich manchmal als Glücksspiel herausstellen, wenn man es dort zum Beispiel mit jemandem zu tun bekommt, der bezüglich sexueller Unterwerfung eine sehr konservative Einstellung vertritt und statt fundierter Ratschläge seine eigenen Ängste zum Besten gibt. Alles in allem leben wir inzwischen aber in einer Welt, in der man bei solchen

Problemen kompetente Hilfe bekommen kann, wenn man nur bereit ist, danach zu fragen.

Andere Werke von Arne Hoffmann sind:

- Sind Frauen bessere Menschen? Plädoyer für einen selbstbewussten Mann, 603 S., ISBN 3-89602-382-9, 18,90 €
- Das Lexikon der Tabubrüche, 621 S., ISBN 3-89602-517-1, 14,90 €
- Lexikon des Sadomasochismus, 447 S., ISBN 3-89602-290-3, 15,90 €
- Dirty Talking, 192 S., ISBN 3-89602-412-4, 12,90 €
- Der Kick im Kopf, 384 S., ISBN 3-89602-455-8, 9,90 €

Alle Titel kartoniert in den Jahren 2001 bis 2004 im Verlag Schwarzkopf und Schwarzkopf, Berlin, erschienen.

Unter dem Pseudonym »Cagliostro« veröffentlichte Arne Hoffmann seit 1997 viel beachtete SM-Literatur, u. a.:

- Neue Leiden, Charon Verlag 1997, geb., 255 S., ISBN 3-931406-08-3, 19,50 €
- Hummeln fallen waagrecht, Seitenblick Verlag 1998, kart., 186 S., ISBN 3-9805399-8-9, 17,50 €

Was die von »Cagliostro« im Marterpfahl Verlag erschienenen Bücher betrifft, so beachten Sie bitte die folgenden Seiten:

Gynopolis – Stadt der dominanten Frauen

Wir hatten uns ins Café Baudrillard direkt am Hauptplatz gesetzt. Ein junger Mann, der mit nichts weiter als einem langen Hemd bekleidet war, bediente uns. Von einer Stelle unter dem Hemd war in Hüfthöhe eine dünne Kette gespannt; sie führte zu einem Teewägelchen, das er hinter sich herzog. Denise entschied sich für einen Kaffee, ich für eine kleine Flasche Apfelsaft. Die Panoramafenster boten freien Blick auf die Pranger und die von Männern gezogenen Rikschas. Vor einem der mittelalterlichen Strafinstrumente, in dem ein beleibter Mann mit hochrotem Kopf steckte, war eine Tafel aufgestellt. »Ich habe heimlich gewichst!« stand darauf mit Kreide geschrieben.

»Was für ein Gefühl ist das eigentlich?« wollte Denise wissen. »Was meinst du?« – »Na ja, du bist hier als Mann in einer Stadt, in der die Männer sich versklaven, erniedrigen und zum Deppen machen lassen. Das muss doch irgendwas in dir auslösen?« – »In der Tat. Ich kann das immer noch nicht fassen.« – »Was?« – »Dass es so etwas gibt! Eine ganze Stadt, in der sich die Männer freiwillig unterwerfen lassen. Ist das nun alles echt oder sehen wir hier nur die Kulissen einer aufwendigen Show? Es gibt Frauen, die haben Interesse an erotischer Herrschaft, und Männer, die wollen sich gerne unterwerfen lassen. So weit okay. Aber auf Dauer? In diesem extremen Ausmaß, wie das hier angeblich geschehen soll? Tausende von Männern, die für Jahre nichts anderes tun wollen als dienen?« *(aus dem Reisejournal des Stefan Maverick)*

Warum ließ Thorsten nichts von sich hören? Was war aus ihm und seiner neuen dominanten Freundin geworden, mit der er nach Gynopolis gereist war? Ein lukratives Geschäft durch unbegründete Abwesenheit platzen zu lassen, war ebenso wenig sein Stil, wie versprochene Sicherheitsanrufe wochenlang zu unterlassen. Ob doch etwas an den Gerüchten war, dass manche Sklaven gar nicht mehr freiwillig hier waren? Oder war das nur ein zur Aufgeilung der angepeilten Maso-Klientel geborener Slogan, ähnlich wie das allgegenwärtige »Wir sind kein Domina-Studio. Wir sind ECHT!« Getarnt als ganz normale Besucher, landen Stefan und Denise, Reporter eines Lifestyle-Magazins, auf der Insel der dominanten Frauen – auf der Suche nach Thorsten und der Wahrheit…

FOX –

wenn du verlierst, bist du Freiwild

»Und Sie glauben nicht, dass Sie sich wie die letzte Schlampe vorkommen werden?«
»Also ich…« Francine stellte fest, dass sie nahe daran war, ins Stammeln zu geraten. »Ich glaube, ich könnte… Ich würde mir das schon zutrauen.«
Hiobs Grinsen wurde breiter. »Okay. Aber Sie kennen auch Ihre zweite Auflage, wenn wir uns für Sie entscheiden sollten. Falls Sie von einem Zuschauer unserer Sendung erkannt und angesprochen werden sollten, haben Sie ihm für sexuelle Gefälligkeiten zur Verfügung zu stehen.«
Francines Kehle schnürte sich immer enger zusammen. »Darüber bin ich informiert.«
»Falls Sie das Spiel vorzeitig abbrechen und dadurch unsere Sendung zerstören, müssten Sie sich uns für einen SM-Erotikfilm als… hm… passive Hauptdarstellerin zur Verfügung stellen. Könnten Sie sich vorstellen, vor der Kamera gefesselt und ausgepeitscht zu werden?«

Heftige Geldnöte zwingen die junge Francine dazu, sich auf ein perfides Spiel einzulassen: Eine Woche lang soll sie, nur mit einem etwas längeren T-Shirt bekleidet, in der Großstadt überleben, gejagt von den Häschern des privaten Fernsehsenders ITV 4, einer gnadenlosen Treibjagd ausgesetzt wie ein Fuchs, jedem sexuell ausgeliefert, der sie erkennt. Jeder Tag, den sie durchhält, macht sie bedeutend reicher. Wie perfide das Spiel ist, merkt sie erst, als offenbar wird, dass Hintermänner der Show sie durch Intrigen erst in ihre Finanznot getrieben haben – und zu allem Überfluss ist dann auch noch ein Serienmörder hinter ihr her, der die geschmacklos grelle, vollkommerzialisierte Mediengesellschaft des Jahres 2012 aus sehr persönlichen Gründen hasst…